Rolfdieter Krause (Hrsg.)
Rainer Stange (Hrsg.)

Lichttherapie

Rolfdieter Krause (Hrsg.)
Rainer Stange (Hrsg.)

Lichttherapie

Mit 48 Abbildungen

Springer

Dr. med. Rolfdieter Krause
AG Heliotherapie
i.d. Abt. f. Naturheilkunde Charité
u. KfH Kuratorium für Dialyse und
Nierentransplantation e. V.
KfH Nierenzentrum Moabit
Turmstr. 20 A, D-10559 Berlin

Dr. med. Rainer Stange
Abt. f. Naturheilkunde
Immanuel Krankenhaus und Charité –
Universitätsmedizin Berlin
Königstr. 63, D-14109 Berlin-Wannsee

ISBN-13 978-3-642-16938-0 Springer-Verlag Berlin Heidelberg New York

Bibliografische Information der Deutschen Nationalbibliothek
Die Deutsche Nationalbibliothek verzeichnet diese Publikation in der Deutschen Nationalbibliografie; detaillierte bibliografische Daten sind im Internet über http://dnb.d-nb.de abrufbar.

Springer Medizin
Springer-Verlag GmbH
ein Unternehmen von Springer Science+Business Media
springer.de

Planung: Ulrike Hartmann, Heidelberg
Projektmanagement: Dr. Ulrike Niesel, Heidelberg
Lektorat: Frauke Bahle, Karlsruhe
Titelbild: © diavoletto, fotolia.com
Layout und Einbandgestaltung: deblik Berlin
Satz: Crest Premedia Solutions (P) Ltd., Pune, India

SPIN: 80014419

Gedruckt auf säurefreiem Papier 22/2122/UN – 5 4 3 2 1 0

Gewidmet unserem akademischen Lehrer Malte Bühring[1], der trotz mancher Anfeindung und bereits viele Jahre vor der Wiederentdeckung durch den medizinischen Zeitgeist nicht müde wurde, sowohl auf der gesundheitsfördernden Bedeutung der alltäglichen Sonnenbestrahlung als auch ihrer medizinischen Anwendung als Heliotherapie zu bestehen.

---

1 Prof. Dr. med. Malte Bühring (geb. 1939 Warendorf) lebt in Berlin und war Schüler von Prof. Hildebrandt und Prof. Pirlet. Er trug zunächst in seiner Zeit von 1972–1989 in der Abteilung für Physikalisch-diätetische Therapie am Klinikum der Johann-Wolfgang-Goethe-Universität Frankfurt/Main, danach von 1989–2003 als erster Lehrstuhlinhaber für Naturheilkunde nach dem zweiten Weltkrieg an einer deutschen medizinischen Fakultät am Universitätsklinikum Benjamin Franklin der Freien Universität Berlin mit wegweisenden klinischen Arbeiten zur Wirkungsweise der Bestrahlung mit ultraviolettem Licht bei.

Geleitwort

Naturheilverfahren haben an der Charité eine lange Tradition. Vor mehr als 100 Jahren wurde 1901 die erste Hydrotherapeutische Anstalt eingerichtet und unter eine Professur gestellt, die unter wechselnden Namen und Aufgabenstellungen bis 2000 besetzt war.

An der Johann-Wolfgang-Goethe-Universität in Frankfurt/Main war die Abteilung für Physikalisch-Diätetische Therapie (u. a. unter Prof. Ferdinand Hoff und Prof. Karl Pirlet) eine gleichberechtigte Einheit im Departmentsystem der Inneren Medizin. Pirlets Schüler konnten die ersten Lehrstühle für Naturheilkunde an deutschsprachigen Universitäten nach dem zweiten Weltkrieg besetzen – Malte Bühring von 1989–2003 am damaligen Klinikum Steglitz der Freien Universität Berlin, später Charité – Universitätsmedizin Berlin, und Reinhard Saller seit 1994 am Universitätsspital Zürich, Schweiz.

Im Lebensstil unserer industrialisiert-technisierten Umwelt kommen Sonnen- und Lichtmangel eine zunehmende Bedeutung zu. Entstehung und Verlauf wichtiger Krankheiten hängen offenbar auch damit zusammen. Für die Exposition mit Licht aus den jeweiligen Spektralbereichen und insbesondere mit Sonnenlicht gibt es dagegen heute wissenschaftlich evaluierte und medizinisch akzeptierte Anwendungen in vielen Fachgebieten, die insbesondere nicht mit den in jüngerer Vergangenheit oft befürchteten bionegativen Auswirkungen aufgrund zu belastender Expositionen einhergehen müssen.

Möge dieses Buch der weiteren praktischen Verbreitung wie der Forschung zu Prävention und Therapie mit Licht dienen!

Prof. Dr. med. Ulrich Frei
Ärztlicher Direktor der Charité – Universitätsmedizin Berlin
Berlin, im Sommer 2011

Vorwort

Die Sonne scheint jeden Tag neu.
Heraklit von Ephesos[1]

Ein vernünftiger Umgang mit Sonne, Licht und Luft als präventiv förderliche Faktoren sind ureigenste Anliegen naturgemäßer Lebensweise, ihre zielgerichtete Nutzung von jeher Heliotherapie. Mit dem vorliegenden Band möchten wir versuchen, eine Brücke zwischen dieser Tradition der klassischen Naturheilverfahren und jüngeren Erkenntnissen zu den Effekten elektromagnetischer Strahlung auf den menschlichen Körper zu bauen. Darunter wird bewusst die Breite des Spektrums verstanden, das die Sonne seit jeher dem terrestrischen Leben des Individuums zur Bedingung des Überlebens wie als stimulierenden Faktor der Evolution bietet.

Natürliche wie die meisten technischen Lichtquellen erzeugen nicht etwa eine einzige zusammenhängende Lichtwelle, sondern eine Vielzahl von Wellenzügen oder Wellenpaketen, d. h. das Licht ist inkohärent. Erst aufgrund der physikalisch-technischen Entwicklung konnte man im 20. Jahrhundert in der Kohärenz des Lichtes eine äußerst wichtige Eigenschaft erkennen und diese im Laserlicht für nahezu den gesamten in diesem Band abgehandelten Spektralbereich realisieren. Daraus hat sich die Lasermedizin als ein enorm dynamischer und inzwischen völlig eigenständiger Zweig entwickelt. Diese wird hier bewusst nicht abgehandelt.

Die Phototherapie als synchronisierte Behandlung mit topisch oder systemisch gegebenen photosensibilisierenden Substanzen wie Psoralen und UV-Bestrahlung wird in dem vorliegenden, an der naturheilkundlichen Heliotherapie orientierten Band ebenfalls nicht behandelt.

Neben einem geschichtlich-konzeptuellen Kapitel und dem gerade bei physikalisch-technisch gestützten Therapien immer wichtigen Grundlagenverständnis haben wir uns bewusst Autoren zur Teilnahme eingeladen, die mit Lichttherapie arbeiten. Das Sonnenspektrum als natürliche Prophylaxe und Therapie steht damit an vorderer Stelle in so unterschiedlichen klinischen Fachgebieten wie Dermatologie, Osteologie, Immunologie, Kardiologie, Chirurgie, Onkologie und Psychiatrie. Ein zentrales Anliegen bleiben Stimulation und Regulation der körpereigenen Vitamin-D-Synthese, deren Kopplung an die ultraviolette Bestrahlung der Haut zwar seit knapp 90 Jahren grundlegend bekannt, aber noch keineswegs vollständig verstanden ist. Eine Fülle weiterer neuer Erkenntnisse, die lebhafte Diskussionen nach sich ziehen, tritt laufend bezüglich der Bewertung klinischer Folgen eines gestörten Vitamin-D-Haushaltes hinzu.

Demgegenüber weisen Grundlagenforschung und klinische Anwendung anderer Spektralbereiche wie etwa des blauen Lichts zu Schlafförderung und Depressionslösung eine noch sehr junge Geschichte auf und werden sicherlich in naher Zukunft noch überraschende

1 Genaue Lebensdaten nicht bekannt, etwa 520–460 v.Chr. Zitiert aus: Hermann Diels, Walther Kranz (Hrsg.): Die Fragmente der Vorsokratiker, Bd. 1 (unveränderte Neuauflage der 6. Auflage von 1951). Hildesheim: Weidmannsche 2004

Forschungsergebnisse auf dem Weg ihrer praktischen Konsolidierung hervorbringen. Dieser Band soll somit einen Beitrag zur Stellung einer elementaren Methode der klinischen Naturheilkunde als nunmehr in Prävention und Therapie wissenschaftlich basierter Medizin leisten.

Wir möchten uns bei allen Autoren ganz herzlich für ihre sehr große Bereitschaft zur Abfassung und Redigierung ihrer Manuskripte bedanken. Dem Springer Verlag sei gedankt, dass er mit einem weiteren Band aus der Serie »Naturheilverfahren« aufgrund seiner hochrangigen Reputation und editorischen Kompetenz der Lichttherapie im Speziellen wie den Naturheilverfahren generell ein Stück weit auf ihrem oft verschlungenen Weg in die etablierte Medizin hilft, wo sie unserer Ansicht nach kompromisslos hingehören. Speziell sei insbesondere der Programmplanerin Frau Ulrike Hartmann und Frau Dr. Ulrike Niesel als Projektmanagerin für ihre große Umsicht, Kompetenz und Geduld sowie Frau Frauke Bahle für ihr perfektes Lektorat gedankt.

Unser besonderer Dank gilt darüber hinaus unseren Familien und Partnern für deren langjähriges Verständnis, ohne das auch dieses Buchprojekt nicht möglich gewesen wäre.

Rolfdieter Krause
Rainer Stange
Berlin, im Sommer 2011

Inhaltsverzeichnis

Autorenverzeichnis

Prof. Michael F. Holick, MD, PhD
Boston University School of Medicine
2118 Boston, MA
USA

Prof. Dr. med. Gerd Hoffmann
Institut für Sportwissenschaften
Johann Wolfgang Goethe-Universität
Ginnheimer Landstraße 39
D-60487 Frankfurt/M.
Deutschland

Prof. Dr. med. Erhard Hölzle
Klinikum Oldenburg gGmbH
Dr.-Eden-Straße 10
D-26133 Oldenburg
Deutschland

Prof. Dr. rer. nat. Heinrich Kaase
Institut für Elektronik und Lichttechnik
TU Berlin
Einsteinufer 19
D-10587 Berlin
Deutschland

Dr. med. Rolfdieter Krause
AG Heliotherapie
i.d. Abt. f. Naturheilkunde Charité und
KfH Kuratorium für Dialyse und Nierentransplantationen e.V.
KfH Nierenzentrum Moabit
Turmstraße 20a
D-10559 Berlin
Deutschland

Prof. Dr. med. Uwe Lange
Kerckhoff-Klinik GmbH
Abteilung für Rheumatologie, klinische Immunologie, physikalische Medizin und Osteologie
Justus-Liebig-Universität Gießen
Benekestraße 2-8
D-61231 Bad Nauheim
Deutschland

Larissa Meier
Abteilung für Naturheilkunde, Immanuel Krankenhaus und Charité – Universitätsmedizin Berlin
Königstraße 63
D-14109 Berlin-Wannsee
Deutschland

Prof. Dr. med. Helmut W. Minne
Klinik »Der Fürstenhof«
Am Hylligen Born 7
D-31812 Bad Pyrmont
Deutschland

Dr. med. Michael Pfeifer
Klinik »Der Fürstenhof«
Am Hylligen Born 7
D-31812 Bad Pyrmont
Deutschland

Prof. Dr. Dr. med. Angela Schuh
Institut für Gesundheits- und Rehabilitationswissenschaften
Ludwig-Maximilians-Universität München
Marchioninistraße 17
D-81377 München
Deutschland

Prof. Dr. med. Jürgen Staedt
Ärztlicher Direktor, Celenus Klinik Schömberg
Dr.-Schröder-Weg 12
D-75328 Schömberg
Deutschland

Dr. med. Rainer Stange
Abteilung für Naturheilkunde, Immanuel Krankenhaus und Charité – Universitätsmedizin Berlin
Königstraße 63
D-14109 Berlin-Wannsee
Deutschland

Mathias Steinach
Zentrum für Weltraummedizin
Institut für Physiologie
Thielallee 71
D-14195 Berlin
Deutschland

Prof. Dr. med. Anna Wirz-Justice
Center for Chronobiology
Psychiatric Clinic Basel
Wilhelm-Klein-Strasse 27
4025 Basel
Schweiz

Einführung und Geschichte der Lichttherapie

Rolfdieter Krause und Rainer Stange

Licht als eine konstituierende Bedingung für die Entwicklung höheren Lebens erscheint ebenso banal wie dennoch bisweilen nicht ausreichend bewusst. Nach der heutigen Überzeugung der Anthropologie hat sich Homo sapiens zunächst monozentrisch in Äquatorialafrika entwickelt, ehe er seine Odyssee zu sämtlichen Gestaden des Globus begann. Zunächst zog es ihn genau dorthin, wo die Intensität der Sonnenstrahlung im Zusammenspiel mit dem Meer am höchsten ist. Die dauerhafte Besiedlung großer Binnenräume in nördlichen wie südlichen Breiten weitab vom Äquator mit dort wesentlich geringerer Sonnenstrahlungsstärke war nur durch komplexe Anpassungsprozesse an erniedrigte Strahlungsdichten und Temperaturen möglich.

Nahezu alle Kulturen haben einen Sonnenkult entwickelt und damit wohl intuitiv ausgedrückt, dass ohne die durch Sonnenlicht vermittelte Photosynthese kein Pflanzenwachstum möglich ist und demzufolge den höheren Lebewesen auch keine Nahrungsenergie zur Verfügung stehen würde. Aus dem Kult sollte vielerorts auch eine Therapie werden.

Die in den folgenden Kapiteln dargestellten vielfältigen Möglichkeiten der Therapie mit sichtbarem Licht und den unmittelbar angrenzenden Anteilen des elektromagnetischen Wellenspektrums können auf lange, wenngleich vielfach unterbrochene Traditionen zurückblicken. Es erscheint lohnend, diese zusammenfassend zu referieren. Dem interessierten Leser stehen hierfür ausführliche Werke zur Verfügung (ausführliche Darstellung insbesondere bei Lentner [13]).

1.1 Spuren einer Heliotherapie im Altertum

Über viele Jahrhunderte stand zu Therapiezwecken als Lichtquelle nur das natürliche Sonnenlicht bereit. Seine medizinische Verwendung in Prävention und Therapie wird als »Heliotherapie« bezeichnet. Die ersten, eher anekdotenhaften Aufzeichnungen lassen den Schluss zu, dass Heliotherapie erstmalig um 1400 v. Chr. eingesetzt wurde. So behandelten die Hindus Patienten mit Hautkrankheiten zuerst mit verschiedenen Pflanzen und setzten sie dann dem Sonnenlicht aus. Assyrer und Ägypter nahmen, wie Ausgrabungen zeigen, Sonnenbäder, vermutlich unter der Vorstellung ihrer Gesundheitspflege. In den Papyri Ebers und Rameseum wurde empfohlen, Kranke nach einer Salbung zur »Erweichung der Gefäße« der Sonne auszusetzen [7].

Echnaton, der Sonnenpharao schlechthin, versuchte während seiner Herrschaftszeit (1365–1348 v. Chr.) gemeinsam mit seiner Gemahlin Nofretete, den Polytheismus der Ägypter auf die bereits als eine unter vielen verehrte Gottheit Sonne zu fokussieren. Dies war vermutlich der erste Versuch einer monotheistischen Religionskultur überhaupt. Aus dem pharaonischen Ägypten gibt es nur einige Hinweise aus Hieroglyphen, aber keine gesicherten Erkenntnisse über die Nutzung der Sonne für bestimmte Erkrankungen.

Immerhin schloss schon der berühmte griechische Geschichtsschreiber Herodot (490–430 v. Chr.) aus der Untersuchung Gefallener der Schlacht an der sog. »pelusischen Nilmündung« 525 v. Chr., dass die dank regelmäßigen Kahlscherens deutlich mehr der Sonne exponierten knöchernen Schädel der ägyptischen Krieger wesentlich dicker waren als die ihrer persischen Gegner [9]. Dies mag als die erste präzise Beobachtung einer möglichen Rolle der Sonnenstrahlung für die Knochengesundheit gelten. Bei entsprechender Beachtung und Interpretation hätte dies wesentlich früher zu ihrer wissenschaftlichen Erforschung führen können, als es dann infolge der Leiden von Kindern und Jungendlichen mit der »Englischen Krankheit« Rachitis erst im späten 19. Jahrhundert geschah (◘ Abb. 1.1).

Nach dieser ersten Ära eines regelrechten Sonnenkultes blieb es Äskulap, dem griechischen Gott der Heilkunst und Sohn des Lichtgottes Apollo, vorbehalten, erste Gründe für eine Heliotherapie im Abendland zu legen. Hippokrates (460–377 v. Chr.), Zeitgenosse von Herodot, empfahl ebenfalls im 5. Jahrhundert v. Chr. die Sonnenstrahlung zur Behandlung einer Vielzahl von Krankheiten. Die Ärzte Griechenlands, Roms und des arabischen Raums integrierten die Lichttherapie in die allgemeinen medizinischen Behandlungsmethoden. Die Olympiakämpfer des klassischen Altertums wurden angehalten, sich zur Leistungssteigerung der Sonne zu exponieren.

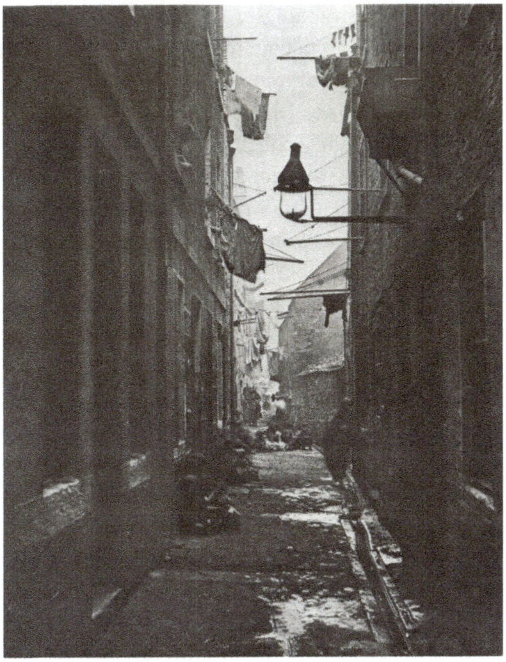

Abb. 1.1 Typische sonnenarme Gasse in Glasgow Mitte der 18. Jahrhundert. (aus [28])

Den Höhepunkt antiker Propagierung der Sonnenstrahlung aus gesundheitlichen Gründen bildeten Praxis und Schriften des im 1. Jahrhundert n. Chr. wirkenden griechisch-römischen Arztes Herodot als allgemeine Behandlung bei körperlichen Leiden im Sinne einer roborierenden Maßnahme [19].

Die römischen Ärzte übernahmen von den griechischen medizinischen Schulen die Indikationen für die Heliotherapie. Die römischen Bäder lassen in ihrer architektonischen Struktur darauf schließen, dass Heliotherapie dort eine breite Anwendung fand. Solarien spielten insbesondere in der spätrömischen Zeit eine große Rolle. Auch verschickten Römer ihre Kranken zu einer Art Kuraufenthalt an Orte mit hoher Sonnenstrahlung.

Die Mehrzahl der Ärzte des Altertums glaubte, dass der therapeutische Effekt auf die Wärme der Sonne zurückzuführen sei. Der wohl berühmteste griechisch-römische Arzt Claudius Galenus (129–200) empfahl neben Hautkranken auch seinen leicht depressiven Patienten aus dem Mittelmeerraum im Winter in den Süden zu reisen, weil dort mehr Sonnenlicht vorkäme. Auch diese Praxis hätte sehr viel früher als in den 1980er-Jahren auf ihre jetzt offenkundige Wirkung bei verschiedenen Formen der Depression untersucht werden können (► Abschn. 4.2).

Galen beobachtete darüber hinaus sehr genau die sichtbaren Wirkungen der Sonnenstrahlung auf die Hautfarbe bei offenkundig Gesunden mit verschiedenen, ethnisch bedingten Hauttypen und beschrieb Blässe, dunkle Hautfarbe und Erythembildung. Als strenger Anhänger der Humoralpathologie konnte er Veränderungen der Hautfarbe jedoch nur im Sinne einer Dyskrasie deuten, also als Ausdruck krankhafter Ungleichgewichte der Säfte, hervorgerufen durch nicht primär in der Haut bedingte Krankheiten. Damit legte er vermutlich die Grundlage für die dann in den nachfolgenden Jahrhunderten währende Abstinenz bis ablehnende Haltung der abendländischen Medizin gegenüber der Heliotherapie.

1.2 Finsteres Mittelalter und Aufschwung in der Neuzeit

Eine Sonnenbehandlung wurde bis auf wenige Ausnahmen im Mittelalter aus verschiedensten kulturell wie religiös bedingten Gründen abgelehnt, und damit u. a. der Entstehung von rachitischen Erkrankungen Vorschub geleistet. Im islamischen Kulturkreis therapierte der Arzt und Philosoph Avicenna (auch Ibn Sina genannt, 980–1037) orthopädische Krankheiten mit Heliotherapie. Henri de Mondeville (1260–1320) konnte die chinesische und arabische Rotlichttherapie übernehmen, vermutlich dank seiner Autorität als französischer Pionier der ärztlichen Chirurgie [1, 2].

Vornehme Blässe galt lange als begehrtes Zeichen eines privilegierten gesellschaftlichen Status, während zur gleichen Zeit in anderen Hochkulturen wie bei den Azteken ein religiöser Sonnenkult zelebriert wurde. Erst Ende des 18. Jahrhunderts trat ein langsamer Wandel ein. Verschiedene nutzbare Wirkungen des Sonnenlichts wurden beobachtet, insbesondere seine fungizide Wirkung, aber auch das Lichtekzem.

Der nach London ausgewanderte Hannoveraner Physiker Wilhelm (später Sir William) Herschel (1738–1822) entdeckte 1800 die Infrarotstrahlung (IR) über die Wärmewirkung jenseits des roten Endes eines durch ein Prisma gebrochenen Sonnenspektrums. Mit der 1802 nur kurz danach folgenden Entdeckung der UV-Strahlung durch den Jenaer Physiker und Philosoph der Romantik Johann Wilhelm Ritter (1776–1810) war damit die Bandbreite des Sonnenspektrums grundsätzlich erfasst, wenngleich bei Weitem in ihren biologischen Bedeutungen noch nicht verstanden. Europa war reif für ein neues Zeitalter der Lichttherapie.

Der Schweizer Laie Arnold Rikli (1823–1906) eröffnete 1855 in Veldes im heutigen Slowenien die erste Sonnenbadeanstalt und entwickelte mit seinen »Licht-Luft-Bädern« noch heute gültige Richtlinien. Sein tägliches »thermoelectrisches Licht- und Luftbad« bildete die Grundlage eines größeren naturheilkundlichen Systems, ähnlich wie bei einem seiner Schüler, dem Buchhändler Adolf Just (1859–1936). Weitere Laien wie der Photograph Gustav Schlickeysen (1843–1893), aber auch Ärzte wie Theodor Hahn (1843–1883) propagierten Sonnenbäder ([13], S. 113). Wesentlich krankheitsspezifischer beschrieb der Leipziger Arzt und Pädagoge Moritz Schreber (1808–1861) die positive Wirkung von Sonnenlicht und Freiluftbetätigung, insbesondere auf an Rachitis erkrankte Kinder und weckte posthum mit der »Schrebergartenbewegung« eine neue Aufgeschlossenheit gegenüber der Natur.

Einige dieser Praktiker der Heliotherapie waren medizinisch eher Außenseiter, die dieser nicht zu allgemeiner Akzeptanz verhelfen konnten. Ihre medizinische Bedeutung erlangte sie am Ende des 19. Jahrhundert durch die Erfolge bei der Behandlung der Tuberkulose, insbesondere der früher sehr verbreiteten Hauttuberkulose, auch als Lupus vulgaris bezeichnet.

Im Hochgebirge mit seinem hohen UV-Anteil wurde diese Indikation erfolgreich angewendet. So behandelte im schweizerischen Davos Oskar Bernhard (1861–1939) den Lupus vulgaris. Auguste Rollier (1874–1954) wirkte im sonnenreichen Leysin im Rhônetal, wo er 1903 das erste Krankenhaus für die Behandlung von Tuberkulose und Rachitis durch Sonnenbestrahlung eröffnete. 1914 veröffentlichte er ein Buch mit dem Titel »La Cure du Soleil«, in dem er über seine Ergebnisse mit der Heliotherapie berichtete. Rollier führte u. a. an Bestrahlungszeiten wie Körperteilexpositionen orientierte, standardisierte Bestrahlungsprogramme ein, die ohne weitere Sonnenschutzmaßnahmen die von ihm nicht gewünschte Erythembildung verhinderten.

Anfang des 20. Jahrhunderts wurde das Sonnenlichtspektrum schließlich exakt vermessen. Sichtbares Licht besteht demnach aus elektromagnetischen Wellen mit Wellenlängen zwischen 400 und 760 nm. Das von uns als weiß empfundene Sonnenlicht wird beim Durchgang durch ein Prisma in seine Spektralfarben zerlegt und nach Wellenlänge geordnet. Die wissenschaftliche Heliotherapie gewann mit dem physikalisch-technischen Grundlagenwissen um die Zerlegung von Spektren, Messungen der Strahlungsdichte bestimmter Anteile und der Entwicklung nicht natürlicher Strahlenquellen Ende des 19. bis Anfang des 20. Jahrhunderts einen gewaltigen Aufschwung.

Es wurde jedoch schnell erkannt, dass mit der Intensität des natürlichen Sonnenlichts und insbesondere seines UV-Anteils im Flachland Mittel- und Nordeuropas nur unter günstigen meteorologischen und jahreszeitlichen Bedingungen effektiv und unter oft stundenlangen Expositionszeiten therapeutische Erfolge erzielt werden konnten. Nach den Anfängen einer passiven Verstärkung der Sonnenstrahlung durch Linsen und Spiegel begann somit die Ära der durch technische Geräte applizierten Helio- bzw. UV-Therapie.

1.3 Lupus vulgaris: die Arbeiten Lahmanns und Finsens

1895 hatte der berühmte Pionier der Dresdener Schule der Naturheilkunde Heinrich Lahmann (1860–1905) wohl erstmalig eine technische UV-Strahlungsquelle in Form einer Kohlenbogenlampe zur Behandlung des Lupus vulgaris eingesetzt. Etwa zur selben Zeit verbesserte der dänische Arzt Niels Ryberg Finsen (1860–1904) in Kopenhagen diese Methode entscheidend. Er hatte sich zuvor auch mit bionegativen Wirkungen der UV-Strahlung beschäftigt und ab 1895 in größeren Fallzahlen äußerst erfolgreich Haut- und Knochentuberkulose behandelt.

Kurz nach Lahmann, vermutlich aber ohne wissenschaftlichen Kontakt, begann er, mit ähnlichen Kohlenbogenlampen zu arbeiten. Seine Ex-

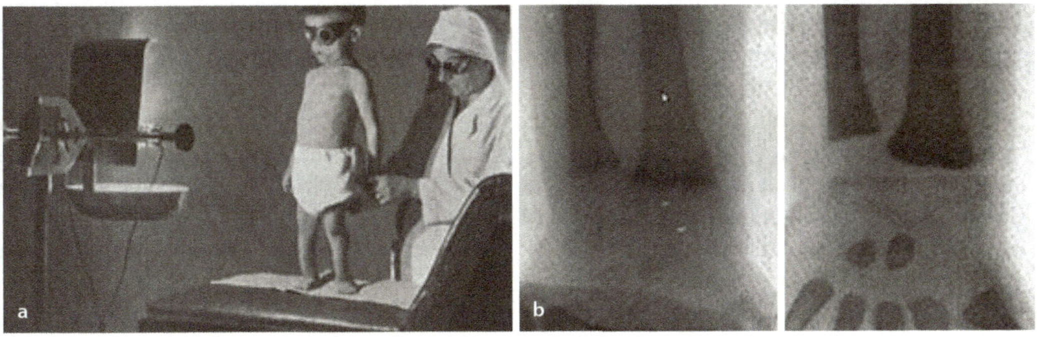

Abb. 1.2 a, b An Rachitis erkrankter Junge. a Bestrahlung mit Höhensonne, **b** Röntgenaufnahmen einer kindlichen Handwurzel vor und nach Bestrahlung. (aus [27])

perimente mit verschiedenen Kohlenstofflampen, Sammellinsen und Spiegeln führten zur »großen Finsen-Lampe«, die sich als Standard weltweit durchsetzte [13]. Im 1896 in Kopenhagen gegründeten Finsen-Institut behandelte er bis 1903 mehr als 950 Patienten mit Lupus vulgaris. Viele ähnliche Institute konnten weltweit die Anzahl der Lupus-vulgaris-Erkrankungen deutlich mindern.

1903 wurde ihm der Nobelpreis für Medizin für seine Forschungen auf dem Gebiet der Lichttherapie und seine außerordentlichen therapeutischen Ergebnisse verliehen, übrigens bislang der einzige für eine Therapie einer dermatologischen Erkrankung.

Finsen wird als Begründer der modernen Lichttherapie angesehen, starb aber kurz darauf im 45. Lebensjahr an den Folgen einer ihn seit Medizinstudienzeiten begleitenden, rätselhaften Erkrankung, die später als der sehr seltene Morbus Pick gedeutet wurde. Eine Besserung seines Gesundheitszustandes durch Frischluft und Sonne hatte er wiederholt angegeben [13], was seine Motivation zu weiteren Forschungen erhöht haben mag.

Die technische Entwicklung ging rasch von den leistungsschwachen Kohlenbogen- zu Quarzdampflampen über, die sich als Standardgeräte für die Anfang des 20. Jahrhunderts weltweit verbreitete Heliotherapie durchsetzten.

Dem deutschen Pädiater Kurt Huldschinsky (1883–1941) gelang 1919 die Heilung an Rachitis erkrankter Kinder durch Bestrahlungsserien unter seiner neu entwickelten »Höhensonne« (Abb. 1.2). Daneben waren allgemeine Abwehrschwäche, chronische Infektionskrankheiten, allen voran die Tuberkulose, Gelenk- und Knochenkrankheiten sowie Hautleiden die wesentlichen heliotherapeutischen Indikationen. Mit der Entwicklung wirksamer chemotherapeutischer und antituberkulöser Medikamente, der synthetischen Herstellung von Vitamin-D-Präparaten sowie der Entdeckung, dass ultraviolette Strahlung Tumore der Haut induzieren kann, sank die Bedeutung der Heliotherapie in den 1950er-Jahren rapide und wurde fast nur noch in Rahmen der Dermatologie weiter angewendet.

1.4 Behandlung der Depression

Völlig ohne Kenntnis der historischen Ansätze der Heliotherapie, insbesondere der Empfehlungen Galens bei depressiven Patienten, inaugurierte der US-Psychiater Norman E. Rosenthal die moderne antidepressive Lichttherapie (► Abschn. 4.2) [14, 16]. Die Originalveröffentlichung bietet eine weitere medizinhistorische Auffälligkeit: Der Ingenieur Herb E. Kern aus dem US-Bundesstaat Oregon, der jahrelang als Rosenbergs Patient an einer sehr ausgeprägten, therapieresistenten Winterdepression litt, schlug eine Lichttherapie vor. Diese wurde mit einer improvisierten Konstruktion mittels der damals stärksten Glühbirnen realisiert und hatte zumindest einen Teilerfolg. Kern ist zu Recht Mitautor der Erstveröffentlichung. Die Weißlichttherapie stellt heute die häufigste Indikation für eine Lichttherapie ohne UV-Anteile dar.

1.5 Neue Indikationen

Die Bestrahlung mit Sonnenlicht unter freiem Himmel war im ersten Weltkrieg (1914–1918) und im zweiten Weltkrieg (1939–1945) eine weit verbreitete Methode zur Behandlung von Wunden in Großbritannien, Italien, Frankreich und Deutschland. Auch diese Erkenntnis wurde trotz historischer Vorläufer zufällig wiederentdeckt.

Der Tiefpunkt der Lichttherapie etwa zu Beginn der 1980er-Jahre wurde v. a. durch Bühring und Mitarbeiter durchbrochen, die Forschungen über leistungssteigernde, trainingsähnliche UV-Effekte wieder aufgriffen. Bereits 1932 hatten Lehmann und Szakall über eine derartige Wirkung bei Bergleuten berichtet, ähnliche Ergebnisse waren bei Schulkindern und Sportstudenten nachgewiesen worden [13]. Ursächlich waren eine verbesserte Stoffwechselökonomie sowie eine vegetative Umstimmung zugunsten des Parasympathikus diskutiert worden. Bühring und Mitarbeiter konnten diese Ergebnisse bestätigen und unterschieden erstmalig zwischen Bestrahlung mit UV-A- und UV-B-haltigen Spektren [4–6]. Neu war auch die Erkenntnis, dass bereits suberythematöse Dosen von UV-B-Strahlung ausreichen, um bei gesunden Probanden eine Leistungssteigerung und eine Herzfrequenzsenkung hervorzurufen [3]. Systemische Aspekte der natürlichen UV-Bestrahlung und -Therapie rückten in dieser Arbeitsgruppe wieder klar in den Vordergrund (Zusammenfassung bei Falkenbach [8]). In Folgestudien der Arbeitsgruppe wurden diese Befunde weitgehend bestätigt, auch bei Hämodialysepatienten und Patienten einer kardiologischen Rehabilitationssportgruppe [11, 12].

In Rückbesinnung auf die Anfänge der modernen Heliotherapie im 19. Jahrhundert beschrieben Schuh und Mitarbeiter systematisch die Wirkungen der natürlichen Sonnenstrahlung mit seinem hohen UV-Anteil im Hochgebirge [18]. Zusätzlich fielen auch blutdrucksenkende Effekte auf (▶ Abschn. 5.4). Neben dem vegetativen Erklärungsmodell für die systemischen UV-Wirkungen begannen die medizinische Bedeutung von Vitamin D, das unter UV-B-Exposition in der Haut gebildet wird, und seine hormonellen Wirkungen in den Vordergrund der Diskussion zu rücken.

1.6 Von der Heliotherapie zur Phototherapie

Das Wissen um die wichtigsten therapeutischen Wirkungen der Sonnenstrahlung veranlasste viele Wissenschaftler dazu, Filter für Sonnenstrahlung und künstliche Lichtquellen zu entwickeln und einzusetzen. So wurde die Phototherapie schließlich eine Alternative für die Heliotherapie. Bereits Finsen hatte herausgefunden, dass die Anteile der Sonnenstrahlung mit der höchsten Energie (er nannte sie die »chemischen Strahlen«) eine stimulierende Wirkung auf Gewebe haben können. Er entdeckte auch die schädigende Wirkung zu starker Sonnenstrahlung und den Zusammenhang mit der starken Pigmentierung dunkelhäutiger Menschen. Finsen vertrat die Ansicht, dass die Schädigung der Haut infolge starker Sonnenstrahlung durch einfache Schutzmaßnahmen verhindert werden kann. Er legte somit auch die Grundlagen für die Forschung und Praxis der UV-Protektion, die später, als insbesondere in Australien der Zusammenhang zwischen UV-Exposition und Inzidenz des malignen Melanoms unstrittig gezeigt wurde, in eine extreme Restriktion gegenüber der Sonnenexposition und der Heliotherapie umschlugen.

Literatur

1 Anonym (1965) Henri de Mondeville (1260–1320) Surgical Anatomist (Editorial). JAMA 192(10): 908–909

2 Bonnichon P (2005) Henri de Mondeville 1260–1320: the birth of modern surgery. J Chir 142(3): 174–6

3 Bühring M, Britzke K, Krause R, Boldt F, Klamroth R, Bocionek P, Kühn G (1996) Serielle UV-Exposition mit einem natürlichen Strahlenspektrum (UVA und UVB) verbessert die Kreislaufregulation und die aerobe Kapazität (Laktatstoffwechsel) bei Patienten mit koronarer Herzkrankheit. Phys Rehab Kur Med 6: 16–18

4 Bühring M, Jung EG (Hrsg.) (1992) UV-Biologie und Heliotherapie. Stuttgart: Hippokrates, S. 98

5 Bühring M (1988) Kreislauf- und metabolische Effekte serieller UV-Expositionen. Z Phys Med Baln Med Klim 10: 170–172

6 Bühring M, Bocionek P, Schulz-Amling W, Kemmerer K, Wolff F, Pirlet K (1982) Unterschiedliche Effekte einer Bestrahlung mit UVA und mit UVB. Kreislauffunktionswerte und Vigilanz nach einmaliger und nach serieller Exposition. Strahlentherapie 158(8): 490–497

7 Deines H, Grapow H, Westendorf W (1958) Grundriß der Medizin der alten Ägypter IV,Übersetzung der medizinischen Texte. Berlin: Akademieverlag, S. 22
8 Falkenbach A (1993) Systemische Effekte ultravioletter Strahlen. Medizinische Habilitationsschrift. Frankfurt am Main
9 Feix J (Hrgs.) (1983) Herodot Historien, Bd.München: Heimeran, S. 265, 273, 275. Zit. n. Lentner 1992 S. 17
10 Fisch J (2000) Licht und Gesundheit – Das Leben mit optischer Strahlung. Ilmenau, S. 97, www.licht-akademie.de/b_was/lic_gesu/lic_gesu.html
11 Krause R, Klamroth R, Bennhold I, Bühring M (1995) Positive Beeinflussung von Blutdruckregulation und Myopathie bei Dialysepatienten durch serielle UV(B)-Bestrahlung. Nieren Hochdruckkr 25: 510 (A)
12 Krause R, Klamroth R, Bennhold I, Holick MF, Chen TC, Molzahn M (1996) UV(B) Irradiation reduces cardiac risk in hemodialysis (HD) patients. J Am Soc Nephrol 7: 1452–1453
13 Lentner A (1992) Geschichte der Lichttherapie. Inaug. Diss. FB Humanmedizin der Universität Aachen, 220 S.
14 Lewy AJ, Kern HA, Rosenthal NE, Wehr TA (1982) Bright artificial light treatment of a manic-depressive patient with a seasonal mood cycle. Am J Psychiatry 139: 1496–8
15 Liebermann J (1996) Die heilende Kraft des Lichts. Der Einfluß des Lichts auf Psyche und Körper. München: Piper, 283 S.
16 Rosenthal NE (2010) Fallbericht: Lichttherapie bei Herbst-/Winterdepression: Herb Kern, der erste Patient. Journal für Neurologie, Neurochirurgie und Psychiatrie 11(1): 64–66
17 Schnaufer H (2003) Der Einfluss serieller UV-Therapie auf arteriellen Blutdruck, Herzfrequenz und Kalziumstoffwechsel bei Patienten mit milder Hypertonie. Dissertation, Freie Universität Berlin, 83 S.
18 Schuh A, Kneist W, Schmitt H (1993) Steigerung der Ausdauerleistungsfähigkeit von durchschnittlich trainierten Personen durch natürliche Sonnenstrahlung (Heliotherapie). Phys Rehab Kur Med 3: 95–99
19 Tronnier H, Schneider W (1966) Licht-Therapie. In: Grober J, Stieve FE (Hrsg.) Handbuch der physikalischen Therapie, Band I. Stuttgart: Gustav Fischer, S. 315–454
20 Holick MF (2010) Vitamin D. Physiology, Molecular Biology, and Clinical Applications (Nutrition and Health). Humana Press

Physikalisch-technische Grundlagen

Heinrich Kaase

2.1 Optische Strahlung

Ultraviolette, sichtbare und infrarote Strahlung werden unter dem Begriff »optische Strahlung« zusammengefasst. Physikalisch gesehen handelt es sich um elektromagnetische Strahlung, die durch ihre Wellenlänge λ bzw. ihre Frequenz ν charakterisiert wird. Der Zusammenhang zwischen beiden Größen ist durch die Beziehung

$$c = \lambda \times \nu$$

gegeben, wobei c die Lichtgeschwindigkeit in dem vorgegebenen Medium beschreibt (im Vakuum ca. 300.000 km/s). Das einzelne Lichtquant (Photon) hat dabei eine feste Energie, die durch die Frequenz bestimmt ist:

$$E = h \times \nu$$

(Planck'sches Wirkungsquantum: $h = 6{,}626 \times 10^{-34}$ Js).

Die optische Strahlung umfasst den Wellenlängenbereich von 1 nm bis 1 mm; zu größeren Wellenlängen hin schließt sich der Mikrowellenbereich an, bei Wellenlängen kleiner als 1 nm beginnt die Röntgenstrahlung. Der Spektralbereich von 1–100 nm wird heute als extremes Vakuum-UV bezeichnet. Der Wellenlängenbereich von 100–380 nm wird zur UV-Strahlung gerechnet, der Bereich von 380–780 nm umfasst die für das menschliche Auge sichtbare Strahlung, oberhalb von 780 nm spricht man von infraroter Strahlung.

Wellenlängenangaben: 1000 nm = 1 µm, 1000 µm = 1 mm

Die optische Strahlung wird nach DIN 5031 historisch aufgrund unterschiedlicher Wirkungen in Bereiche unterteilt (Tab. 2.1).

Diese Grenzen für die Wellenlängenintervalle beziehen sich auf biologische Wirkungen, die durch kontinuierliche und stetige Wirkungsspektren beschrieben werden. Sie können deshalb nur eine grobe Einteilung der UV-Bereiche wiedergeben. So besteht zurzeit eine internationale Tendenz, die Grenzen des UV-A-Bereichs auf 320–400 nm zu ändern und die Untergrenze für das UV-C mit der Luftabsorption (unterhalb 200 nm) zu verbinden. Diese UV-Grenzen (200 nm – 280 nm – 320 nm – 400 nm) werden international oft bei der Beurteilung von Bestrahlungsgeräten benutzt.

2.2 Strahlungsgrößen

Die Abhängigkeit des Strahlungsübergangs von einer Strahlerfläche dA_1 zu einer Empfängerfläche dA_2 wird durch geometrische Größen beschrieben. Dabei werden die Winkel zwischen dem optischen Strahl und den jeweiligen Flächennormalen mit ε_1 und ε_2 bezeichnet und der Raumwinkel mit $d\Omega = dA \cos \varepsilon / r^2$ festgelegt, dessen physikalische Einheit der Steradiant (sr) ist. Die Definitionen der wichtigsten und genormten energetischen Strahlungsgrößen sind Tab. 2.2 zusammengefasst; sie werden radiometrische Größen genannt [1].

Während also die Größen Strahlungsenergie, Strahlungsleistung, spezifische Ausstrahlung, Strahlstärke und Strahldichte die Strahlungseigenschaften von Quellen beschreiben, beziehen sich die Größen Bestrahlungsstärke und Bestrahlung auf Strahlungsempfänger.

2.3 Aktinische Strahlung

Wirkt Strahlung auf ein biologisches Objekt, dann ist die Wirkung von 2 Spektralfunktionen abhängig: von der spektralen Empfindlichkeit des Empfängers für die betrachtete Reaktion und der spektralen Verteilung der Strahlungsgröße. Die in der Praxis meist zu nutzende spektrale Strahlungsgröße ist die spektrale Bestrahlungsstärke:

$$E_\lambda(\lambda) = \frac{\partial E(\lambda)}{\partial \lambda} \left[\frac{W}{m^2 nm}\right]$$

Bezüglich der spektralen Empfindlichkeit genügt die Kenntnis der relativen spektralen Verteilung (Wirkungsspektrum oder Aktionsspektrum) $s(\lambda)_{biol,rel}$.

Die photobiologisch wirksame Bestrahlungsstärke E_{biol} in Wm^{-2} ergibt sich dann zu:

$$E_{biol} = \int_0^\infty E_\lambda(\lambda) s(\lambda)_{biol,rel} d\lambda \left[\frac{W}{m^2}\right]$$

Voraussetzung für diese Definition ist allerdings die Gültigkeit des Gesetzes von van Krefeld. Danach ist

Tab. 2.1 Einteilung der Wellenlängenintervalle der optischen Strahlung

Symbol	Wellenlängenintervall	Wellenlängenbereich (λ_1–λ_2) [nm]
EUV	Extremes Vakuum-Ultraviolett	1–100
VUV	Vakuum-Ultraviolett	100–200
UV-C	Fernes Ultraviolett	200–280
UV-B	Mittleres Ultraviolett	280–315
UV-A	Nahes Ultraviolett	315–380
VIS	Sichtbarer Bereich	380–780
IR-A	Nahes Infrarot	780–1400
IR-B	Mittleres Infrarot	1400–3000
IR-C	Fernes Infrarot	3000–10^6

die Summenwirkung von Teilstrahlungen auch aus verschiedenen Wellenlängenbereichen unabhängig von der Art der Teilstrahlungen (Additivität).

Die zeitliche Integration über die Bestrahlungszeit T ergibt daraus die photobiologisch wirksame Bestrahlung (Dosis) H_{biol} in Jm^{-2}, wenn auch das Bunsen-Roscoe-Gesetz erfüllt ist (Linearität):

$$H_{biol} = \int_0^T E_{biol}(\mathrm{t})\mathrm{dt}\left[\frac{J}{m^2}\right]$$

Im Hinblick auf die Wirkung auf den Menschen kann man im Gegensatz zur Wirkung ionisierender Strahlung davon ausgehen, dass es Schwellenwerte für die Bestrahlung (Dosis) gibt, die zur Auslösung von biologischen Reaktionen notwendig sind. Unterhalb der Schwellenwerte hebt die Dunkelreparatur die Wirkung wieder auf. Dadurch wird die Analyse der Strahlenwirkung erleichtert. Die photobiologisch wirksame Bestrahlung H_{biol}, die eine gerade merkliche Reaktion erzeugt, heißt Schwellenbestrahlung $H_{s,biol}$ und die für eine bestimmte Bestrahlungsstärke zugehörige Bestrahlungszeit heißt Schwellenbestrahlungsdauer $t_{s,biol}$. Dabei gilt:

$$t_{s,biol} = \frac{H_{s,biol}}{E_{biol}}$$

Beispiel: Bei der Bewertung von Heimsonnen und Solarien ist die erythemwirksame Bestrahlungsstärke E_{er} die wichtigste aktinische Strahlungsgröße; sie spielt deshalb eine besondere Rolle bei der Klassifizierung von Solarien. Dabei wird berücksichtigt, dass beim UV-Erythem 2 Wirkungen auftreten: das UV-A-Erythem und das UV-B-Erythem. Die festgelegte Grenzwellenlänge zwischen diesen 2 Wirkungen beträgt 320 nm. Die Schwellenbestrahlung für den nicht vorbestrahlten hellhäutigen Europäer entspricht dem Wert der minimalen erythemwirksamen Dosis (1 MED=250 Jm^{-2}). In der internationalen Literatur wird dieser festgelegte Wert als »standard erythem dosis« (SED) bezeichnet.

In der Praxis sind oft spektral unterschiedliche aktinische Strahlungsanteile zu vergleichen: In der Beleuchtungstechnik möchte man z. B. die melatoninwirksame Bestrahlungsstärke bei vorgegebener Beleuchtungsstärke E_v kennen. Hierfür wird der Effekt-Beleuchtungsstärkefaktor $f_{X,V}$ in der Einheit W pro klm definiert. Er beschreibt das Verhältnis von wirksamer Bestrahlungsstärke des Effektes X zur Beleuchtungsstärke E_v:

$$f_{X,V} = \frac{\int E_\lambda(\lambda) \cdot s_X(\lambda) d\lambda}{K_m \int E_\lambda(\lambda) \cdot V(\lambda) d\lambda} = \frac{E_X}{E_V}$$

Mit diesem Faktor lassen sich die Wirkungen unterschiedlicher Strahlungsquellen bei gleicher Beleuchtungsstärke (z. B. 1000 lx) vergleichen.

Bei den Vitamin-D_3-wirksamen Bestrahlungsstärken benötigt man zusätzlich Angaben zur erythemwirksamen Bestrahlungsstärke, damit die Bestrahlungszeit für den positiven Effekt kleiner als die Schwellenbestrahlungszeit für die schädliche Erythemerzeugung eingestellt werden kann. Die maximale Bestrahlungszeit t ohne Schädigung wird in DIN 5031, Teil 10 wie folgt definiert:

$$t < t_{er} = \frac{1\ MED}{E_{er}}$$

2.4 Definition des Begriffs »Licht«

Licht wird im allgemeinen Sprachgebrauch oft mit Strahlung verwechselt. Entsprechend der offiziellen Definition nach DIN 5031 wird Strahlung, die beim Menschen eine Gesichtsempfindung hervorzurufen vermag, mit »Licht« bezeichnet.

Für lichttechnische Größen sind spezielle Bezeichnungen und zugehörige Einheiten (Licht-

Tab. 2.2 Radiometrische Größen (energetische Strahlungsgrößen) basierend auf der Strahlungsleistung Φ. (Mod. nach [1])

Größe	Kennzeichen	Definition	Einheit
Strahlungsenergie	Q	$Q = \int \Phi dt$	J
Strahlungsleistung	Φ	–	W
Spezifische Ausstrahlung	M	$M = \frac{\partial \Phi}{\partial A_1}$	$W m^{-2}$
Strahlstärke	I	$I = \frac{\partial \Phi}{\partial \Omega}$	Wsr^{-1}
Strahldichte	L	$L = \frac{\partial^2 \Phi}{\partial \Omega \partial A_1 cos\varepsilon_1}$	$Wm^{-2} sr^{-1}$
Bestrahlungsstärke	E	$E = \frac{\partial \Phi}{\partial A_2}$	Wm^{-2}
Bestrahlung	H	$H = \frac{\partial Q}{\partial A_2}$	Jm^{-2}

stärke in Candela, Lichtstrom in Lumen, Beleuchtungsstärke in Lux etc.) im Gesetz über Einheiten im Messwesen festgelegt worden. Der Zusammenhang zwischen Strahlungsgrößen und Lichtgrößen ist über den Maximalwert des photometrischen Strahlungsäquivalentes Km=683 lm/W und über die Empfindlichkeitsfunktion des helladaptierten menschlichen Auges V(λ) definiert [1].

2.5 Referenzsonnenspektren

2.5.1 Extraterrestrische Solarstrahlung

Die Sonne ist die wichtigste Energiequelle für die Erde. Die von der Sonnenoberfläche emittierte Strahlungsleistung kann etwa durch einen Schwarzen Strahler mit der Temperatur von T_v=6500 K (Normlichtart D 65) beschrieben werden. Diese Strahlungsleistung erzeugt an der Grenzschicht der Erdatmosphäre zum extraterrestrischen Raum für den mittleren Abstand der Erde von der Sonne (1 Astronomische Einheit ≙ 1,5 × 1011 m) senkrecht zur Einstrahlungsrichtung die Gesamtbestrahlungsstärke

$$E_{EX} = 1367 \text{ Wm}^{-2}$$

Dieser Wert wird als Solarkonstante bezeichnet. Die spektrale Bestrahlungsstärke ist mehrfach in Sattelitenexperimenten erfasst und auf dieser Basis durch die World Meteorological Association (WMO) festgelegt worden. In Abb. 2.1 ist u. a. die spektrale Bestrahlungsstärke der extraterrestrischen Solarstrahlung in Abhängigkeit von der Wellenlänge dargestellt.

2.5.2 Terrestrische Sonnenbestrahlungsstärke

Da die Erde näherungsweise als Kugel angesehen werden kann und die Erdatmosphäre sowohl streuend als auch absorbierend wirkt, erreicht die Erdoberfläche nur ein mehr oder weniger großer Bruchteil dieser Strahlung.

Streuung bedeutet eine Richtungsänderung des Strahlweges; sie wird hervorgerufen durch Luftmoleküle (Rayleigh-Streuung) sowie durch Wassertröpfchen, Eiskristalle und Aerosole (suspendierte feste und flüssige Teilchen). Diese Streuung der direkten Sonnenstrahlung erzeugt die diffuse Sonnenstrahlung, sie wird auch Himmelsstrahlung genannt. Die Summe von diffuser und direkter Sonnenstrahlung erzeugt in einer Ebene die Gesamtbestrahlungsstärke der Sonne; ist diese Ebene horizontal, so sprechen wir von der Globalstrahlung.

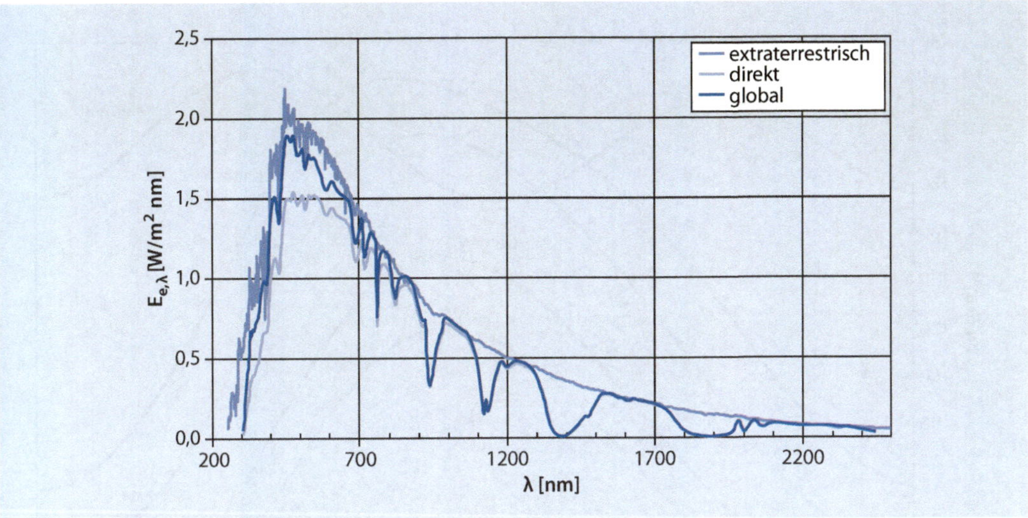

Abb. 2.1 Die Spektralverteilung der extraterrestrischen Solarstrahlung sowie die der direkten terrestrischen Solarbestrahlungsstärke und der Globalstrahlung bei klarem Himmelszustand

Die Absorption der Solarstrahlung erfolgt durch atmosphärische Spurengase und durch Aerosole. Die wichtigsten absorbierenden Moleküle in der Erdatmosphäre sind Ozon und Wasser. Während Wasser im Wesentlichen im IR-Spektralbereich Strahlung absorbiert, erreicht Solarstrahlung mit Wellenlängen <290 nm aufgrund der Ozonabsorption (Hartley-Bande) die Erdoberfläche nicht. Die Ozonabsorption bestimmt damit maßgeblich den steilen Abfall der terrestrischen Solarstrahlung mit abnehmender Wellenlänge im Bereich <320 nm.

Der Gesamtozongehalt der Atmosphäre wird für Standardbedingungen (STP) der Temperatur und des Drucks als Schichtdicke aus reinem Ozon angegeben: Sie beträgt orts- und jahreszeitabhängig 2–5 mm. In Mitteleuropa wird der Maximalwert im Frühjahr mit ca. 4,5 mm STP und der Minimalwert im Herbst mit ca. 2,6 mm erreicht. Als Mittelwert ergibt sich im Sommer in Deutschland ein Wert von 3,25 mm STP.

Die spektrale Globalbestrahlungsstärke E_{Gl} in einer beliebigen Ebene hängt von den folgenden Parametern ab:

- Sonnenhöhenwinkel: γ_s
- Ozonschichtdicke: d_{O_3}
- Trübungskoeffizient: β
- Wasserdampfschichtdicke: d_{H_2O}
- Wolkenbedeckungsgrad: K_D
- Verbauungswinkel: Ω_B
- Neigungswinkel: α_e

Die gewünschten Bestrahlungsstärken lassen sich mit einem aufwendigen Rechnerprogramm bestimmen, sie sind aber auch in einer CIE-Publikation tabellarisch zusammengefasst [2, 3].

2.5.3 Aktinische Sonnenbestrahlungsstärke

Referenzsonnenspektrum im UV-Bereich

Die Ozonschicht im Grenzgebiet der Stratosphäre beeinflusst nur die UV-Strahlungsanteile. Für die Ozonschichtdicke kann auf der Nordhalbkugel mit einem festen mittleren Jahresgang gerechnet werden. Damit hängt auf der Nordhalbkugel die erythemwirksame Globalstrahlung $E_{GL,er}$ und die Vitamin-D_3-wirksame Bestrahlungsstärke $E_{Gl,Vit}$ (unverbaute horizontale Empfängerebene) bei wolkenlosem Himmel (sehr klar, $\beta = 0{,}06$) nur noch von der Jahreszeit, der Tageszeit und der geographischen Breite ab. Für 4 Orte auf Meereshöhe mit runden Breitengraden (0°, 30°, 40°, 60°) und für den Referenzort Norderney (53,7°) sind in Abb. 2.2 die Jahresgänge der erythemwirksamen Bestrahlungs-

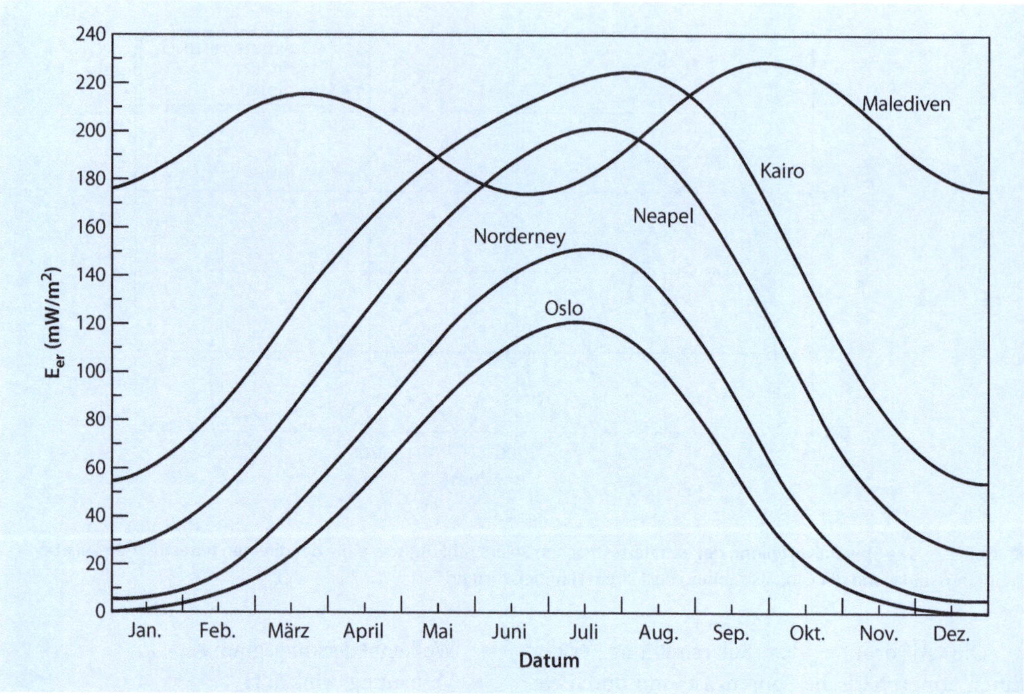

Abb. 2.2 Erythemwirksame UV-Bestrahlungsstärke der Globalstrahlung um 12:00 (WOZ) im Jahresverlauf für 5 Orte (Himmelszustand: sehr klar)

stärken bei sehr klarem Himmelszustand um 12 Uhr WOZ (wahre Ortszeit) aufgetragen.

Bemerkenswert ist der große Einfluss der diffusen Himmelsstrahlung. Da etwa die Hälfte der erythemwirsamen Bestrahlungsstärke durch diffuse Himmelsstrahlung erzeugt wird, kann auch im Schatten ein UV-Erythem auf der menschlichen Haut ausgelöst werden.

Da das Sonnenspektrum im UV-Spektralgebiet nach Chen [2] gut modell- und rechentechnisch bestimmt werden kann, wurde inzwischen ein Referenzsonnenspektrum auf Vorschlag von Grothmann und Kaase [4] in DIN 67501 festgelegt. Dieses Spektrum ist besonders für den Vergleich der Wirkungen künstlicher Strahlung mit der natürlichen Solarstrahlung sowie für Materialbewertungen geeignet; es ist durch folgende Parameter festgelegt

- Sonnenhöhenwinkel: $\gamma s = 90°$
- Ozonschichtdicke (mittlerer Sommerwert): $d_{O_3} = 3{,}2$ mm STP
- Trübungskoeffizient (sehr klarer Himmel): $\beta = 0{,}06$

Dieses Referenzsonnenspektrum ist in DIN 67501 in 1-nm-Schrittweite festgeschrieben und in Abb. 2.3 graphisch dargestellt. In Abb. 2.4 ist im Spektralbereich von 300–320 nm gerade noch die zugehörige erythemwirksame Strahlung erkennbar. Dabei ist auffällig, dass die Werte der Vitamin-D_3-wirksamen Bestrahlungsstärke größer sind als die des UV-Erythems. Dies verdeutlicht Tab. 2.3 mit der Angabe von integrierten Werten: Die Wirksamkeit der Solarstrahlung bezüglich Vitamin D_3 ist deutlich höher als die zur Bildung von Erythemen. Es ist

$$\eta_{Vit} = \frac{E_{Vit}}{E_{UV}}$$

$$\eta_{er} = \frac{E_{er}}{E_{UV}}$$

Referenzsonnenspektrum im sichtbaren Bereich

Sichtbare Strahlung zu therapeutischen Zwecken wird sowohl über das Auge als auch über das Ge-

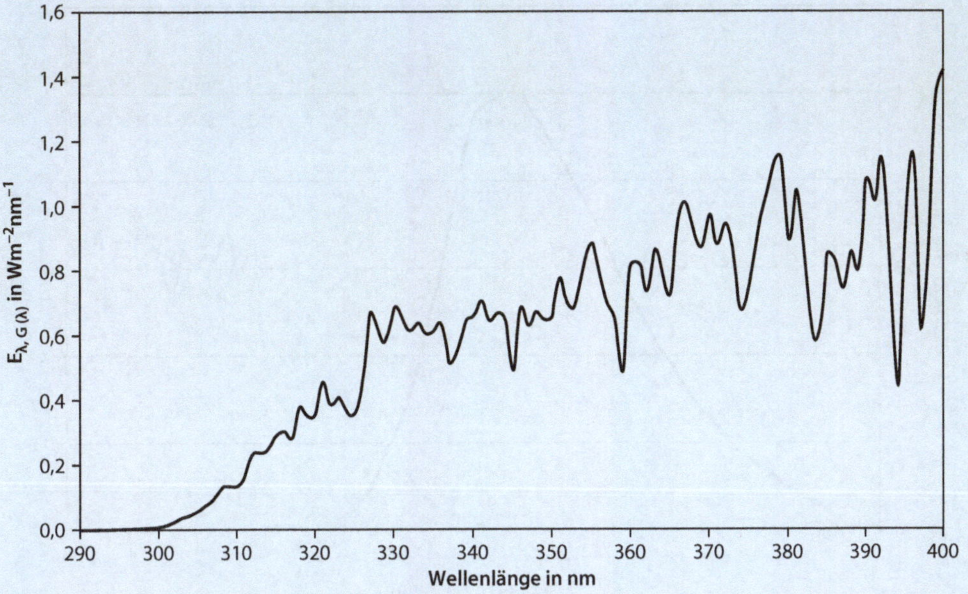

Abb. 2.3 Referenzsonnenspektrum: spektrale UV-Bestrahlungsstärke der Globalstrahlung ($\gamma = 90°$, $d_{O_3} = 3{,}2$ mm STP, $\beta = 0{,}06$)

fäßsystem wirksam. Bei der Phototherapie der Hyperbilirubinämie (Neugeborenengelbsucht) wird die Photoisomerisierung des Bilirubins im Blut nach DIN 5031 Teil 10 mit Strahlung im blauen Spektralbereich bewirkt. Dabei ist darauf zu achten, dass die Bestrahlungszeit unter der Schwellenbestrahlungszeit sowohl des UV-Erythems als auch der verzögerten- und der Sofortpigmentierung bleibt. Bei dieser Therapie ist die Globalstrahlung nach Durchgang durch ein Fenster optimal.

Licht ist ein wesentlicher Taktgeber für die innere Uhr, und Dosierungen mit tageslichtweißem Spektrum bei hoher Bestrahlungsstärke auf der Retina sind bei der Behandlung von Winterdepressionen (»saisonal affective disorder«, SAD) wirksam. Die Wirkung vollzieht sich dabei über die Beeinflussung der Epiphyse und des Hypothalamus über die Bildung von Melatonin. Das Aktionsspektrum der Melatoninsuppression mit einem Maximum bei der Wellenlänge von etwa 450 nm ist in DIN 5031 Teil 10 festgelegt.

Soll die Melatoninwirksamkeit einer Strahlungsquelle mit der natürlichen Strahlung verglichen werden, so muss man auch hier Standardbedingungen der Atmosphäre und Werte des Sonnenstands festlegen. Da die relevanten Rezeptoren im unteren Bereich der Netzhaut liegen und der Einfluss des Sonnenhöhenwinkels auf den Melatonin-Beleuchtungsstärke-Faktor gering ist, wird zur Vereinfachung der Wert AM 1 angesetzt. Dagegen ändert sich der Melatonin-Beleuchtungsstärke-Faktor bei kleinen Trübungskoeffizienten sehr stark; bei Werten von 0,2–0,4 jedoch nur noch wenig. Weiterhin ist bei einer Steigerung der Trübung eine Änderung der Himmelsfarbe von blau zu weiß zu beobachten. Deshalb wird als Referenzspektrum zur Melatoninsuppression folgendes Sonnenspektrum empfohlen [5]:

Himmelsstrahlung

Gemäß CIE Publ. 85 für klaren Himmel

- Sonnenhöhenwinkel: 90° (AM 1)
- optische Dicke: 0,2
- Ozonschichtdicke: 3 mm
- Wasserdampfdicke: 20 mm

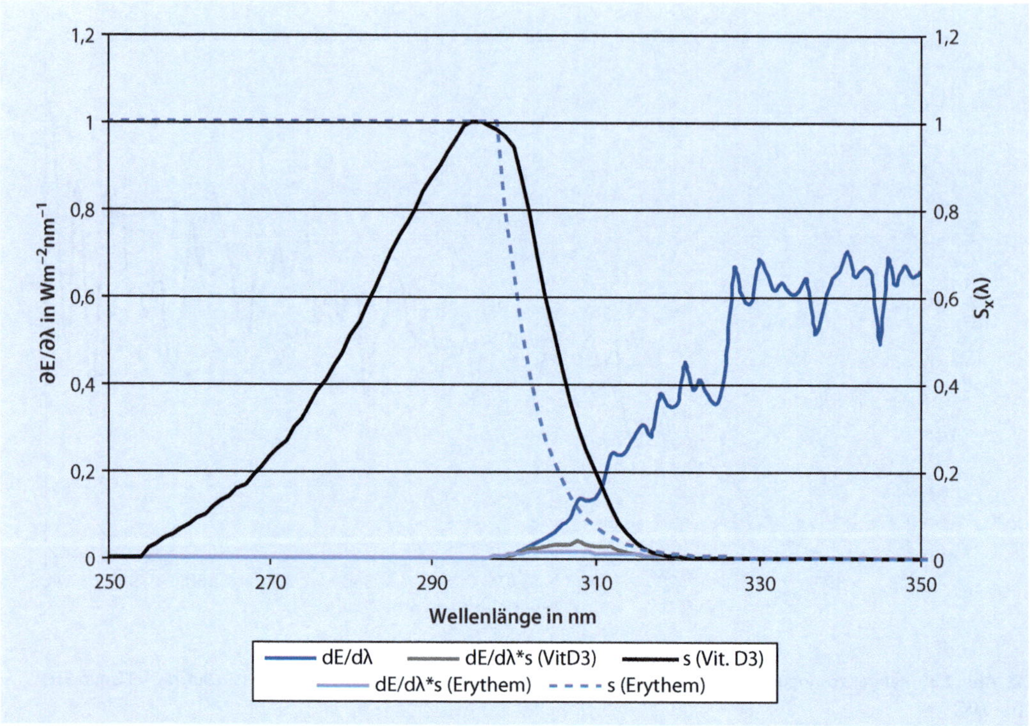

Abb. 2.4 Referenzsonnenspektrum im UV-Bereich, Wirkungsspektren für Vitamin D_3 und das UV-Erythem sowie die wirksamen Anteile der spektralen Sonnenbestrahlungsstärke

In Abb. 2.5 ist dieses Referenzsonnenspektrum der Himmelsstrahlung für den hier relevanten Spektralbereich von 350–700 nm dargestellt. Der optischen Dicke von 0,2 entspricht dabei ein Trübungskoeffizient von 0,09.

Referenzsonnenspektrum im IR-Bereich

Im infraroten Spektralbereich wird das terrestrische Sonnenspektrum wesentlich durch die Wasserdampfabsorption bestimmt. Die Reststrahlungsleistung hat im menschlichen Gewebe eine große Eindringtiefe, sie wird in inneren Organen absorbiert und in Wärmeleistung umgesetzt. Zur Simulation dieser Strahlung im Wellenlängenbereich 800 nm < λ < 2000 nm wird daher eine Glühlampe (T_V =3000 K) in Kombination mit einem Wasserfilter (Quarzküvette mit ca. 10 mm H_2O-Schicht) empfohlen. Damit lassen sich Bestrahlungsstärken von 1 kWm^{-2} realisieren.

Tab. 2.3 Gesamt-UV-Bestrahlungsstärke E_{UV}, Vitamin-D_3-wirksame Bestrahlungsstärke E_{Vit}, erythemwirksame Bestrahlungsstärke E_{er} sowie die Wirksamkeitsfaktoren η_{Vit} und η_{er}

E_{UV} [Wm^{-2}]	64,4
E_{vit} [Wm^{-2}]	0,43
E_{er} [Wm^{-2}]	0,25
η_{vit}	0,0067
η_{er}	0,0039

2.6 Sicherheitsaspekte und Schutzmaßnahmen

Mit dem Ziel, akute Schäden durch optische Strahlung zu verhindern und das Risiko von Spätschäden zu begrenzen, sind für die verschiedenen Spektralbereiche und photobiologischen Effekte Empfehlungen und Bestimmungen über höchstzulässige

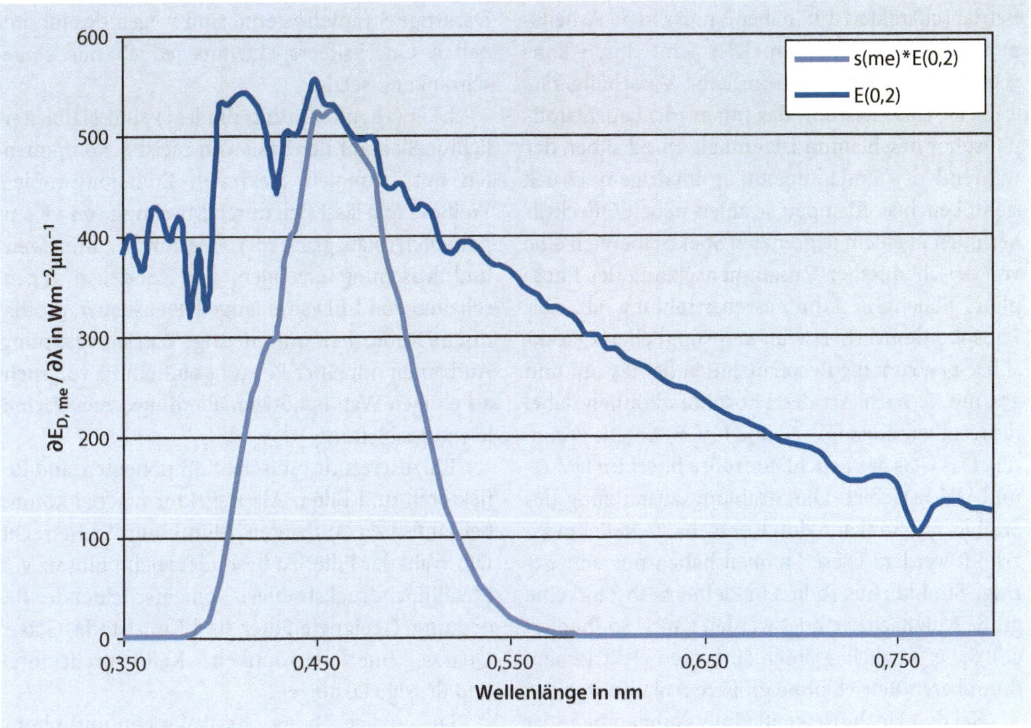

Abb. 2.5 Referenzsonnenspektrum und mit dem Wirkungsspektrum der Melatoninsuppression bewerteten Solarstrahlung

Werte für die wirksame Bestrahlungsstärke, Dosis, Strahldichte oder Leuchtdichte aufgestellt worden. Die beste Schutzmaßnahme ist allerdings die Vermeidung schädigender Expositionen.

Für Laser hat sich seit einigen Jahren ein umfangreiches Klassifizierungssystem bewährt, das z. T. auch auf andere Strahlungsquellen Anwendung gefunden hat (DIN EN 60335: Sicherheit elektrischer Geräte für den Hausgebrauch und ähnliche Zwecke, Teil 2-27: Besondere Anforderungen für Hautbehandlungsgeräte mit Ultraviolett- und Infrarot-Strahlung). Der Schutz vor nichtionisierender Strahlung basiert heute auf den Empfehlungen der ICNIRP (International Comission of Non-Ionizing Radiation Protection), die Grenzwerte für eine maximale Exposition vorgibt, die nicht überschritten werden sollten (DIN EN 60825).

2.7 Aufbau von Bestrahlungsgeräten

Der Aufbau von Bestrahlungsgeräten, mit denen der menschliche Körper oder ein Teil davon homogen bestrahlt werden soll, wird durch 3 Hauptbestandteile festgelegt:

- künstliche Strahler (Lampen) mit Versorgungsgerät
- optische Komponenten wie Filter und Reflektoren
- mechanischer Aufbau mit festgelegter Nutzfläche

Die verwendeten Lampentypen sind Leuchtstofflampen, Hochdruckentladungslampen, Mischstrahler oder LED:

Bei den Leuchtstofflampen handelt es sich um sogenannte Lumineszenzstrahler. An den Enden eines luftdicht abgeschlossenen Entladungsrohrs befinden sich die Elektroden, an denen eine Spannung anliegt. Da Leuchtstofflampen eine negative

Betriebscharakteristik haben, muss der Arbeitspunkt stabilisiert werden. Dies wird durch konventionelle oder elektronische Vorschaltgeräte erreicht. Das Glasrohr, das innen mit Leuchtstoffphosphor beschlämmt ist, enthält Quecksilber, der während der Entladung unter niedrigem Druck steht. Leuchtstofflampen strahlen neben Quecksilberlinien in einem begrenzten Spektralbereich eine von der chemischen Zusammensetzung des Phosphors abhängige Lumineszensstrahlung ab. Der Phosphor konvertiert vom ursprünglichen Quecksilberspektrum die Resonanzlinien bei 185 nm und 254 nm. Je nach Art des Phosphors können dabei die resultierenden UV-A- und UV-B-Anteile variieren. Das Glas der Leuchtstoffröhre filtert im UV-C- und UV-B-Gebiet. Die Strahlungsausnutzung des Strahlersystems kann durch eingebaute Reflektoren erhöht werden. Diese Lampen haben nur eine geringe Strahldichte, sodass in kleinem Abstand eine große Nutzfläche erzeugt werden kann (Sonnenliege). Sie ermöglichen einen einfachen elektrischen, dimmbaren Betrieb ohne größere Anlaufzeiten.

Bei den Hochdruckentladungslampen befindet sich in einem Quarzgefäß Quecksilber bzw. zusätzlich eine Beimengung von Spuren metallischer Elemente als Halogenverbindung. Zum Betrieb dieser Lampen sind ein Versorgungsgerät sowie bei Lampen mit Halogenidzusätzen auch ein Zündgerät notwendig; eine sofortige Wiederzündung ist dabei nur mit viel Aufwand möglich. Halogen-Metalldampf-Hochdrucklampen strahlen ein Mischspektrum aus Linien und Kontinuum ab. Das Quecksilberspektrum, das große Lücken im abgestrahlten Spektrum aufweist, wird dabei durch die gezielte Nutzung weiterer Spektrallinien in gewünschten Bereichen ergänzt. Nicht erwünschte Strahlung muss bei diesem Strahlersystem durch spezielle Filter aus dem Spektrum eliminiert werden. Der Vorteil dieser Strahler besteht in der sehr hohen Strahldichte und Strahlungsleistung dieser Lampen im UV-A-Bereich.

Mischlichtlampen sind Quecksilberdampf-Hochdruckstrahler, die über eine Glühwendel stabilisiert werden. Die beiden strahlungserzeugenden Leuchtkörper sind gemeinsam in einem Reflektorkolben untergebracht. Diese Strahlungsquellen liefern neben der UV-Strahlung erhebliche Anteile sichtbarer und infraroter Strahlung (Mischlicht). Derartige Strahlersysteme sind wegen des lückenhaften Quecksilberspektrums jedoch nur eingeschränkt einsetzbar.

LED (»light emitting diodes«) sind Halbleiterlichtquellen auf der Basis von meist 4 Komponenten mit schmalen spektralen Emissionsprofilen. Weißes Licht lässt sich durch Mischung von 3 Komponenten (blau, grün, rot) oder durch Lumineszenz und Mischung erzeugen. Die speziellen Eigenschaften von LED sind lange Lebensdauer, mechanische Robustheit und niedrige Betriebsspannung. Aufbauten mit einer Leistungsaufnahme von mehr als einigen Watt benötigen allerdings eine Wärmeleistungsableitung.

Einzusetzende optische Komponenten sind Reflektoren und Filter. Als Reflektormaterial kommt bei einfachen Aufbauten Aluminium in Betracht. Die Wahl der Filter ist besonders beim Einsatz von Metallhochdruckstrahlern von entscheidender Bedeutung. Geeignete Filter sind Kunststoffe, Gläser, Quarze, Interferenzoptiken, Kaltlichtreflektoren und flüssige Lösungen.

Die anzugebenden physikalischen und photometrischen Größen von Bestrahlungsgeräten sind: Bestrahlungsstärke und Strahldichte sowie ihre spektrale Verteilung, aktinische Strahlungsanteile, Einwirkungsdauer, Flickerwert, Leuchtdichte und Beleuchtungsstärke. Beim Einsatz der Geräte dürfen die Grenzwerte für eine maximale Exposition nicht überschritten werden.

Literatur

1. Kaase H, Serick F (2006) Optische Strahlung und ihre Messung. In Bergmann L, Schaefer C (Hrsg.) Optik, 10. Aufl. Berlin: de Gruyter, S. 633–668
2. Chen M (1994) Spektrale Sonnenbestrahlungsstärke. Köster, Berlin
3. CIE Technical Commitee (1995) Solar Spectral Irradiation. CIE Publ. No. 85. www.cie.co.at
4. Grothmann K, Kaase H (1993) Vorschlag zur Definition einer Referenz-Spektralverteilung für UV-Sonnensimulatoren. Dermatologische Monatsschrift, Johann Ambrosius Barth, S. 108–111
5. Kaase H, Serick F (2006) Die photobiologische Wirkung von Tageslicht auf den Menschen. Tageslicht 1: 38–42

Infrarotes Spektrum

Uwe Lange (3.1) und Gerd Hoffmann (3.2)

3.1 Muskuloskeletale Indikationen

Uwe Lange

3.1.1 Geschichtlicher Hintergrund

Wirkungen der Infrarottherapie beruhen im Unterschied zu anderen Spektralanteilen elektromagnetischer Strahlen nach derzeitigem Stand der Kenntnis auf ihrer weitgehend vollständigen Absorption im Körper und der dadurch bedingten Erwärmung. Erste Beschreibungen zur heilenden Wirkung von Wärmezufuhr finden sich in den altägyptischen Hochkulturen (2400 v. Chr.). Schon lange bevor die moderne Medizin tiefgreifende Erkenntnisse über die Ursachen und Therapien diverser chronischer Erkrankungen besaß, setzten griechische Ärzte im 5. Jahrhundert v. Chr. Wärme und Fieber zur Behandlung verschiedenster Krankheitszustände ein(▶ Kap. 1).

Wenn man die Medizingeschichte betrachtet, so ist der vielzitierte Ausruf »Gebt mir die Macht, Fieber zu erzeugen, und ich heile euch alle Krankheiten« des griechischen Arztes Parmenides (540–480 v. Chr.) zu nennen, der auf damaligen Beobachtungen basiert, dass unheilbare Erkrankungen nach einer überstandenen hochfieberhaften Infektion sich völlig unerwartet besserten. So verwundert es auch nicht, dass die Bezeichnung Hyperthermie aus dem Griechischen stammt und so viel bedeutet wie Überwärmungsbehandlung. Berichte für systemische Erwärmungstechniken (u. a. heiße Bäder, Eingrabungen in heißem Sand/Schlamm und Wasserdampf in Schwitzhütten/Saunen) finden sich bei den meisten indigenen Kulturen und Hochkulturen. Im Laufe der Jahrhunderte fanden sich diverse Anwendungsindikationen, u. a. auch die Bekämpfung von Infektionskrankheiten mittels künstlicher Fiebererzeugung durch Pyrogene (Fiebertherapie, aktive Hyperthermie). Die Ganzkörperhyperthermie stellt somit keineswegs ein neues Therapieverfahren dar, im Gegenteil, sie ist als eine der ältesten und universalsten Therapiemethoden anzusehen.

Ersten Berichten zufolge waren die Resultate der Fieber- und Hyperthermiebehandlung konträr: Einerseits wurden schwere, primär nicht febrile Erkrankungen nach einem Fieber gehemmt oder geheilt, andererseits endeten von hohem Fieber begleitete Erkrankungen häufig letal [26]. Auf dem Internistenkongress 1904 wurde u. a. folgende Bilanz gezogen: »Der Typhus heile die Syphilis (aber nur so lange er anhält) und die Gonorrhö, das Erysipel den Lupus und die Pockenerkrankung die Lepra.« [9] Im Juli 1917 erzeugte der Wiener Psychiater Julius Wagner von Jauregg erstmals beim Menschen ein künstliches Fieber durch die gezielte Übertragung einer Infektionskrankheit (Überimpfung von Patienten mit progressiver Paralyse per Hautskarifikation mit Blut eines Malaria-tertiana-Patienten). Hiermit konnten 2 der 3 Paralytiker erfolgreich behandelt werden [36]. Für diesen richtungsweisenden Therapieansatz erfolgte 10 Jahre später die Verleihung des Nobelpreises für Medizin.

Über viele Jahre galt die Ganzkörperhyperthermie in der Behandlung von chronischen Infektionen und Entzündungen als Standardtherapie. Diesbezüglich wurden unterschiedliche Variationen der Fieber- und Hyperthermiebehandlung angewandt: zum einen die Erzeugung eines künstlichen Fiebers (u. a. durch Injektionen von Toxinen und Pyrogen) und zum anderen physikalische Hyperthermieverfahren. Dazu gehören die **lokale Überwärmung** (heiße Wasserbäder, heiße Packungen/Teilbäder, Langwellendiathermie, z. T. mit ionisierenden Strahlen, Radon und Kurzwellen) und die **Ganzkörperhyperthermie** (Diathermie, Kurzwellen, Hochfrequenz, Heißluft – »Kettering-Hypertherm«, Vollbäder, extrakorporale hypertherme Zirkulation).

Welches Verfahren das Beste sei, wurde damals aus verständlichen Gründen von Vertretern der einzelnen Methoden unterschiedlich beantwortet. Die zum damaligen Zeitpunkt favorisierte Ganzkörperbehandlung mittels »Kettering-Hypertherm« war für die Patienten außerordentlich belastend und erschöpfend, mit einer Behandlungszeit von z. T. 4–5 h und einer Temperatur von 41°C, was als quälende Marter empfunden wurde (»harrowing ordeal«). Bei den in den 1930er-Jahren erstmals zur Anwendung gekommenen physikalischen Hyperthermieverfahren kristallisierte sich mit der Zeit eine bessere Steuerbarkeit gegenüber der Fiebertherapie heraus [26].

Erst mit Beginn der Antibiotika- und Kortisonära in den 1950er-Jahren verlor die Hyperthermieforschung und -entwicklung an Stellenwert. Mitte der 1960er-Jahre wurde die bereits anerkannte und angewandte Methode als Ganzkörperhyperthermie durch den Physiker und Krebsforscher Manfred von Ardenne wiederentdeckt (Anwendung der Hyperthermie zur Krebs-Mehrschritt-Therapie [31, 33]). In die 1960er-Jahre fällt auch die technische und erfolgreiche Entwicklung von Infrarot-Ganzkörperhyperthermie-Systemen zur Therapie von Beschwerden am Bewegungssystem [13, 32].

Aufgrund differenter biologischer Wirkungen und erheblicher thermoregulatorischer Unterschiede ist eine präzise Trennung zwischen den Begriffen Fieber und Hyperthermie unabdingbar. Fieber ist eine Körpertemperaturerhöhung bei funktionierender, aber auf anderen, höheren Sollwert eingestellter Thermoregulation. Bei der passiven Hyperthermie liegt eine Überwärmung bei erhaltener Temperaturregulation vor mit resultierendem Wärmestau [26].

Heutzutage wird die passive Hyperthermie (Erhöhung der Körperkerntemperatur mittels Geräteeinsatz) führend zur Behandlung in der Onkologie (als Mono- oder Kombinationstherapie zur Chemo- oder Strahlentherapie) und bei chronischen Erkrankungen aus dem rheumatologischen Formenkreis eingesetzt.

Hinweis: Hyperthermie ist aber nicht gleich Hyperthermie! Je nach Zielkörperkerntemperatur und Anwendungsdauer lassen sich folgende Intensitätsstufen bei der Ganzkörperhyperthermie (GHT) differenzieren:

- milde GHT (<38,5°C; kurz <30 min, lang >30 min)
- moderate oder fieberähnliche GHT (38,5–40,5°C, kurz <240 min, lang >240 min)
- extreme GHT (>40,5°C; Temperaturen von 40,5–41,5°C werden auch als intermediär bezeichnet), unabdingbar ist eine intensivmedizinische Überwachung!

3.1.2 Wirkungen der Ganzkörperhyperthermie (GHT)

Immunstimulierende und immunmodulierende Wirkungen

Zu Beginn der 1970er- bis in die 1980er-Jahre finden sich tierexperimentelle Studien zum Effekt der Hyperthermie. Eine Erhöhung der Körpertemperatur auf 39–40°C ergab einen therapeutisch meist günstigen immunmodulierenden Effekt. Bei der Adjuvansarthritis der Ratte zeigte 40°C-Hyperthermie einen immunsuppressiven Effekt, die Sekundärreaktion wurde signifikant abgemildert, z. T. konnte dem Ausbruch der Erkrankung entgegengewirkt werden. Während man initial überraschenderweise durch die Hyperthermie die Zahl und Funktion der Lymphozyten wie auch der verschiedenen Immunreaktionen drastisch verringert sah (hyperthermiebedingte Involution lymphatischer Organe), stellte sich durch weitere experimentelle Untersuchungen heraus, dass die Hyperthermie keine globale Schädigung der Lymphozyten bewirkt, sondern eine positive Selektion reifer T-Zellen mit hoher mitogener Potenz [20]. Unter Berücksichtigung der umfangreichen nationalen und internationalen Literatur [6–8, 27, 28] bleibt festzuhalten, dass eine intensive Hyperthermie immunsuppressive, eine mäßige bis starke Hyperthermie immunstimulierende bzw. -modulierende Wirkungen entfaltet, d. h. intensive (extreme) und moderate Hyperthermie wirken entgegengesetzt.

Hyperthermiewirkung auf unspezifische Entzündungen und Entzündungen mit Immunpathogenese

Auf experimentelle Entzündungen ist die Wirkung der GHT ähnlich und weitgehend identisch mit örtlichen (lokalen) Wärmeapplikationen: Akute Entzündungen zeigen eine Verschlechterung, chronische werden gebessert. Beispielsweise wird das Fibroblastenwachstum bei täglich mehrfacher Applikation inhibiert [28].

Die bis heute vorliegenden Studiendaten zeigen, dass eine einmalige oder iterative GHT antiphlogistisch wirkt und zudem tiefgreifende, auch prophylaktisch wirksame Einflüsse auf den Gesamtorganismus bewirkt, die in die Immunpathogenese eingreifen können. So zeigt u. a. eine wiederholte GHT tierexperimentell eine Modulation des Immunsystems in der klinisch noch asymptomatischen Phase eines murinen Lupus erythematodes [3].

Bei ankylosierender Spondylitis bewirkt die passive milde Hyperthermiebehandlung des Körpers in Form eines Überwärmungsbades überzufällig häufig günstige Einflüsse auf das Beschwerdebild. Ausgehend davon, dass Wärme einen somatischen Stressor darstellt und Kortisol als ein Stresshormon gilt, wurde der Einfluss einer milden Ganzkörperhyperthermie (Überwärmungsbad) im Sinne einer »Wärme-Stress-Reaktion« auf die Blutspiegel von Kortisol, Lymphozyten bzw. deren Subpopulationen untersucht. Dabei fanden sich interessanterweise unter der milden GHT keine Hinweise für eine »Wärme-Stress-Reaktion«, es wurden keine signifikanten Änderungen der Outcomeparameter detektiert, sodass der hervorgerufene Besserungseffekt nicht durch einen Anstieg der Kortisolspiegel mit daraus resultierender Immunsuppression verursacht wird [19]. Daraufhin wurde die Hypothese aufgestellt, dass möglicherweise Veränderungen des Zytokinmilieus unter der GHT auftreten. In einer Folgestudie unserer Arbeitsgruppe fanden sich dann die ersten spannenden Resultate zur Wirkung der GHT auf das Zytokinmilieu. Auch schon lokale Wärmeapplikationen bewirken diesbezüglich Einwirkungen auf das Zytokinnetzwerk [Übersicht bei 28, 30].

Abschließend bleibt festzuhalten, dass die GHT – ebenso wie örtliche Wärmeanwendungen – einen antiphlogistischen Effekt bewirkt, insbesondere im chronischen Entzündungsstadium. Neben immunstimulierenden Wirkungen kann die GHT je nach Intensität auch immunsuppressive Wirkungen entfalten. Sowohl lokale Wärmeanwendungen wie auch die GHT bewirken drastische Veränderungen des Zytokinnetzwerkes. Die GHT bessert nicht nur Krankheitssymptome, sondern greift auch in die Pathogenese von Krankheiten ein. Ein klinisch erwünschter Vorteil der antiphlogistischen GHT ist, dass auch tiefere und unzugängliche Entzündungsherde erreicht werden. Als nachteilig erweist sich jedoch, dass die Wirkung abhängig ist von der Art der Entzündung und der jeweiligen Aktivität.

Zum Schluss müssen jedoch folgende Probleme und derzeit noch offene Fragen angesprochen werden: Eine Immunsuppression durch GHT bei Autoimmunerkrankungen ist nur durch sehr hohe Körperkerntemperaturen erreichbar. Viele Autoimmunerkrankungen gehen mit schwerem Allgemeinleiden und Organbeteiligung(en) einher, sodass eine zusätzliche thermische Organschädigung denkbar wäre. Unklar ist auch, wie unterschiedliche Lymphozytensubpopulationen auf unterschiedliche Temperaturen reagieren, welche Zytokine bei welchen Temperaturbereichen vermindert oder vermehrt produziert werden und von welchen immunkompetenten Zellen. Welchen Einfluss nimmt die GHT auf das Zytokinmilieu der Haut (als größtes Immunorgan)? Wie sieht die optimale Dosierung einer antiphlogistischen GHT aus, wo liegt die therapeutische Breite bei Autoimmunerkrankungen?

Infrarot-A-Hyperthermie

Die Sonne strahlt große Mengen von infrarotem Licht – als unsichtbare Strahlung – ab. Dieses Infrarotspektrum wird in 3 Bereiche unterteilt: kurzwelliges Infrarot A (780–1400 nm), mittelwelliges Infrarot B (1400–3000 nm) und langwelliges Infrarot C (3000 nm – 1 mm) [12]. Die Infrarotstrahlung ist als reine Wärmestrahlung anzusehen.

Mittels Infrarothyperthermie ist es möglich, im Körper eine (passive) Überwärmung durch Einstrahlung optischer Energie zu erzeugen. Die Infrarot-A-Strahlung mit ihrem Wellenbereich von 780–1400 nm wird bei der Bestrahlung des menschlichen Körpers unterschiedlich stark absorbiert. Inzwischen ist bekannt, dass kurzwellige Infrarotbestrahlung dem Organismus die Wärme hautschonender appliziert. Durch eine Wasserfilterung mit einer Schichtdicke von 10 mm können große Anteile der kurzwelligen Infrarot-A-Strahlung die Wasserschicht passieren, während längerwellige, im Sinne der Wirkungsentfaltung schädlichere Wärmestrahlung minimiert wird. Etwa 25 % der einwirkenden Strahlung wird an der Hautoberfläche reflektiert, etwa 33 % des Infrarotlichtes werden im Corium und weitere 13 % in der Subcutis absorbiert. Von hier wird Wärme konvektiv im Blutstrom weitergeleitet. Entscheidend für die systemische Überwärmung ist – im Vergleich zur Strahlung anderer Wellenlängen – die bessere Durchdringung der Infrarot-A-Strahlung durch die oberfächlichen Hautschichten und die

Umwandlung des Lichtes in Wärme im Bereich des blutführenden Coriums, zudem kommt es zu einem gleichmäßigen Anstieg der Körperkerntemperatur [34].

Da nur für die Infrarot-A-Strahlung im Vergleich zu Infrarot-B- und -C eine hohe Eindringtiefe in das Gewebe bekannt ist, ist auch nur für Infrarot-A-Strahlung mit entsprechenden Wechselwirkungen durch die Wärmestrahlung im Organismus bzw. auf zellulärer Ebene zu rechnen. So ist u. a. bekannt, dass Infrarot-A-Strahlung auf zellulärer Ebene eine Sofortwirkung (»energy buss«) hervorruft, mit Anhebung des ATP-Niveaus und Verstärkung der elektrischen Ladung an der Mitochondrienmembran (→ Stimulation der Atmungskette). Ferner kommt es zu einem Anstieg der nukleären DNA- und RNA-Synthese [16]. Bekannt ist schön längere Zeit, dass Infrarot-A-Strahlung die mitochondrial gesteuerte Apoptose in Hautfibroblasten dämpft [10] und die Hautfibroblasten gegenüber einer Schädigung durch UV-B-Strahlung der Sonne schützt [11, 24]. Zudem wird durch Infrarot-A-Strahlung in der menschlichen Haut das »Schutzprotein« Ferritin induziert [1].

Im Vergleich zu geläufigen Wärmeapplikationen (z. B. Peloidpackungen oder Sauna) bietet die medizinische Infrarot-Ganzkörperhyperthermie eine zeitlich ausgedehnte Erwärmung, die in die Tiefe vordringt und auch hartnäckige therapieresistente Beschwerden lindert.

Im Praxisalltag kommen heutzutage 2 wassergefilterte Infrarot-A-Systeme zum Einsatz: Heckel HT3000 und Iratherm®1000. Beide Systeme zeichnen sich durch besondere Tiefenwirkung und Hautverträglichkeit aus, sodass mit hoher Intensität und Effektivität bestrahlt werden kann. Zu prüfen ist vor der Anwendung individuell, ob die angestrebte Körperkerntemperatur toleriert wird. Während der Behandlung ist eine kontinuierliche Überwachung der Vitaldaten (u. a. Körperkerntemperatur, Pulsfrequenz, Sauerstoffoximetrie, non-invasiver Blutdruck und Atemfrequenz) unabdingbar [23].

Verordnung: Empfohlen werden mindestens 2 Behandlungen pro Woche. In einer Erwärmungsphase (30–45 min) wird in Abhängigkeit von der Intensität der Wärmezufuhr und der Konstitution des Patienten die Körperkerntemperatur auf den gewünschten Bereich (38,0–39,0°C) angehoben, gefolgt von einer weiteren Bestrahlungszeit von 15 min bei möglichst konstanter Temperatur (Plateauphase), bevor anschließend eine Ruhephase für 10 min erfolgen sollte [5]. Bei der Anwendung ist insbesondere Vorsicht geboten bei Patienten mit gestörtem Sensorium (z. B. diabetische Polyneuropathie) oder gestörter Kommunikationsfähigkeit, bei schlecht durchblutetem Gewebe oder geringem Subkutangewebe. Für die wassergefilterte Infrarot-A-Strahlung ist in den therapeutischen Bestrahlungsstärken und -dosen keine Nebenwirkung an der menschlichen Haut bekannt, im Gegenteil, es wurden schützende Effekte beschrieben [11, 24].

Folgende **Wirkungen** resultieren aus einer gezielten und gesteuerten Erhöhung der Körperkerntemperatur: Die GHT wirkt nicht nur gegen Symptome, sondern beeinflusst Fehlregulationen im Gesamtorganismus. Reparative und regenerative Prozesse auf zellulärer Ebene und der gesamten Matrix – insbesondere in bradytrophen Geweben – werden stimuliert. Die GHT hat auch in tiefen, unzugänglichen Geweben eine Wirkung, insbesondere eine Entspannung in tiefen Muskelschichten. Immunprozesse werden verstärkt, u. a. die Migration von Lymphozyten an Orte von Entzündungsherden und malignen Prozessen. Ferner resultiert eine Anflutung von medikamentösen Substanzen an den Wirkort(en) mit verstärkter Effizienz.

Indikationen: Diese Form der passiven Hyperthermie wird u. a. auf rheumatologischem Gebiet bei subakutem/chronischem Stadium der Krankheitsbilder der rheumatoiden Arthritis, ankylosierenden Spondylitis (Morbus Bechterew), Arthritis psoriatica sowie degenerativen Wirbelsäulenleiden und Fibromyalgie angewandt.

Zu den **Kontraindikationen** zählen akute entzündliche, rheumatische Schübe und Prozesse, schlechter Allgemeinzustand, Fieber, dekompensierte Herz-Kreislauf-Erkrankungen, chronisch obstruktive Atemwegserkrankungen, pulmonaler Hochdruck, manifeste Hyperthyreose sowie Leber- und Niereninsuffizienz.

3

GHT und wIRA-Hyperthermie bei Erkrankungen des Stütz- und Bewegungssystems

Mittlerweile existieren einige Untersuchungen zur GHT mit wassergefilterter Infrarot-A-Strahlung (wIRA-Hyperthermie) bei rheumatischen Krankheitsbildern, meist mit dem Verfahren Iratherm® 1000. So wird über positive Wirkungen auf das Beschwerdebild bei degenerativen Gelenkveränderungen berichtet [18]. Bei Rückenbeschwerden konnte eine Senkung des Analgetikabedarfs erzielt werden (<10 % des prätherapeutischen Bedarfs [36]).

Bei Frauen mit symptomatischer Gon- und Koxarthrose konnte eine Funktionsverbesserung unter serieller Applikation der wIRA-Hyperthermie erzielt werden [4]. Meffert et al. [21] fanden in ihrer Pilotstudie eine anhaltende Verminderung der Aktivität polymorphkerniger Granulozyten sowie aktiver Sauerstoffspezies und schlussfolgerten eine Erweiterung des Indikationsspektrums bei entzündlichen rheumatischen Erkrankungen wie der rheumatoiden Arthritis. Bis heute gibt es hierzu jedoch keine randomisierte und kontrollierte Studie mit ausreichender Patientenzahl, die die gestellte Hypothese beweisen würde.

Sowohl in einer offenen, prospektiven Studie [17] als auch einer unkontrollierten Studie [25] fanden sich bei Fibromyalgie Hinweise für die Wirksamkeit der wIRA-Hyperthermie. Bei gleichem Krankheitsbild konnten durch serielle, milde IRA-GHT positive Einflüsse auf die Blutfließeigenschaften und die Hämodynamik im Sinne einer verbesserten peripheren Durchblutung objektiviert werden [2]. Klinische Anwendungsbeobachtungen bestätigten diesen Effekt auch bei Patienten mit systemischer Sklerose [22].

In einer neuen kontrollierten und randomisierten Studie wurden neben physiologischen auch psychologische Wirkungen nachgewiesen. Zudem erwies sich die wIRA-GHT als Zusatzbehandlung im Rahmen einer multimodalen rehabilitativen Standardtherapie als wirksam [5]. Über den erfolgreichen Einsatz der wIRA-GHT berichteten Heckel und Dickreiter [14] bei rheumatoider Arthritis im subakuten/chronischen Stadium. Unsere Arbeitsgruppe konnte bei Patienten mit Psoriasisarthritis im subakuten/chronischen Stadium durch serielle Applikation eine signifikante und anhaltende Schmerzreduktion mit vermindertem Analgetikabedarf und eine Abnahme proinflammatorischer Zytokine nachweisen [29].

Lokoregionale Exposition von wassergefiltertem Infrarot-A

Wie oben beschrieben handelt es sich bei wIRA um eine Wärmestrahlung, die ein hohes Penetrationsvermögen in das Gewebe aufweist, bei geringer thermischer Belastung der Hautoberfläche. Hierbei wird ein therapeutisch nutzbares Wärmefeld im Gewebe erreicht mit folgenden Resultaten: Temperatursteigerung, Anstieg des Sauerstoffpartialdrucks und verbesserte Hyperämisierung. Somit resultiert eine ausreichende Versorgung des Gewebes mit Energie und Sauerstoff, was inzwischen dazu geführt hat, dass dieses Verfahren in der Behandlung von akuten wie chronischen Wunden und bei Wundinfektion zum Einsatz kommt, selbst eine normale Wundheilung kann durch wIRA verbessert werden [Übersicht bei 15].Weitere Indikationen, bei denen wIRA bisher mit positiven Resultaten zum Einsatz kam, sind vulgäre Warzen, Condylomata acuminata, Herpes labiales, Herpes Zoster, Sklerodermie, Morphaea, aktinische Keratosen, Basaliome und Akne papulopustulosa [Übersicht bei 15]. Denkbar wäre auch ein Einsatz bei Insertionstendinosen am Bewegungssystem, Studien hierzu liegen jedoch bislang nicht vor.

3.1.3 Zusammenfassung

Im Praxisalltag kann die Anwendung von wassergefilterter Infrarot-A-Strahlung sowohl präventiv, therapeutisch als auch regenerativ/rehabilitativ genutzt werden. Neben der lokoregionalen ist eine Ganzkörperapplikation möglich.

In der Steuerung des Immunsystems spielt die Körperkerntemperatur (KKT) eine zentrale Rolle. Die Erhöhung der KKT durch Ganzkörperhyperthermie (GHT) stellt keineswegs ein neues Therapieverfahren dar, im Gegenteil, sie ist eine uralte Heilmaßnahme. Die verfügbaren experimentellen Daten belegen eine antiphlogistische Wirkung der GHT, die jedoch von der Art der Entzündung und ihrer aktuellen Aktivität abhängt. Auch eine immunsuppressive Wirkung ist denkbar, allerdings nur bei sehr hohen Temperaturen.

Die wassergefilterte Infrarot-A-Hyperthermie stellt ein neues Verfahren mit speziellen Indikationen dar. Erste Resultate bei rheumatologischen Krankheitsbildern sind überraschend positiv und geben begründeten Anlass zur weiteren klinischen Forschung. Wenngleich für einen kontrollierten Einsatz einer »immunmodulierenden« Therapie derzeit noch viele Fragen offen bleiben, ist anzumerken, dass Hyperthermiemaßnahmen häufig unkontrolliert eingesetzt werden (Beispiel »Heimsauna«, »Infrarotsauna«). Mittlerweile liegen auch positive Berichte zur lokoregionalen Exposition von wassergefilterter Infrarot-A-Strahlung vor, meist bei dermatologischen Indikationen. Im Zeitalter der Gentechnologie und Antizytokintherapien ist es daher umso wichtiger, dass sich die physikalische Medizin wissenschaftlich mehr um die klassische moderate Hyperthermiebehandlung bei rheumatischen Leiden wie auch anderen Indikationsgebieten kümmert.

3.2 Wassergefiltertes Infrarot A in Chirurgie, Dermatologie, Sportmedizin und weiteren Bereichen

Gerd Hoffmann

Wassergefiltertes Infrarot A (wIRA) stellt eine spezielle Form der Infrarotstrahlung im Bereich von 780–1400 nm dar, die aufgrund ihrer sehr guten Verträglichkeit in der Medizin zur Prävention und Therapie verwendet wird. wIRA steigert Temperatur, Sauerstoffpartialdruck und Durchblutung im Gewebe. wIRA mindert indikationsübergreifend Schmerzen, Entzündung und vermehrte Sekretion und verbessert die Infektabwehr und Regeneration.

In diesem Beitrag lesen Sie über:

- geschichtliche Aspekte
- Wirkprinzipien
- allgemeine Aspekte bei klinischen Anwendungen
- Therapie von akuten Wunden (Operationswunden, Verbrennungen, experimentelle Wunden)
- Therapie von chronischen Wunden (chronische venöse Unterschenkelulzera, Dekubitalulzera)
- Therapie von Hauterkrankungen (vulgäre Warzen, Sklerodermie, Morphaea)
- Resorptionsverbesserung topischer Dermatika
- photodynamische Therapie bei aktinischen Keratosen
- Einsatz in Physiotherapie, Sportmedizin und Orthopädie
- simultane Kombination mit Bewegung
- Einsatz in Neonatologie, Anästhesiologie/Intensivmedizin, Neurologie, Onkologie
- Ganzkörperhyperthermie

3.2.1 Geschichtliche Anmerkungen

Der Mensch hat sich in der Evolution unter dem Einfluss der in gemäßigten Klimazonen wassergefilterten Infrarotstrahlung (Wärmestrahlung) der Sonne entwickelt (Filterung der Infrarotstrahlung der Sonne durch Wasser und Wasserdampf in der Erdatmosphäre) [87, 37]. Bereits in der Antike wurde die Sonnenwärme geschätzt (Heliotherapie, Sonnenlichtbestrahlung zu Heilzwecken). Daneben wurden seit der Antike auch andere Wärmequellen (Feuer, ebenfalls mit Infrarotstrahlung, warme Bäder) für Heilzwecke genutzt.

1991 stand aufgrund der Initiative von Erwin Braun [106], der die wassergefilterte Infrarot-A-Strahlung, der Sonne naturnah technisch nachempfunden, den Menschen dienlich machen wollte [94, 95], die erste Kleinserie von 125 wassergefilterten Infrarot-A-Strahlern, die lediglich einen Stromanschluss (keinen Wasser- oder Kanalanschluss) benötigten, für die lokoregionale Anwendung am Menschen zur Verfügung. Diese wIRA-Einzelstrahler wurden für verschiedene klinische Anwendungen, wie chronische Unterschenkelulzera, Rückenschmerzen oder Arthrose, verwendet [96, 97]. Eine Publikation zur Therapie chronischer Unterschenkelulzera mit einem Prototypen derartiger wIRA-Einzelstrahler erschien bereits 1989 [92, 37].

1992 wurde auf dem Kongress der International Society on Oxygen Transport to Tissue die erfolgreiche Kombination von hyperbarer Oxygenierung

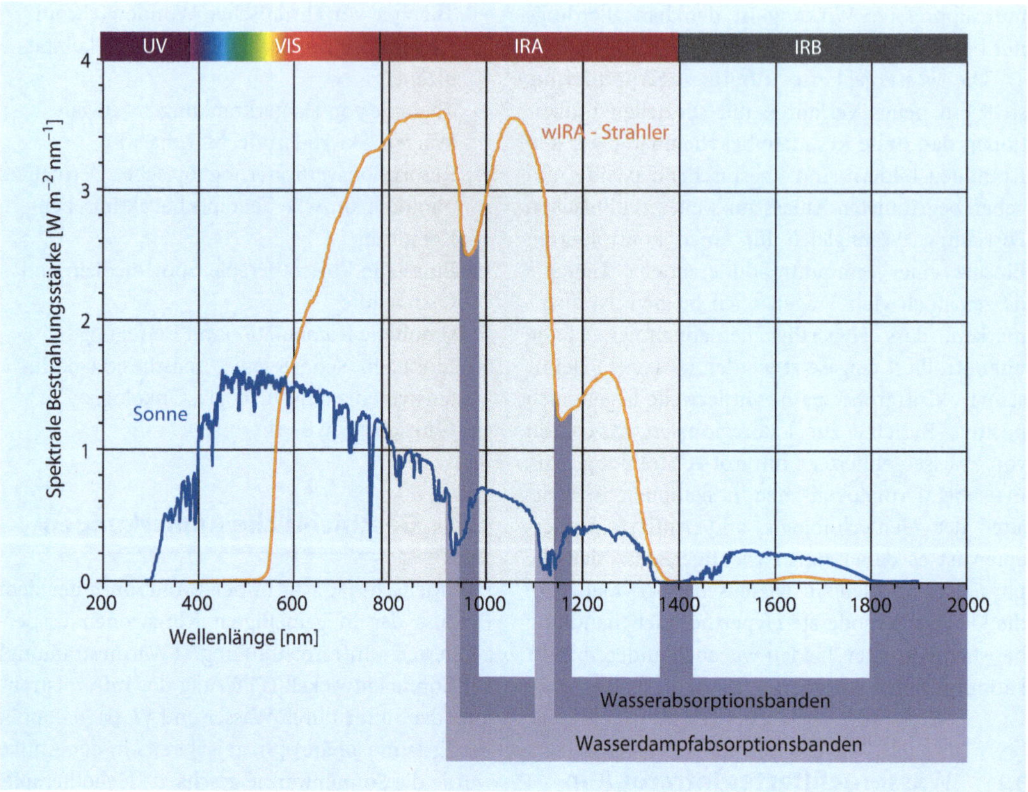

Abb. 3.1 Vergleich der Spektren eines wassergefilterten Infrarot-A-Strahlers und der Sonne bei wolkenlosem Himmel am Mittag in Meeresspiegelhöhe in den Subtropen. (Mit freundlicher Genehmigung von Dr. Helmut Piazena, Charité – Universitätsmedizin Berlin)

(HBO) und wIRA bei chronischen Unterschenkelulzera erstmals vorgestellt, 1994 wurde sie publiziert [35]. 2000 wurde die Idee eingeführt, auch akute Wunden wie Operationswunden mit wIRA zu behandeln [102], Publikation der ersten Studie hierzu im Jahr 2006 [30].

Parallel zur Entwicklung von wIRA-Einzelstrahlern erfolgte die Entwicklung von wIRA-Ganzkörperhyperthermiegeräten, teils mit eigenständigem Strahlerkonzept (Manfred von Ardenne, ► Abschn. 3.1), teils auf der Verwendung von mehreren wIRA-Einzelstrahlern basierend [33]. 2011, 20 Jahre nach der ersten Kleinserie von wIRA-Einzelstrahlern, haben v. a. die wIRA-Einzelstrahler eine deutliche Verbreitung in den verschiedensten gesundheitsbezogenen Berufssparten gefunden. So nutzen z. B. in Deutschland ca. 25 % der niedergelassenen Dermatologen wIRA-Strahler in ihrer Praxis. Zudem werden wIRA-Strahler auch beim Patienten zu Hause eingesetzt [89, 37].

3.2.2 Wirkprinzipien

Die Erfahrung der angenehmen Wärme der Sonne in gemäßigten Klimazonen – anders als in der Wüste – entsteht durch die Filterung der Infrarotstrahlung der Sonne durch Wasser und Wasserdampf in der Erdatmosphäre (Abb. 3.1) [43, 38, 37, 44, 41, 39, 25, 13]. Durch die Wasserfilterung werden die Strahlungsanteile gemindert (sog. Wasserabsorptionsbanden innerhalb des Infrarot A sowie die meisten Teile des Infrarot B und C), die sonst durch Wechselwirkung mit Wassermolekülen in der Haut eine unerwünschte thermische Belastung der obersten Hautschicht hervorrufen würden [43, 38, 37, 41, 39, 25, 13].

Technisch wird wassergefiltertes Infrarot A (wIRA) in speziellen Strahlern erzeugt, in denen die gesamte inkohärente, nicht polarisierte Breitbandstrahlung einer 3000-Kelvin-Halogenlampe durch eine Wasser enthaltende Küvette hindurch-

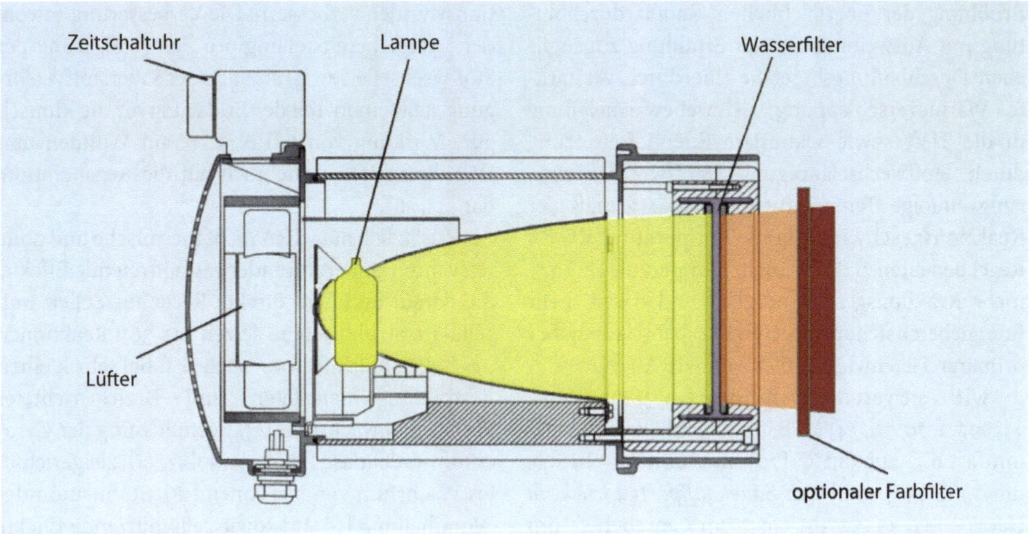

Abb. 3.2 Querschnitt eines wassergefilterten Infrarot-A-Strahlers. (aus [43])

tritt, sodass die genannten unerwünschten Strahlungsanteile innerhalb des Infrarot gemindert oder herausgefiltert werden (Abb. 3.2) [43, 41, 38, 87]. Innerhalb des Infrarots stellt das verbleibende wassergefilterte Infrarot A (im Bereich 780–1400 nm) vorwiegend Strahlung mit gutem Eindringvermögen in das Gewebe dar und erlaubt gegenüber ungefilterter Infrarotstrahlung konventioneller Infrarotlampen mit einem großen Anteil an Infrarot B (1400–3000 nm) und C (≥3000 nm) einen mehrfachen Energieeintrag in das Gewebe, ohne die Haut zu belasten, vergleichbar mit der Sonnenwärmestrahlung in gemäßigten Klimazonen [38, 82].

Typische wIRA-Strahler emittieren keine UV-Strahlung und nahezu keine Infrarot-B- und Infrarot-C-Strahlung, der Anteil der Infrarot-A-Strahlung ist im Verhältnis zum Anteil des sichtbaren Lichts (380–780 nm) betont [43, 38, 87]. Das sichtbare Licht hängt vom verwendeten Farbfilter ab [43]. Die Wasserfilterung wird bei typischen wIRA-Einzelstrahlern mit einer Wasserschichtdicke von 4 mm [87], 7 mm (am häufigsten verwendet) oder 10 mm erreicht; höhere Wasserschichtdicken mindern besonders stark die Bestrahlungsstärke im Bereich 1200–1400 nm (bei 10 mm gegenüber 4 mm nahezu Halbierung der Bestrahlungsstärke in diesem Bereich) sowie im Bereich der Wasserabsorptionsbanden und erhöhen die Verträglichkeit von wIRA.

Innerhalb des Spektrums von Infrarot-A- und wassergefilterter Infrarot-A-Strahlung wurden Effekte insbesondere von den energiereichen Wellenlängen nahe des sichtbaren Lichts – ungefähr 780–1000 nm (800–900 nm [2, 3, 4], 800 nm [18], 820 nm [59, 60, 58], 830 nm [12]) – sowohl in vitro als auch in vivo beschrieben; diese Wellenlängen scheinen, v. a. im Hinblick auf nicht thermische Effekte, den klinisch wichtigsten Teil von Infrarot A und wIRA darzustellen [43, 38, 27].

wIRA als spezielle Form der Infrarotstrahlung (Wärmestrahlung) mit hohem Eindringvermögen in das Gewebe bei geringer thermischer Oberflächenbelastung wirkt sowohl über thermische (auf Wärmeenergietransfer bezogene) und temperaturabhängige (mit Temperaturänderung auftretende) als auch über nicht thermische (ohne relevanten Wärmeenergietransfer) und temperaturunabhängige (ohne relevante Temperaturänderung auftretende) Effekte [43, 41, 38].

wIRA erzeugt ein therapeutisch nutzbares Wärmefeld im Gewebe durch Erreichen hautoberflächennaher Kapillarbereiche durch die Infrarot-A-Strahlung (Primärerwärmung), Wärmeabtransport durch das Blut (Wärmeverschleppung von hautoberflächennahen Gewebebereichen in die Tiefe),

Erhöhung der oberflächlichen Kapillardurchblutung mit Ausweitung der der Strahlung zugänglichen Durchblutungsbereiche (hierdurch verstärkte Wärmeverschleppung), Gewebewärmeleitung in die Tiefe sowie sekundäre Energiefreisetzung durch Stoffwechselanregung (Stoffwechselsteigerung) infolge Temperatursteigerung (gemäß der Reaktionsgeschwindigkeits-Temperatur-(RGT-) Regel bedeuten z. B. 3°C mehr Temperatur ca. 30 % mehr Reaktionsgeschwindigkeit und damit mehr Energiebereitstellung im Gewebe) bei relativ hoher primärer Tiefenwirksamkeit von wIRA [37].

wIRA steigert die *Temperatur* [43, 38, 37, 30, 98, 93, 99, 71, 70, 78, 34] (z. B. oberflächlich von 32,5°C um fast 6°C auf 38,2°C [70], in 2 cm Gewebetiefe um 2,7°C [30]) und den *Sauerstoffpartialdruck im Gewebe* [43, 38, 37, 30] (in 2 cm Gewebetiefe um ca. 30 % [30]) sowie die *Gewebedurchblutung* [43, 38, 37, 70, 78, 34] (oberflächlich ca. Verachtfachung [70], Steigerung in bis ca. 5 cm Tiefe nachweisbar [34]). Dies sind 3 entscheidende Faktoren für eine ausreichende Versorgung des Gewebes mit *Energie* und *Sauerstoff* [43, 38, 37]. Demgegenüber steigert z. B. die technisch wesentlich aufwändigere hyperbare Oxygenierung (HBO), die ebenfalls zur Wundheilungsverbesserung eingesetzt wird [11, 10, 35], nur den Sauerstoffpartialdruck [38], während die Gewebetemperatur weitgehend unverändert bleibt (bzw. wegen des vasokonstriktiven Effekts des Sauerstoffs eventuell etwas absinkt) und die Gewebedurchblutung durch den vasokonstriktiven Effekt des Sauerstoffs sogar vermindert wird.

Zahlreiche Leistungen des menschlichen Körpers wie generell Regenerations- und Heilungsprozesse, z. B. Wundheilung und Infektionsabwehr (insbesondere Granulozytenfunktion, einschließlich ihrer antibakteriellen Sauerstoffradikalbildung), hängen entscheidend von einer ausreichenden Versorgung mit Energie und Sauerstoff und damit von der Integrität von Temperatur, Sauerstoffpartialdruck und Durchblutung des Gewebes ab [43, 38, 37]. Das Zentrum chronischer Wunden ist aber häufig relativ hypotherm [43, 38, 30, 71] und hat häufig einen Sauerstoffpartialdruck nahe Null [43, 38, 30, 71, 62, 64, 75, 35, 11, 10, 45, 107, 63, 51]. Deshalb kann z. B. sowohl präoperative [68] als auch postoperative [30, 83] Wärmezufuhr zum Operationsgebiet die Wundheilung von Operationswunden verbessern. Die Verbesserung sowohl der Energiebereitstellung pro Zeit (Steigerung der Stoffwechselleistung) als auch der Sauerstoffversorgung stellt einen Teil der Erklärung für die klinisch gute Wirkung von wIRA, z. B. auf Wunden und Wundinfektionen wie auch auf die Regeneration, dar [43, 38].

Zusätzlich hat wIRA nicht thermische und ohne relevante Temperaturänderung auftretende Effekte, die darauf beruhen, direkte Reize auf Zellen und zelluläre Strukturen zu setzen [43, 38]: Reaktionen der Zellen auf Infrarot – auch z. T. bei sehr kleinen Bestrahlungsintensitäten – sind z. B. zielgerichtetes Plasmodienwachstum [2], Beeinflussung der Cytochrom-c-Oxidase [56, 57, 55, 59, 53, 54], zielgerichtetes Wachstum von Neuronen [18], Stimulation der Wundheilung [15, 49] sowie zellschützende Effekte von Infrarot A [69, 23, 24, 14] und wassergefiltertem Infrarot A (wIRA) [5, 9, 46].

Die Cytochrom-c-Oxidase in den Mitochondrien wird dabei als universeller Photoakzeptor für Strahlung zwischen ca. 600–1000 nm, also für rote und infrarote Strahlung, angesehen, mit Absorptionsmaxima bei 620, 680, 760 und 825 nm [56, 57, 55] – entsprechend 4 detailliert beschreibbaren Chromophoren der Cytochrom-c-Oxidase. Dabei kann die Cytochrom-c-Oxidase bei Absorption von Strahlung verschiedene Signalkaskaden auslösen und hat damit eine weit über die Energiebereitstellung hinausreichende regelnde Funktion [56, 57]. Der gesamte Bereich von ca. 600–1000 nm, einschließlich der genannten Wellenlängen, ist bei typischen wIRA-Strahlern, die sichtbares Licht und wIRA abgeben, mit hoher spektraler Bestrahlungsstärke vertreten.

Der Anfangsschritt der Signalkaskaden kann in einer Dissoziation von Stickoxid (NO) vom katalytischen Zentrum der Cytochrom-c-Oxidase oder in einer Mehrproduktion von Adenosintriphosphat (ATP) aufgrund der Einwirkung von roter oder infraroter Strahlung im genannten Bereich bestehen [56]. Elektronenanregung durch Licht und Infrarot beschleunigt Redoxprozesse und vermutlich die zeitkritische Reaktion des Elektronentransfers (zwischen Häm-a und dem Häm-a_3-Cu_B-Paar) innerhalb der Cytochrom-c-Oxidase, indem entsprechende Strahlung mehr Elektronen für die Reduktion von Sauerstoff am katalytischen Zentrum der Cytochrom-c-Oxidase (Häm-a_3-Cu_B-Zentrum) verfügbar macht [57].

ATP wird dabei neben seiner Rolle als Energieträger in der Zelle aus neuerer Sicht auch als interzelluläres Signalmolekül angesehen, was die Vielseitigkeit der Effekte niederenergetischer Strahlung wie rotem Licht und Infrarot A erklären kann [56]. Dazu gehört auch die Steigerung der Mitochondrienfunktion über eine Erhöhung der intrazellulären Kalziumkonzentration sowie das Triggern von Schutzfunktionen [57].

Die Photosensitivität einiger Enzyme der mitochondrialen Atmungskette wie der Cytochrom-c-Oxidase kann dabei als Adaptation lebender Systeme an Photonen als natürlichem externem Faktor angesehen werden [55]. Eine mögliche physiologische Bedeutung, z. B. bei Exposition gegenüber orange-rotem Licht, wurde dem bereits 1981 zugemessen [61, 55]. Typische wIRA-Einzelstrahler haben eine orange-rote Filterung im sichtbaren Bereich [38].

Die *Schmerzminderung* durch wIRA wird sowohl über thermische als auch nicht thermische Wirkungen erklärt [41]: Eine gesteigerte Durchblutung erlaubt eine bessere Elimination akkumulierter Metabolite wie Schmerzmediatoren, Laktat und Bakterientoxine und steigert zusammen mit der erhöhten Gewebetemperatur den Stoffwechsel (verbesserte Regeneration und Metabolisierung akkumulierter Stoffe) [41]. Nicht thermische Effekte beinhalten direkte Wirkungen auf Zellen und möglicherweise auch auf Nozizeptoren [30, 31, 41]. wIRA kann außerdem über seine deutlich muskelentspannende Wirkung schmerzmindernd wirken [41]. Eine Schmerzminderung [79] bewirkt – neben einer Verbesserung der Lebensqualität – auch eine Erhöhung des Sauerstoffpartialdrucks [1, 30, 31] und senkt damit deutlich das Infektionsrisiko [48, 30, 31, 41].

Außerdem wirkt vermutlich eine Bestrahlung mit sichtbarem Licht (»visible light«, VIS) und wIRA in Verbindung mit endogenem Protoporphyrin IX (oder Protoporphyrin IX von Bakterien) quasi wie eine milde photodynamische Therapie (PDT; *endogener PDT-ähnlicher Effekt*) [43, 102, 40]. Dies kann die Zellregeneration und Wundheilung fördern (alte oder vorgeschädigte Zellen gehen in die Apoptose und werden durch neue Zellen ersetzt) und antibakteriell/antiinfektiv wirken (mögliche wIRA-bedingte Verstärkung der von Ganz et al. [26] und Hamblin et al. [28] beschriebenen Photoinaktivierung von Bakterien durch sichtbares Licht oder photoaktivierte Desinfektion in der Zahnheilkunde, bei der eine photosensibilisierende Substanz aufgetragen wird, mit den Unterformen antibakterielle photodynamische Therapie [aPDT] und photoaktivierte Chemotherapie [PACT]) [43, 102, 40].

Einen wesentlichen Anteil an der *antiinfektiven – antibakteriellen und antiviralen – Wirkung* von wIRA dürfte die Verbesserung der körpereigenen Abwehr durch Steigerung von Temperatur, Sauerstoffpartialdruck und Durchblutung des Gewebes und der damit verbesserten Energie- und Sauerstoffbereitstellung für die körpereigene Abwehr haben [25], also ein indirekter wIRA-Effekt, kombiniert mit nicht thermischen, direkten wIRA-Effekten (z. B. auf immunkompetente Zellen), sodass eine immunmodulatorische Wirkung und eine bessere lokale Immunkompetenz resultieren [25].

So wird die erfolgreiche Therapie von (virusbedingten) vulgären Warzen, die typischerweise an eher hypothermen Körperstellen (Fingern/Händen, Zehen/Füßen) auftreten, durch wIRA (in Kombination mit Keratolyse und Kürettage) – neben denkbarer Inaktivierung thermolabiler Viren – in dieser Weise erklärt [25]. Auch verminderte (bakterielle) Wundinfektionsraten nach abdominalen Operationen [30, 43] und eine verminderte Kolonisation mit physiologischer Hautflora bei experimentellen Wunden unter wIRA(+VIS) [31, 43] können über die Verbesserung der körpereigenen Abwehr und der lokalen Immunkompetenz erklärt werden.

Die *Entzündungsminderung* (z. B. bei Wunden) durch wIRA kann – vergleichbar mit der oben erläuterten Schmerzminderung – sowohl über thermische als auch nicht thermische Wirkungen erklärt werden [43]. Auch die *Verbesserung der Regeneration* durch wIRA kann sowohl über thermische als auch nicht thermische Wirkungen erklärt werden [39]. Die *Minderung vermehrter Sekretion* (z. B. Wundsekretion, bronchiale Sekretion) durch wIRA ist über nicht thermische, direkte Wirkungen auf Zellen zu erklären [43].

3

Im Sinne des probabilistischen Ansatzes moderner Physik [105, 84] kann wassergefiltertes Infrarot A als Photonen- oder Quantenstrom bei adäquater Bestrahlungsstärke dazu beitragen, ein erwünschterweise thermodynamisch instabiles, komplexes biologisches System aufrechtzuerhalten [38]: auf der makroskopischen Ebene vorwiegend über thermische (energietransferbezogene) und temperaturabhängige Effekte (Steigerung von Temperatur, Sauerstoffpartialdruck und Durchblutung des Gewebes) [43, 30] und auf der mikroskopischen/molekularen Ebene sowohl über nicht thermische und nicht temperaturabhängige als auch über thermische und temperaturabhängige Effekte auf Zellen und Zellstrukturen [38].

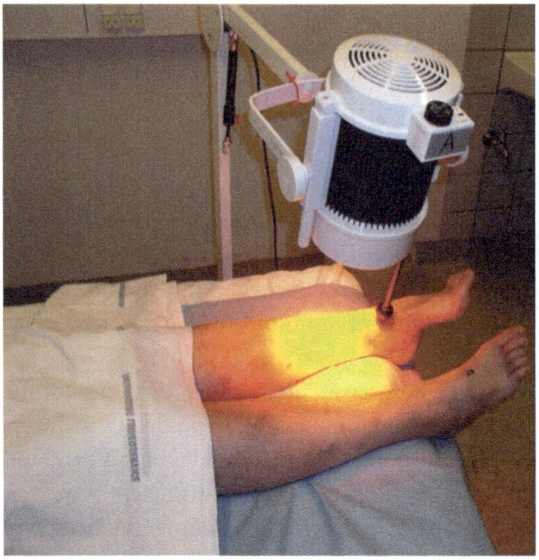

Abb. 3.3 Beispiel für die Bestrahlung einer Wunde mit einem wassergefilterten Infrarot-A-Strahler. (aus [71])

3.2.3 Allgemeine Aspekte bei klinischen Anwendungen

wIRA steigert *Temperatur, Sauerstoffpartialdruck und Durchblutung* im Gewebe [43, 38, 37]. Wesentliche klinische Wirkungen von wIRA sind – indikationsübergreifend – eine Minderung von *Schmerzen, Entzündung und Sekretion* sowie eine Verbesserung der *Infektabwehr* und der *Regeneration* [43, 38, 37, 39].

wIRA kann grundsätzlich immer dann in Erwägung gezogen werden, wenn klinisch eine tiefenwirksame Wärmeapplikation (mit hoher Leistungsdichtetoleranz und hohem Energiefluss ins Gewebe) erwünscht/indiziert ist oder wenn pathogenetisch mindestens ein Faktor (Temperatur, Sauerstoffpartialdruck, Durchblutung im Gewebe) gestört oder suboptimal ist oder ein Symptom (z. B. Schmerz, Entzündung, Hypersekretion, Infektion, Regenerationsbedarf) vorliegt, das durch die thermischen und nicht thermischen Effekte von wIRA positiv beeinflusst werden kann [39, 37]. Dabei können selbst ungestört »normal« ablaufende Vorgänge wie eine Regeneration nach sportlicher Belastung oder ein normaler Wundheilungsprozess durch wIRA noch verbessert werden [39, 43, 38, 37, 30]. Entsprechend breit sind die klinischen Anwendungsmöglichkeiten von wIRA [39].

wIRA ist ein kontaktfreies, verbrauchsmaterialfreies, leicht anzuwendendes, (selbst bei Wunden) als angenehm empfundenes Verfahren mit guter Tiefenwirkung und anhaltendem Wärmedepot [43, 38, 37]. wIRA ist kreislaufschonend (verglichen mit warmem Vollbad), sauber (verglichen mit Fango), bei verschiedensten Lagerungen einsetzbar und benötigt keine Fixierung (verglichen mit warmem Wickel) [38, 37]. wIRA bietet Bewegungsfreiheit, eine simultane Kombination mit Bewegung ist möglich [38, 37, 73]. wIRA ist v. a. durch Variation des Bestrahlungsabstands und damit der Bestrahlungsstärke (sowie über die Zeit) sehr gut dosierbar [38, 37].

wIRA kann lokal/körperregionbezogen (lokoregional) oder auch systemisch auf den gesamten Körper wirkend (Ganzkörperhyperthermie) eingesetzt werden [38, 37]. wIRA wird wesentlich häufiger lokoregional als systemisch eingesetzt, entsprechend geht dieser Beitrag schwerpunktmäßig auf die lokoregionale Anwendung ein. Am Ende des Beitrags wird die systemische Anwendung (Ganzkörperhyperthermie) erläutert. Bezüglich Ganzkörperhyperthermie bei muskuloskelettalen Indikationen wird auf ▶ Abschn. 3.1 verwiesen.

Die Bestrahlung der typischerweise unbedeckten Haut oder Wunde erfolgt senkrecht zur Haut mit einem wIRA-Strahler (Abb. 3.3), und zwar täglich ein- bis zweimal über 20–30 min oder auch deutlich länger (mehrere Stunden pro Tag) mit moderater, als angenehm empfundener Bestrahlungsstärke (typischerweise 60–120 mW/cm² wIRA bzw. 80–160 mW/cm² wIRA und sichtbares Licht [VIS]) [41, 38, 27, 37]. Wenn es dem Patienten zu warm wird, ist rechtzeitig der Abstand etwas zu vergrößern, d. h. die Bestrahlungsstärke zu verringern [41, 38, 37].

Spezielle Vorsicht ist geboten, d. h. ein größerer Bestrahlungsabstand und eine geringere Bestrahlungsstärke sind zu wählen, bei Patienten mit gestörtem Sensorium (z. B. diabetischer Polyneuropathie) oder gestörter Rückäußerungsfähigkeit, bei schlecht durchblutetem Gewebe, bei kaltem Gewebe oder geringem Unterhautgewebe (z. B. Schienbeinkante) [41, 38, 37]. Es sollte lieber zeitlich extensiv mit moderater Bestrahlungsstärke als kürzer mit höherer Bestrahlungsstärke mit wIRA bestrahlt werden. wIRA geht nicht in relevantem Maß durch blickdichte Kleidung oder Verbände [38, 37].

Für wIRA mit angemessenen therapeutischen Bestrahlungsstärken und -dosen konnte nicht nur gezeigt werden, dass es für menschliche Haut unbedenklich ist [38, 37, 27, 5, 9, 52], sondern auch, dass es zellschützende Effekte gegen UV-bedingte Schäden hat [38, 37, 69, 23, 24, 14, 5, 9, 46]. *Sicherheitsaspekte* der klinischen Anwendung von wIRA werden ausführlich von Hoffmann [38] und Gebbers et al. [27] beschrieben. Sowohl aufgrund dieser Ausführungen wie auch insbesondere unter Berücksichtigung der Veröffentlichungen von Jung et al. [52], der umfangreichen Übersichtsarbeit von Piazena und Kelleher [81], einer Pressemitteilung der AWMF [74] und langjähriger klinischer Erfahrungen mit wIRA ist die Anwendung von wIRA mit adäquaten Bestrahlungsstärken als sicher anzusehen [43]. Da sich der Mensch unter dem Einfluss der wassergefilterten Infrarotstrahlung der Sonne in der Evolution entwickelt hat [87, 37], kann zudem – v. a. im Hinblick auf nicht thermische Effekte – wIRA als naturnahes Verfahren angesehen werden, im Gegensatz z. B. zur Radiofrequenzhyperthermie.

3.2.4 Wunden

wIRA kann die Heilung akuter und chronischer Wunden, einschließlich infizierter Wunden, sowohl über thermische und temperaturabhängige als auch über nicht thermische und temperaturunabhängige Effekte beschleunigen oder bei stagnierender Wundheilung ermöglichen [43, 38, 30]. Selbst der normale Wundheilungsprozess kann verbessert werden [43, 38, 30]. wIRA vermag Schmerzen deutlich zu mindern (mit bemerkenswert niedrigerem Analgetikabedarf) und eine erhöhte Wundsekretion und Entzündung herabzusetzen sowie infektionsmindernd zu wirken [43, 38, 30].

wIRA kann generell – mit Ausnahme oder besonderen Vorsichtskautelen bei arterieller Verschlusskrankheit – für die Therapie von akuten [31] und chronischen [102] Wunden empfohlen werden [43]. Aufgrund von 6 klinischen Studien sind die folgenden Wirkungen mit *Evidenzgrad Ia/Ib* belegt [38, 43, 42, 44, 30, 31]: akute Schmerzminderung während einer wIRA-Bestrahlung, Minderung der erforderlichen Schmerzmittelmenge, größere/schnellere Wundflächenreduktion, bessere Gesamteinschätzung der Wundheilung, bessere Gesamteinschätzung des Effekts der Therapie (Schmerzen, Wundheilung, Kosmetik), höherer Gewebesauerstoffpartialdruck während wIRA, höhere subkutane Gewebetemperatur während wIRA und besserer kosmetischer Aspekt. Als Trend wurden außerdem gefunden [38, 43, 42, 30, 31]: niedrigere Wundinfektionsrate und kürzerer Krankenhausaufenthalt. Weitere klinische Beobachtungen sind [38, 43, 42]: Entzündungsminderung und Hypersekretionsminderung.

Akute Wunden

Akute Operationswunden (Studie Heidelberg)

Eine prospektive, randomisierte, kontrollierte, doppeltblinde Studie mit 111 Patienten nach großen abdominalen Operationen in der Klinik für Chirurgie der Universitätsklinik Heidelberg zeigte mit 20 min Bestrahlung 2-mal am Tag (beginnend am zweiten postoperativen Tag) in der Gruppe wIRA(+VIS) mit wIRA und sichtbarem Licht (ungefähr 75 % wIRA, 25 % VIS) verglichen mit der Kontrollgruppe mit nur VIS eine *signifikante und relevante Schmerzminderung verbunden mit einer deutlich verminderten erforderlichen Analgetikadosis:* Während 230 einzelner Bestrahlungen mit wIRA(+VIS) nahm der Schmerz ausnahmslos ab (der Median der Schmerzminderung an den post-

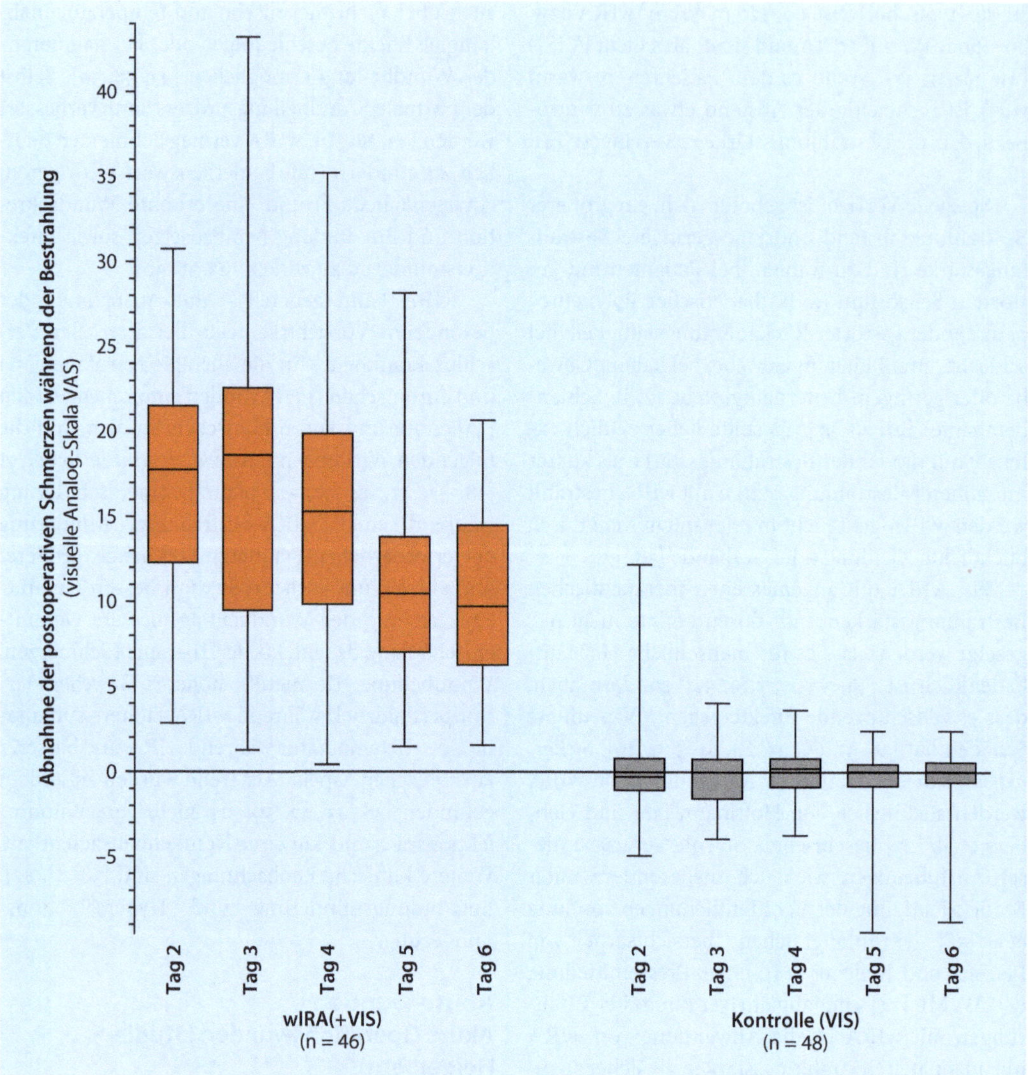

Abb. 3.4 Abnahme der postoperativen Schmerzen während Bestrahlung in der Gruppe mit wassergefiltertem Infrarot A (wIRA) und sichtbarem Licht (VIS) und in der Kontrollgruppe mit nur sichtbarem Licht (VIS) (Studie Heidelberg). (aus [43])

operativen Tagen 2–6 betrug 13,4 auf einer 100 mm visuellen Analogskala, VAS 0–100), während der Schmerz in der Kontrollgruppe unverändert blieb ($p < 0{,}000001$) (Abb. 3.4) [43, 31, 30]. Der Median der Schmerzminderung am dritten postoperativen Tag betrug 18,5 gegenüber 0,0; die mediane Differenz zwischen den Gruppen 18,4 (99 %-Konfidenzintervall 12,3/21,0) mit $p < 0{,}000001$ [43, 31, 30].

Die erforderliche Analgetikadosis war in den Untergruppen mit wIRA(+VIS) um 52–69 % niedriger (mediane Differenzen) im Vergleich zu den Kontrolluntergruppen nur mit VIS (Median 598 ml gegenüber 1398 ml Ropivacain, $p=0{,}000020$, für Periduralkatheteranalgesie; 31 mg gegenüber 102 mg Piritramid, $p=0{,}00037$, für patientenkontrollierte Analgesie; 3,4 g gegenüber 10,2 g Metamizol, $p=0{,}0045$, für intravenöse und orale Analgesie) (Abb. 3.5) [43, 31, 30].

Während der Bestrahlung mit wIRA(+VIS) stieg der subkutane Sauerstoffpartialdruck we-

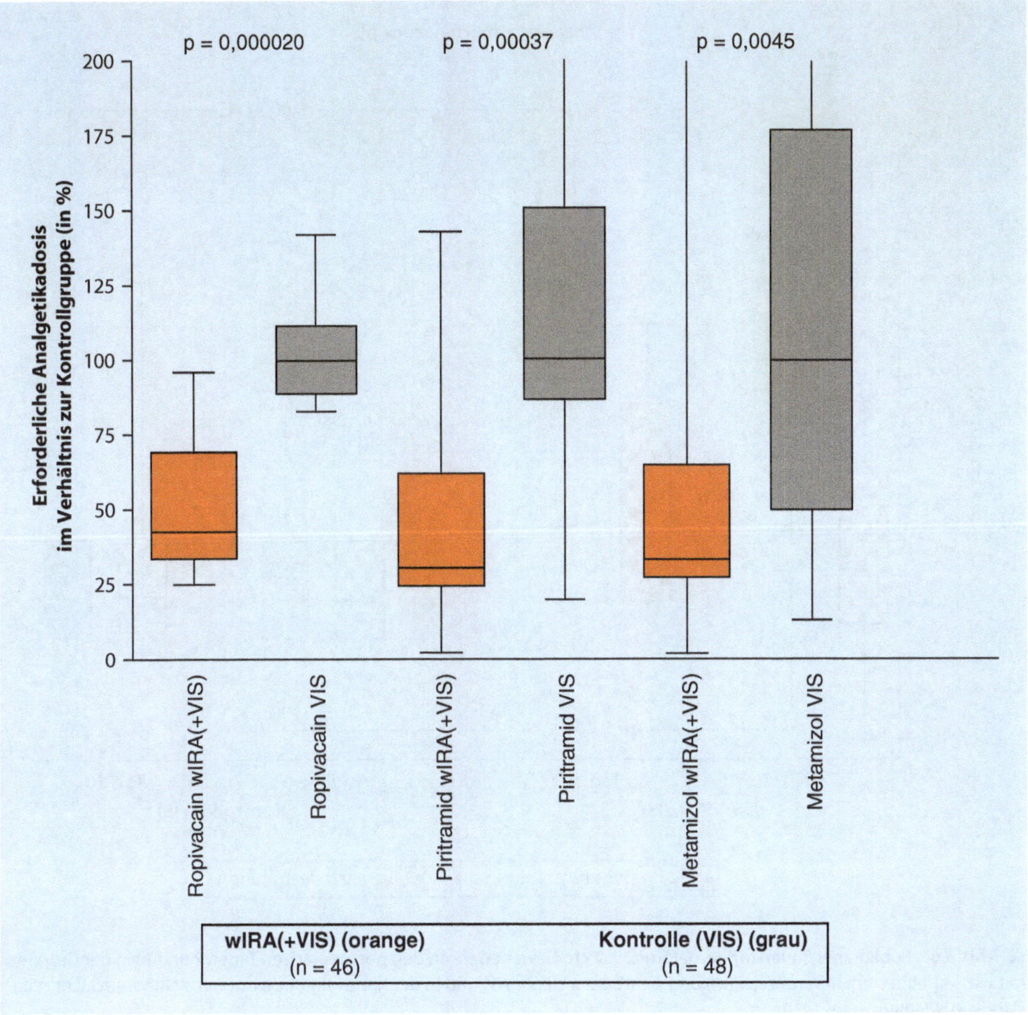

Abb. 3.5 Erforderliche Analgetikadosis in den Untergruppen mit wassergefiltertem Infrarot A (wIRA) und sichtbarem Licht (VIS) im Verhältnis zu den Kontrolluntergruppen nur mit sichtbarem Licht (VIS; Mediane der Kontrolluntergruppen = 100) (Studie Heidelberg). (aus [43])

sentlich um 32 % (Abb. 3.6) und die subkutane Temperatur um 2,7°C (Abb. 3.7) an (beides in 2 cm Gewebetiefe), während beide Werte in der Kontrollgruppe unverändert blieben [43, 31, 30]. Nach Bestrahlung lag der Median des subkutanen Sauerstoffpartialdrucks bei 41,6 mmHg (mit wIRA) gegenüber 30,2 mmHg in der Kontrollgruppe (mediane Differenz zwischen den Gruppen 11,9 mmHg [+39 %]; 99 %-Konfidenzintervall 8,4/15,4 mmHg [+28/+51 %]; $p<0{,}000001$) und der Median der subkutanen Temperatur bei 38,9°C gegenüber 36,4°C (mediane Differenz zwischen den Gruppen 2,6°C; 99 %-Konfidenzintervall 2,1/2,9°C; $p<0{,}000001$) [43, 31, 30].

Die Ruhewerte (vor Bestrahlung) des subkutanen Sauerstoffpartialdrucks stiegen vom 2. zum 10. postoperativen Tag um 3,4 mmHg gegenüber 0,3 mmHg (mediane Differenz zwischen den Gruppen 3,1 mmHg [+10 %]; 99 %-Konfidenzintervall 1,9/3,7 mmHg; $p=0{,}00051$) [43, 31, 30]. Die Ruhewerte der subkutanen Temperatur stiegen um 0,4°C gegenüber −0,3°C (mediane Differenz 0,6°C; 95 %-Konfidenzintervall 0,2/0,8°C; $p=0{,}0074$) [43, 31, 30]. Beides sind Effekte, die über den Zeitraum

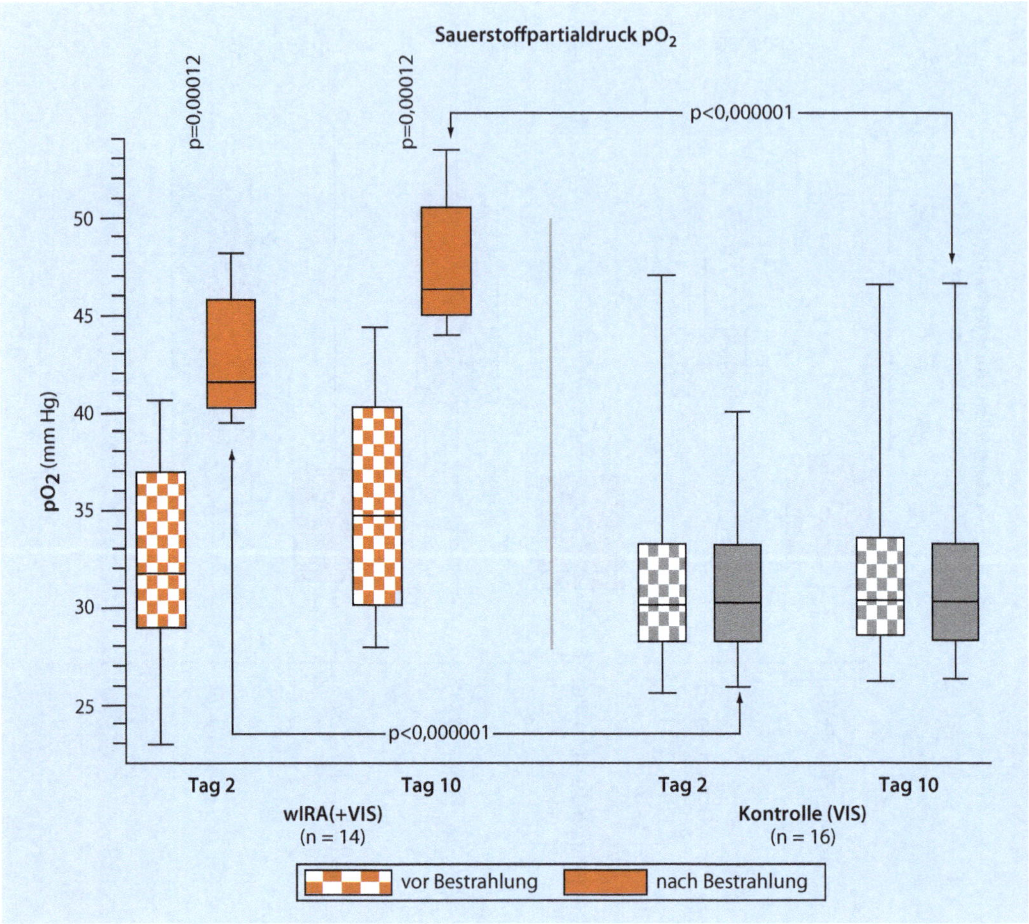

Abb. 3.6 Subkutaner Sauerstoffpartialdruck in 2 cm Gewebetiefe an den postoperativen Tagen 2 und 10 in der Gruppe mit wassergefiltertem Infrarot A (wIRA) und sichtbarem Licht (VIS) und in der Kontrollgruppe nur mit sichtbarem Licht (VIS) (Studie Heidelberg). (aus [43])

der einzelnen Bestrahlung hinausreichen [43, 31, 30].

Die Gesamtbeurteilung des Effekts der Bestrahlung einschließlich Wundheilung, Schmerzen und kosmetischem Ergebnis, erhoben mit einer VAS von 0–100 (mit 50 als Indifferenzpunkt ohne Effekt) durch den Chirurgen (Median 79,0 gegenüber 46,8; mediane Differenz 27,9; 99 %-Konfidenzintervall 17,2/37,3; p < 0,000001) oder den Patienten (79,0 gegenüber 50,2; mediane Differenz 23,8; 99 %-Konfidenzintervall 9,5/34,1; p=0,000007) war in der Gruppe mit wIRA verglichen mit der Kontrollgruppe wesentlich besser [43, 31, 30]. Das galt auch für die einzelnen Aspekte, d. h. Wundheilung, erhoben mit einer VAS durch den Chirurgen (Median 88,6 gegenüber 78,5; p < 0,000001) oder den Patienten (Median 85,8 gegenüber 81,0; p=0,040; Trend), und kosmetisches Ergebnis, erhoben mit einer VAS durch den Chirurgen (Median 84,5 gegenüber 76,5; p=0,00027) oder den Patienten (Median 86,7 gegenüber 73,6; p=0,00077) [43, 31, 30].

Außerdem zeigte sich ein Trend zugunsten der wIRA-Gruppe hin zu einer niedrigeren Rate von Wundinfektionen insgesamt (3 von 46 (7 %) gegenüber 7 von 48 (15 %); Differenz −8 %; 95 %-Konfidenzintervall −20/4 %; p=0,21) einschließlich später Infektionen nach der Entlassung, hervorgerufen durch eine unterschiedliche Rate später In-

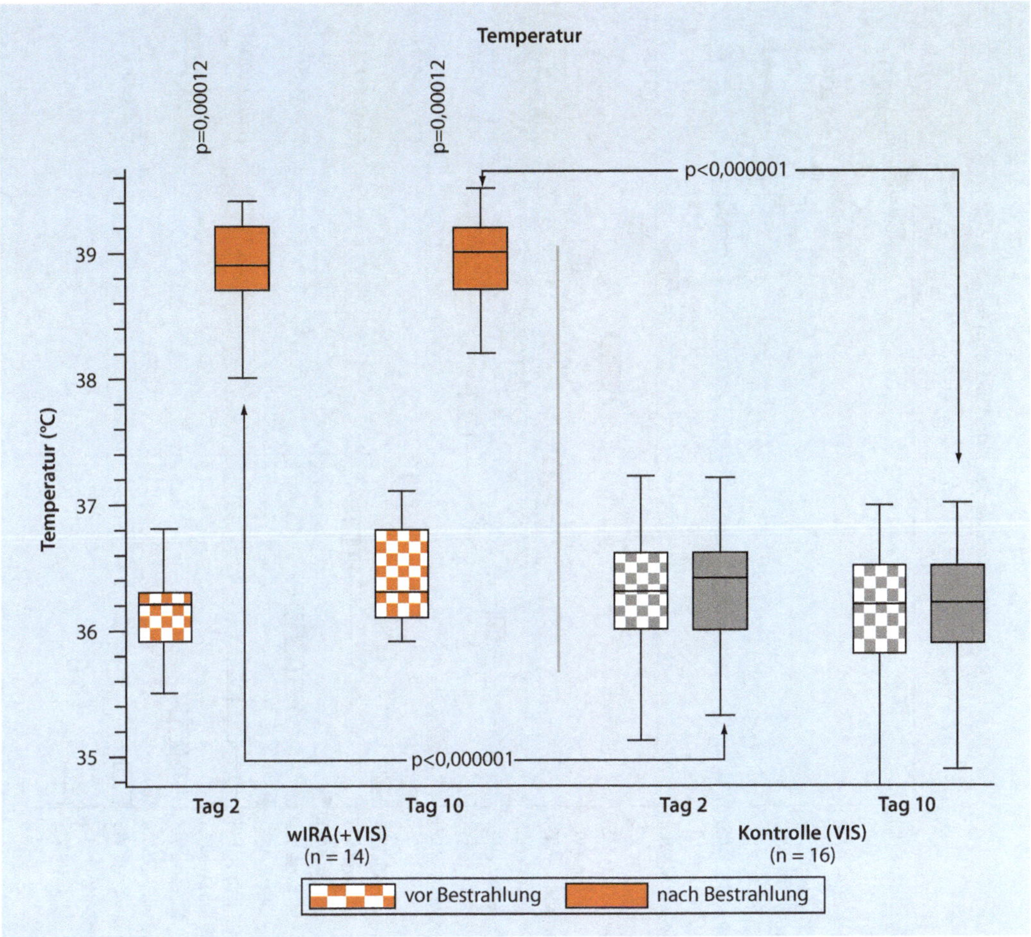

Abb. 3.7 Subkutane Temperatur in 2 cm Gewebetiefe an den postoperativen Tagen 2 und 10 in der Gruppe mit wassergefiltertem Infrarot A (wIRA) und sichtbarem Licht (VIS) und in der Kontrollgruppe nur mit sichtbarem Licht (VIS) (Studie Heidelberg). (aus [43])

fektionen nach der Entlassung mit 0 von 46 (0 %) in der wIRA-Gruppe und 4 von 48 (8 %) in der Kontrollgruppe (Differenz −8 %; 95 %-Konfidenzintervall −18/2 %; p=0,12) [43, 31, 30]. Und es gab einen Trend hin zu einem kürzeren postoperativen Krankenhausaufenthalt mit 9 Tagen in der wIRA-Gruppe gegenüber 11 Tagen in der Kontrollgruppe (mediane Differenz −2 Tage [−18 %], 95 %-Konfidenzintervall −3/0 Tage; p=0,022) [43, 31, 30].

Das Hauptergebnis der Studie war, dass postoperative Bestrahlung mit wIRA selbst den normalen Wundheilungsprozess verbessern kann [43, 31, 30].

Schwerbrandverletzte Kinder (Studie Kassel)

Eine prospektive, randomisierte, kontrollierte, doppeltblinde Studie mit 45 schwerbrandverletzten Kindern in der Klinik für Kinderchirurgie des Kinderkrankenhauses Park Schönfeld in Kassel zeigte mit täglich 30 min Bestrahlung (ab dem ersten Tag, Tag der Verbrennung = Tag 1) in der Gruppe wIRA(+VIS) mit ungefähr 75 % wIRA und 25 % sichtbarem Licht (VIS) verglichen mit der Kontrollgruppe nur mit VIS eine deutlich schnellere Abnahme der Wundfläche [43, 31]. Am fünften Tag (nach 4 Tagen mit Bestrahlung) wurde entschieden, ob ein chirurgisches Débridement ne-

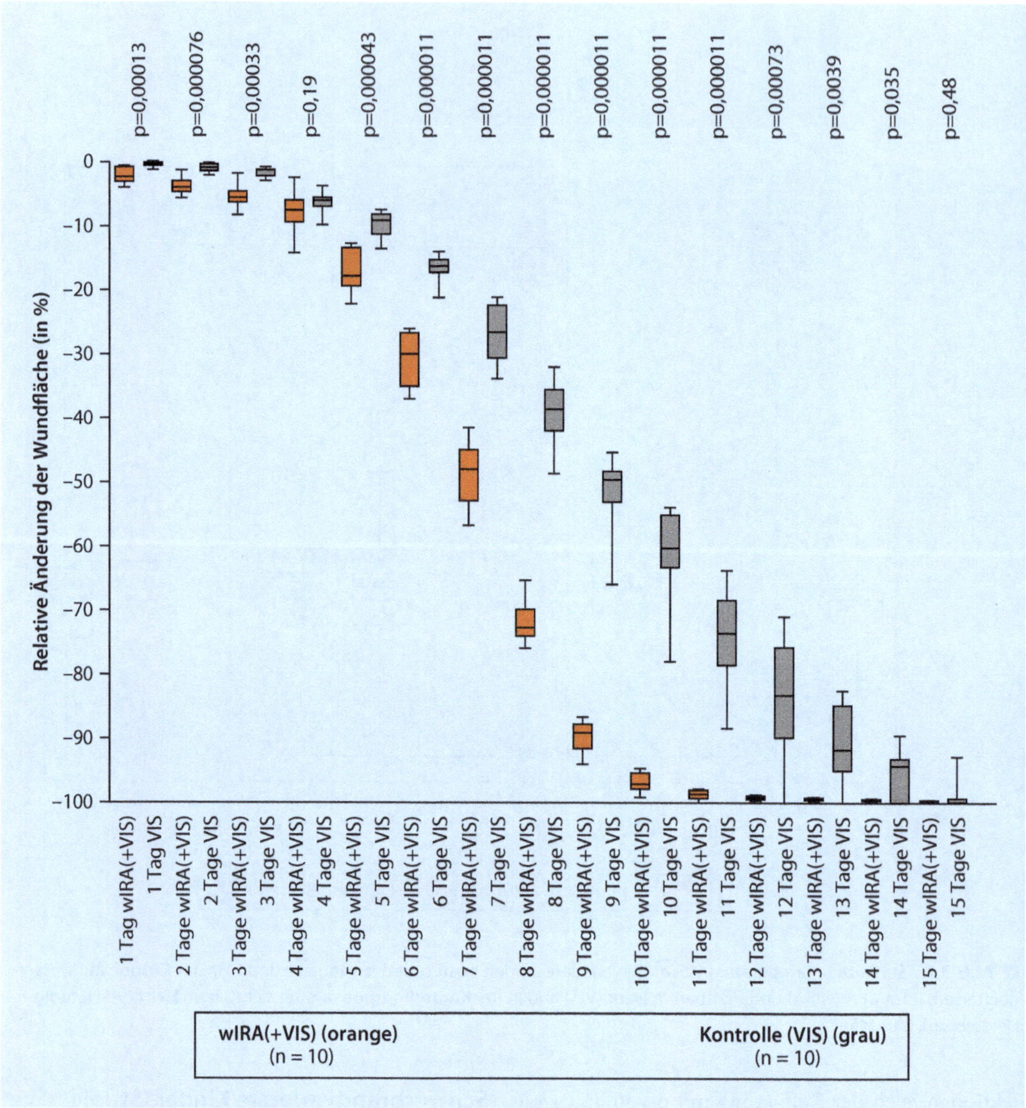

Abb. 3.8 Relative Änderung der Wundfläche von schwerbrandverletzten Kindern in Abhängigkeit von der Dauer der Behandlung (in Tagen) in der Gruppe mit wassergefiltertem Infrarot A (wIRA) und sichtbarem Licht (VIS) und in der Kontrollgruppe nur mit sichtbarem Licht (VIS) (Studie Kassel). (aus [43])

krotischen Gewebes wegen tieferer Verbrennungen (Grad 2b) notwendig war (11 von 21 in der Gruppe mit wIRA, 14 von 24 in der Kontrollgruppe) oder eine konservative Behandlung möglich war (Verbrennungen vom Grad 2a) [43, 31]. Die Patienten mit konservativer Behandlung wurden in der Studie weitergeführt und bis zur vollständigen Reepithelisierung bestrahlt [43, 31].

Die Patienten in der Gruppe mit wIRA zeigten eine deutlich schnellere Abnahme der Wundfläche: Eine Abnahme der Wundfläche im Median um 50 % wurde bereits nach 7 Tagen erreicht verglichen mit 9 Tagen in der Kontrollgruppe und eine Abnahme der Wundfläche im Median um 90 % nach 9 Tagen verglichen mit 13 Tagen in der Kontrollgruppe (Abb. 3.8) [43, 31]. Nach 9 Tagen betrug der Median der Wundflächenabnahme 89,2 % gegenüber 49,5 %, die mediane Differenz zwischen den Gruppen 39,5 % Wundflächenabnahme (99 %-Konfidenzintervall 34,4/43,0 %; p=0,000011)

[43]. Die mediane Differenz zwischen den Gruppen bestand bereits nach einem Tag mit p=0,00013 und nach 2, 5, 6, 7, 8, 9, 10 und 11 Tagen mit p<0,0001 [43]. Außerdem zeigte die Gruppe mit wIRA bessere Ergebnisse hinsichtlich der chirurgischen Gesamteinschätzung der Wunde und hinsichtlich der Einschätzung des Effekts der Bestrahlung (Letzteres als Trend bis 3 Monate nach der Verbrennung) verglichen mit der Kontrollgruppe [43, 31].

Experimentelle Wunden (Studie Berlin)

In einer prospektiven, randomisierten, kontrollierten Studie mit 12 Probanden in der Klinik für Dermatologie der Universitätsklinik Charité in Berlin wurden bei jedem Probanden 4 experimentelle oberflächliche Wunden (5 mm Durchmesser) als ein Modell für akute Wunden mittels Saugblasentechnik und Entfernen des Blasendachs mit Skalpell und steriler Pinzette erzeugt (Tag 1) [43, 31]. Vier Behandlungsarten wurden während 10 Tagen angewendet und untersucht [43, 31]: keine Therapie, nur wIRA(+VIS) mit ungefähr 75 % wIRA und 25 % VIS und täglich 30 min Bestrahlung, nur Dexpanthenol-Salbe einmal täglich, wIRA(+VIS) und Dexpanthenol-Salbe einmal täglich.

Die Heilung der kleinen experimentellen Wunden war aus klinischer Sicht bei allen 4 Behandlungsarten sehr gut [43, 31]. Deshalb gab es nur kleine Unterschiede zwischen den Behandlungsarten, mit geringen Vorteilen für die Kombination wIRA(+VIS) und Dexpanthenol-Salbe und für nur Dexpanthenol-Salbe hinsichtlich der relativen Änderung der Wundfläche und der Einschätzung des Empfindens des Wundgebiets [43, 31].

Laser-Scan-Mikroskopie mit einem Score-System zeigte jedoch Unterschiede zwischen den 4 Behandlungsarten hinsichtlich der Bildung des Stratum corneum (von der ersten Schicht von Korneozyten bis zur vollen Ausbildung), insbesondere für die Tage 5–7: Die schnellste Ausbildung des Stratum corneum wurde bei Wunden beobachtet, die mit wIRA(+VIS) und Dexpanthenol-Salbe behandelt wurden, am zweitschnellsten war wIRA(+VIS) allein, an dritter Stelle lag Dexpanthenol-Salbe allein und an letzter Stelle waren die unbehandelten Wunden [43, 31].

Keimzahlbestimmungen der Wunden (alle 2 Tage) zeigten, dass wIRA(+VIS) und die Kombination von wIRA(+VIS) mit Dexpanthenol-Salbe in der Lage waren, die Kolonisation mit physiologischer Hautflora bis zum Tag 5 im Vergleich zu den beiden anderen Gruppen (untherapierte Gruppe und Gruppe nur mit Dexpanthenol-Salbe) zu verhindern [43, 31]. Zu allen untersuchten Zeitpunkten war das Maß an Kolonisation unter Therapie mit wIRA(+VIS) allein niedriger (mehr supprimiert) als in der Gruppe mit wIRA(+VIS) und Dexpanthenol-Salbe [43, 31].

Weitere Aspekte und Perspektiven bei akuten Wunden

Eine weitere prospektive, randomisierte, kontrollierte Studie, bei der die Patienten *vor* großen abdominalen Operationen mit wIRA bestrahlt wurden, bestätigte die Ergebnisse der oben dargelegten Studie Heidelberg, bei der die Patienten *nach* großen abdominalen Operationen mit wIRA bestrahlt wurden, insbesondere die Minderung der Wundinfektionsrate durch wIRA.

Während der Rehabilitation nach Hüft- und Knieendoprothesenoperationen war durch Bestrahlung mit wIRA(+VIS) die Resorption von Wundseromen und Wundhämatomen sowohl klinisch als auch sonographisch schneller, und die Schmerzen waren reduziert [43, 31].

Ein zusätzliches Beispiel für eine erfolgreiche Behandlung rezidivierender Wundserome mit wIRA zeigt ◘ Abb. 3.9 [43, 31]. Auch nach urologischen Schnittoperationen wurde mit wIRA eine schnellere Wundheilung und Wundseromresorption beobachtet. Bei Wöchnerinnen nach Kaiserschnittentbindung wurde wIRA als angenehm und günstig für die Wundheilung bewertet. wIRA kann auch erfolgreich bei persistierenden postoperativen Schmerzen, z. B. nach Thorakotomie, eingesetzt werden [43, 31].

Als Perspektive erscheint es klinisch sinnvoll, wIRA sowohl unmittelbar prä- als auch postoperativ, z. B. bei abdominalen und thorakalen Operationen, einzusetzen [43, 31]. wIRA kann außerdem präoperativ (z. B. während 1–2 Wochen) zur Präkonditionierung der Entnahme- und der Emp-

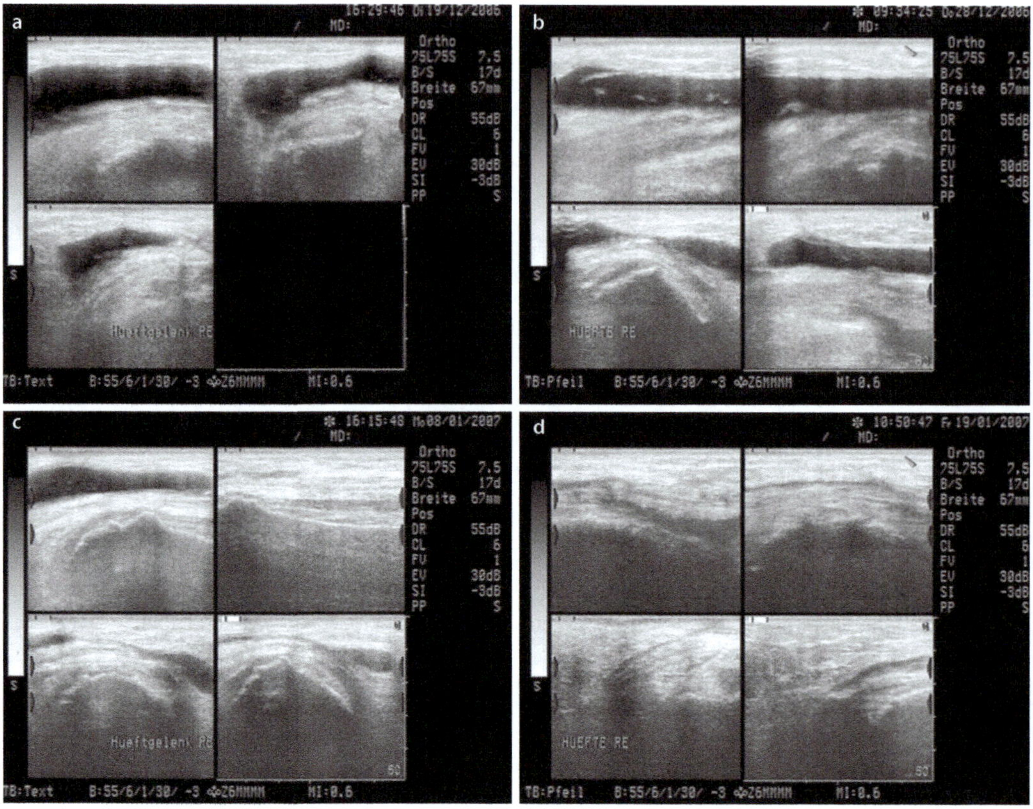

Abb. 3.9 a–d Beispiel für eine erfolgreiche Behandlung rezidivierender Wundserome mit wIRA. **a** Vor Beginn, **b** nach ca. 1 Woche mit wIRA, **c** nach 18 Tagen mit wIRA, **d** nach 29 Tagen mit wIRA. (aus [31])

fängerstellen von Hautlappen, Transplantaten oder Spalthauttransplantaten und postoperativ zum Verbessern der Wundheilung und zum Mindern von Schmerzen, Entzündungen und Infektionen an allen genannten Stellen verwendet werden [43, 31]. wIRA kann zudem zum Unterstützen einer prä- oder postoperativen Routineantibiotikagabe eingesetzt werden [43, 31]. wIRA kann auch eine Alternative zur Vakuumversiegelung darstellen [39].

Chronische Wunden

Das Zentrum von chronischen Wunden ist oft *hypoxisch* [43, 38, 30, 71, 62, 64, 75, 35, 11, 10, 45, 107, 63, 51] und relativ *hypotherm* [43, 38, 30, 71]. Das entspricht einer *defizitären Energiebereitstellung im Gewebe,* die die Wundheilung behindert oder unmöglich macht [43, 38]. wIRA steigert die Temperatur [43, 38, 37, 30, 98, 93, 99, 71, 70, 78, 34], den Sauerstoffpartialdruck [43, 38, 37, 30] sowie die Durchblutung im Gewebe [43, 38, 37, 70, 78, 34]. Diese 3 Faktoren sind entscheidend für eine *ausreichende Versorgung des Gewebes mit Energie und Sauerstoff* und deshalb auch für die Wundheilung, speziell bei chronischen Wunden, und die Infektionsabwehr [43, 38, 37]. wIRA kann insbesondere bei nicht heilenden chronischen Wunden eine Wundheilung ermöglichen [43, 102].

Chronische venöse Unterschenkelulzera (Studie Basel)

In einer prospektiven, randomisierten, kontrollierten Studie in Basel mit 40 Patienten mit chronischen venösen Unterschenkelulzera (initiale Ulkusfläche 1–12,4 cm^2) führte eine Bestrahlung mit wIRA und sichtbarem Licht (VIS) für 30 min 3-mal pro Woche über einen Zeitraum von 6 Wochen zu einer signifikant und relevant schnelleren Wundheilung und einem signifikant und relevant geringeren Schmerzmittelverbrauch gegenüber einer in gleicher Form therapierten (Wundsäuberung, antibakterielle Wundauflagen und Kompressionstherapie), aber nicht bestrahlten Kontrollgruppe:

Ein vollständiger Wundschluss wurde im Median nach 14 Tagen in der Gruppe mit wIRA gegenüber 42 Tagen in der Kontrollgruppe erreicht (mediane Differenz zwischen den Gruppen −21 Tage; 99 %-Konfidenzintervall −28/−7 Tage; p=0,000005). Nach 42 Tagen waren 19 von 20 Ulzera (95 %) gegenüber 9 von 20 Ulzera (45 %) abgeheilt (p=0,0019) und der Median der Restulkusfläche betrug 0 gegenüber 3 cm^2 (mediane Differenz zwischen den Gruppen −3 cm^2; 99 %-Konfidenzintervall −4,2/0 cm^2; p=0,0091) [43, 102, 7 und Ergänzungen aus Originaldaten].

Nach jeder der 6 Wochen war die Anzahl der erforderlichen Schmerztabletten pro Tag in der Gruppe mit wIRA signifikant niedriger als in der Kontrollgruppe: Median zum Beispiel nach 2 Wochen 2 Tabletten gegenüber 3 Tabletten (mediane Differenz −1 Tablette; p=0,0029), nach 4 Wochen 0 gegenüber 2 Tabletten (mediane Differenz −2 Tabletten; p=0,000018), nach 6 Wochen 0 gegenüber 2 Tabletten (mediane Differenz −2 Tabletten; 99 %-Konfidenzintervall −3/−1 Tabletten; p=0,000005). Der Median der Summe der Tabletten an 6 Erhebungstagen (der Wochen 1–6) war mit 6 Tabletten in der Gruppe mit wIRA deutlich niedriger als die 14,5 Tabletten in der Kontrollgruppe (mediane Differenz −8 Tabletten; 99 %-Konfidenzintervall −12/−3 Tabletten; p=0,000002) [43, 102, 7 und Ergänzungen aus Originaldaten].

Chronische venöse Unterschenkelulzera (Studie Tromsø/Hillerød)

Eine weitere prospektive Studie der Universität Tromsø (Norwegen) und des Krankenhauses in Hillerød (Dänemark) mit 10 Patienten mit aufwändiger thermographischer Verlaufskontrolle ergab unter Therapie mit wIRA(+VIS) eine vollständige oder fast vollständige Abheilung therapierefraktärer chronischer Unterschenkelulzera (initiale Ulkusfläche 0,42–6,30 cm^2) bei 7 Patienten sowie eine deutliche Ulkusverkleinerung bei 2 weiteren Patienten, eine ausgeprägte Minderung der Schmerzen und des Schmerzmittelverbrauchs (z. B. von 15 auf 0 Schmerztabletten täglich) und eine Normalisierung des thermographischen Bilds (vor Therapiebeginn typischerweise hyperthermer Ulkusrandwall mit relativ hypothermem Ulkusgrund und bis zu 4,5°C Temperaturdifferenz) (◘ Abb. 3.10) [43, 102, 71]. Bei einem Patienten wurde ein Ulkus an einem Bein mit dem Vollwirkstrahler [wIRA(+VIS)] therapiert, während ein Ulkus am anderen Bein mit einem Kontrollgruppenstrahler (nur VIS ohne wIRA) behandelt wurde, was einen deutlichen Unterschied zugunsten der wIRA-Therapie zeigte [43, 102, 71].

Alle mit visuellen Analogskalen erhobenen Variablen – Einschätzung des Effekts der Bestrahlung durch Patient und durch klinischen Untersucher, Einschätzung des Gefühls im Wundbereich durch Patient, Einschätzung der Wundheilung durch klinischen Untersucher sowie Einschätzung des kosmetischen Zustands durch Patient und durch klinischen Untersucher – verbesserten sich während der Bestrahlungstherapieperiode sehr stark, was einer verbesserten Lebensqualität entsprach [43, 102, 71]. Innerhalb der Gruppe der 6 Patienten mit chronischen venösen Unterschenkelulzera ohne Begleitprobleme (d. h. ohne periphere arterielle Verschlusskrankheit, Rauchen oder fehlender venöser Kompressionstherapie) heilten alle 6 Ulzera vollständig oder fast vollständig ab (96–100 % Reduktion der Ulkusfläche) [43, 102, 71].

Die Originalveröffentlichung [71] umfasst 10 Anhänge mit detaillierten Informationen zu jedem Patienten sowie zusätzlich 2 Thermographievideosequenzen.

Chronische venöse Unterschenkelulzera (Studie Freiburg)

In einer prospektiven, randomisierten, kontrollierten, verblindeten Studie der Klinik für Dermatologie der Universität Freiburg wurden 51 Patienten mit nicht heilenden, chronischen venösen Unterschenkelulzera mit Kompressionstherapie, Wundsäuberung und nicht adhäsiven Wundauflagen sowie 30 min Bestrahlung 5-mal pro Woche über 9 Wochen behandelt [43, 39, 102, 89]. Die Auswertung zeigte, dass die Gruppe mit wIRA(+VIS) (maximal 140 mW/cm^2 [75 %] wIRA und 45 mW/cm^2 [25 %] VIS) verglichen mit der Kontrollgruppe mit VIS eine tendenziell schnellere Wundheilung (relative Änderung der Wundfläche), eine höhe-

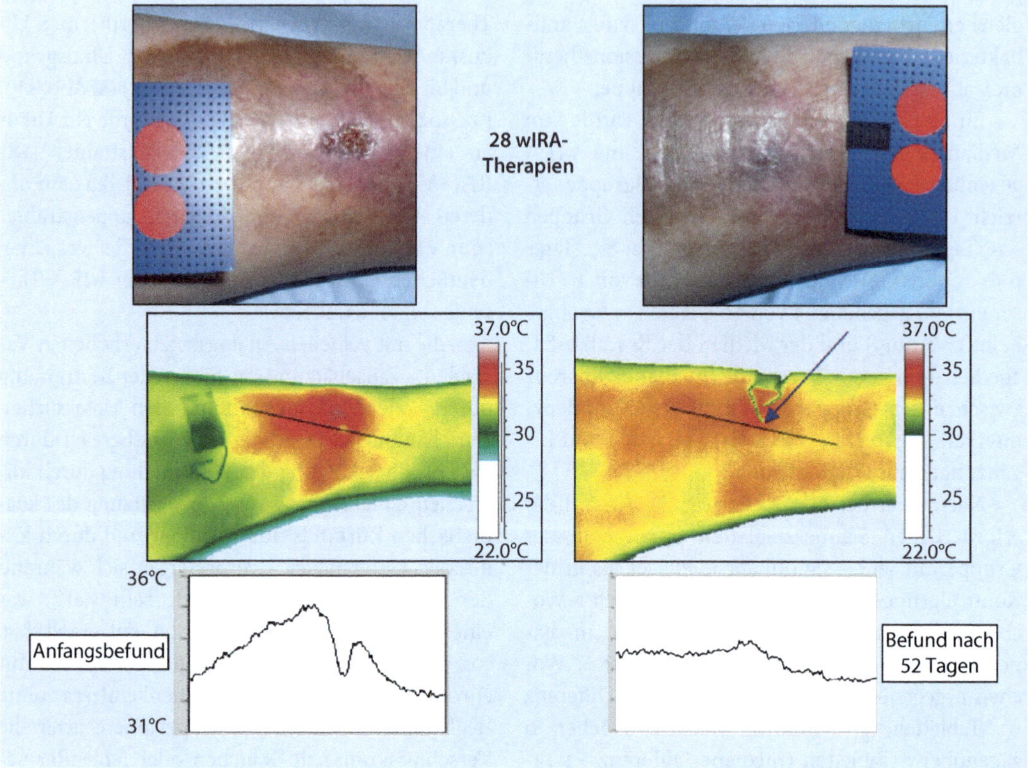

Abb. 3.10 Beispiel für den Heilungsverlauf eines chronischen venösen Unterschenkelulkus unter Therapie mit wIRA (Studie Tromsø/Hillerød) mit normaler Aufsicht, thermographischem Bild und Temperaturprofil durch das Ulkus – jeweils links vor wIRA-Therapie und rechts nach Abschluss der wIRA-Therapie. (aus [43])

re Heilungstendenz und eine bessere Granulation der Wunden aufwies [43, 39, 102]. Ein zusätzliches Beispiel für die Anwendung von wIRA bei einem chronischen venösen Unterschenkelulkus außerhalb der dargestellten Studien zeigt Abb. 3.11.

Weitere wundbezogene Indikationen

wIRA kann selbst bei gemischt arteriell-venösen Ulzera oder arteriellen Ulzera eingesetzt werden (kasuistisch), wenn die Bestrahlungsstärke angemessen niedrig gewählt und die Bestrahlung sorgfältig überwacht wird [43, 102].

wIRA kann bei Dekubitalulzera (Dekubitus) sowohl präventiv als auch therapeutisch (Verkleinerung der Wundfläche, bessere Granulation [37]) eingesetzt werden [43, 102]. wIRA kann beim diabetischen Fuß sowohl präventiv – bei gefährdeten Patienten mit Diabetes mellitus und Sensibilitätsstörungen – vor dem Auftreten einer Wunde als auch therapeutisch eingesetzt werden. Die Wundheilung eines diabetischen Fußulkus unter wIRA-Therapie lässt sich auch thermographisch verfolgen. Auch in der Zahnmedizin kann wIRA verwendet werden, z. B. zum Ausheilen von Fisteln. wIRA kann zudem die Resorption topisch applizierter Substanzen [32, 6, 77], auch auf Wunden, verbessern [43, 102].

Auch eine Kombination mit photodynamischer Therapie (PDT) in antiinfektiver Indikation [17, 65] ist möglich [39, 40, 102, 37] (mögliche wIRA-bedingte Verstärkung der von Ganz et al. [26] und Hamblin et al. [28] beschriebenen Photoinaktivierung von Bakterien durch sichtbares Licht oder der photoaktivierten Desinfektion in der Zahnheilkunde, bei der eine photosensibilisierende Substanz aufgetragen wird, mit den Unterformen anti-

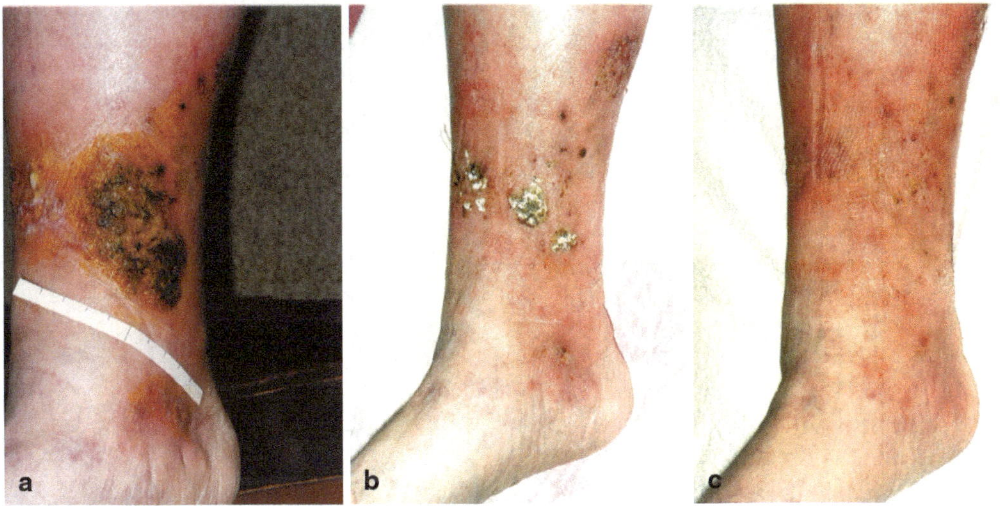

Abb. 3.11 a–c Beispiel für den Heilungsverlauf eines chronischen venösen Unterschenkelulkus unter Therapie mit wIRA. **a** Anfangsbefund, **b** Befund nach 3½ Monaten, **c** Befund nach 4½ Monaten (geheilt). (aus [43])

bakterielle photodynamische Therapie [aPDT] und photoaktivierte Chemotherapie [PACT]).

3.2.5 Andere Hauterkrankungen

Vulgäre Warzen

Vulgäre Warzen können mit 6–9 einwöchigen Therapiezyklen mit kontinuierlicher Keratolyse mit Salizylsäurepflaster und jeweils einer unblutigen Kürettage und einer wIRA(+VIS)-Bestrahlung von 30 min – ohne photodynamische Therapie – erfolgreich therapiert werden [25, 39]. In einer prospektiven, randomisierten, kontrollierten, doppeltblinden Studie der Hautklinik der Universität Jena mit 80 Patienten mit therapierefraktären Warzen wurden bei nur 3 dreiwöchigen Therapiezyklen (somit nur insgesamt 3 Bestrahlungen) in den beiden Gruppen mit wIRA(+VIS) eine Minderung der Gesamtwarzenfläche pro Patient im Median um 94 bzw. 99 % im Vergleich zu 47 bzw. 73 % in den beiden Gruppen nur mit VIS (Abb. 3.12) sowie 72 % im Vergleich zu 34 % völlig verschwundene Warzen und 42 % im Vergleich zu 7 % warzenfreie Patienten erreicht [25, 39].

Ein Behandlungsbeispiel ist in Abb. 3.13 gezeigt. Auf einer visuellen Analogskala (−50: extreme Verschlechterung, 0: kein Effekt, +50: extreme Verbesserung) wurde ärztlicherseits der Therapieeffekt bei den Patienten der beiden Gruppen mit wIRA(+VIS) nach 9 Wochen im Median jeweils mit +41 beurteilt, hingegen bei den Patienten der beiden Gruppen nur mit VIS im Median jeweils mit 0 [25]. Ein ähnlich großer Unterschied ergab sich bei der Beurteilung des Therapieeffekts durch die Patienten (+35 bzw. +31 verglichen mit +1 bzw. +5) [25]. Die subjektive Einschätzung des Empfindens der warzenbedeckten Hautregion (hinsichtlich Schmerzen, Brennen, Stechen) auf einer visuellen Analogskala (0: extrem unangenehm, 100: frei von Beschwerden) beurteilten die Patienten der beiden Gruppen mit wIRA(+VIS) nach 9 Wochen im Median mit 85 bzw. 99, während die Patienten der beiden Gruppen nur mit VIS dies mit 50 bzw. 32 beurteilten [25].

In einer weiteren prospektiven, randomisierten, kontrollierten, doppeltblinden Studie der Hautklinik der Universität Bern wurden mit 6–9 einwöchigen Therapiezyklen mit kontinuierlicher Keratolyse mit Salicylsäurepflaster und jeweils einer unblutigen Kürettage und einer wIRA(+VIS)-Bestrahlung von 30 min bereits nach 6 Wochen hohe Abheilungsraten erzielt [39]. Nur bei besonders hartnäckigen Warzen ist eine – auch wiederholbare

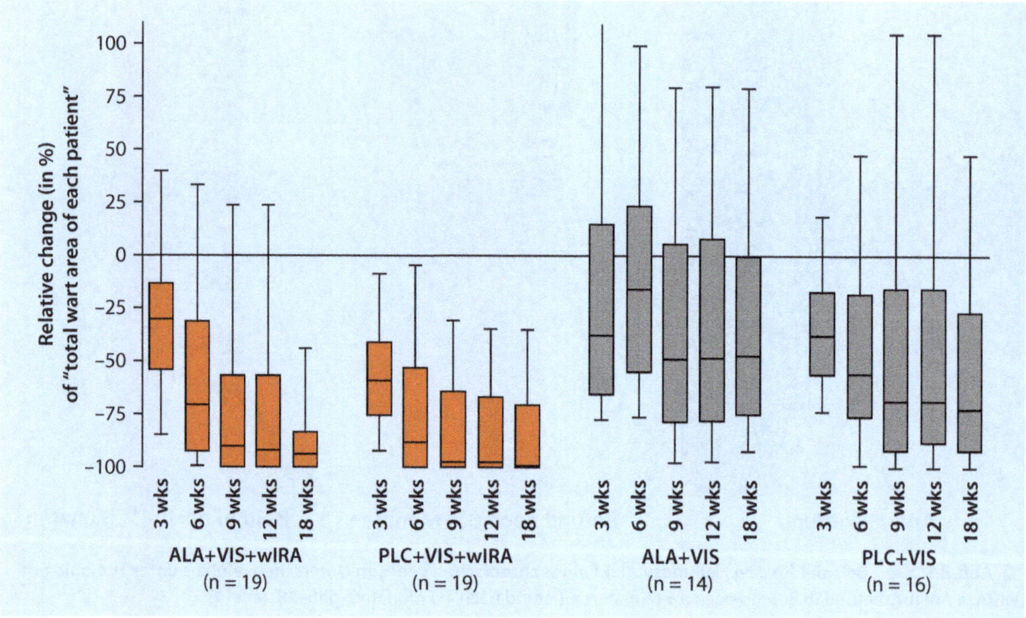

Abb. 3.12 Relative Änderung (in %) der »Gesamtwarzenfläche jedes Patienten« in den Gruppen mit wassergefiltertem Infrarot A (wIRA) und sichtbarem Licht (VIS) und in den Kontrollgruppen nur mit sichtbarem Licht (VIS). *ALA* Aminolävulinsäure, *PLC* Placebo-Creme. (aus [25])

– photodynamische Therapie (PDT) mit wIRA und sichtbarem Licht (VIS) erforderlich [25].

Andere virusbedingte Hauterkrankungen

wIRA kann auch zur Therapie von Condylomata acuminata, die durch humane Papillomaviren (HPV) verursacht werden, eingesetzt werden [39, 38, 37]. wIRA beschleunigt die Abheilung von Herpes labialis und mindert die Schmerzen bei Herpes zoster, sowohl akut als auch die chronischen Postzosterschmerzen [39, 38, 37].

Sklerodermie und Morphaea

wIRA kann bei Sklerodermie eine Befindlichkeitsbesserung, weniger Schmerzen und eine Minderung der Raynaud-Symptomatik (kalte Finger und Hände aufgrund Minderdurchblutung) bewirken [39, 38, 37].

Die hautbezogenen Formen der zirkumskripten Sklerodermie umfassen die lokalisierte Sklerodermie oder Morphaea, die linear-zirkumskripte Sklerodermie und die generalisierte zirkumskripte Sklerodermie [101]. Bei allen Formen kann wIRA eingesetzt werden [101]. Bei Morphaea (und den anderen Formen) kann wIRA zu einer Rückbildung der Sklerose (mit messbarer Rückbildung von Hauthärte und Größe von Plaques) sowie einer Abnahme des Juckreizes und der Schmerzen führen [101, 103, 39, 38, 37].

Auch mit einer milden wIRA-Ganzkörperhyperthermie kann die Raynaud-Symptomatik bei Sklerodermie gebessert werden [21].

Akne papulopustulosa

Eine Therapie mit wIRA+VIS (volles sichtbares Spektrum ohne Farbfilter) allein, d. h. ohne topisch aufgetragenes Medikament, 3-mal pro Woche jeweils 30 min über 4 Wochen, führt v. a. zu einer Reduktion der Entzündungszeichen sowie der Seborrhö [39]. Eine Kombination, z. B. mit topisch aufgetragenem Adapalen, ist möglich [39].

Resorptionsverbesserung topischer Dermatika und Substanzen

wIRA kann zur Resorptionsverbesserung topischer Dermatika und Substanzen (z. B. Kortison, Lokalanästhetika) als Alternative zum Okklusivverband

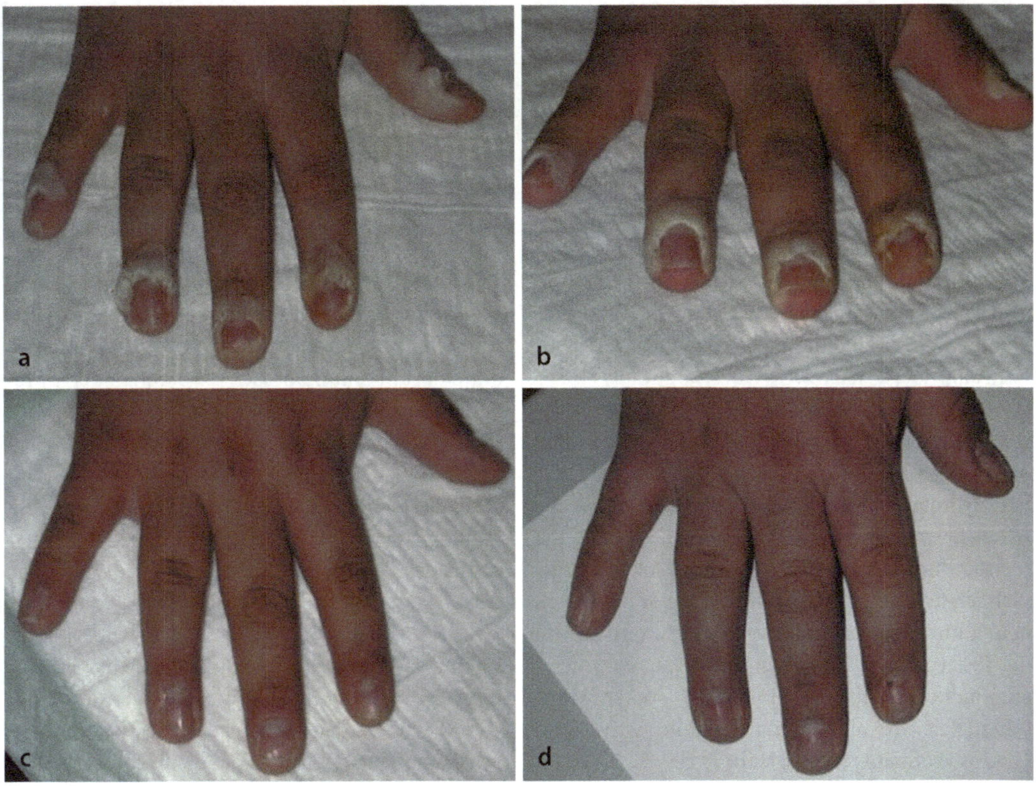

Abb. 3.13 a–d **Beispiel für die Therapie von Handwarzen mit wIRA.** **a** Vor der ersten Behandlung, **b** vor der zweiten Behandlung (= nach 3 Wochen), **c** vor der dritten Behandlung (= nach 6 Wochen), **d** 18 Wochen nach der ersten Behandlung. (aus [25])

eingesetzt werden [77, 32, 39]. Klinisch kann wIRA in diesem Sinn eingesetzt werden, um z. B. bei Psoriasis oder bei Neurodermitis weniger Kortison oder ein weniger starkes Kortison einsetzen zu können.

Für Bestrahlungen mit wIRA wurde durch die Untersuchung funktioneller Effekte penetrierter Substanzen am Menschen gezeigt, dass wIRA die Penetration von klinisch verwendeten, topisch aufgebrachten Stoffen verbessert [32, 6]. So trat der schmerzmindernde Effekt von Lokalanästhetika mit wIRA-Bestrahlung schneller und länger anhaltend als ohne wIRA-Bestrahlung auf [32], und die Vasokonstriktion durch Kortison (erkennbar an der Hautabblassung) war mit wIRA-Bestrahlung ausgeprägter als ohne [6].

Diese mittels Untersuchung funktioneller Effekte gefundene penetrationsverstärkende Wirkung von wIRA konnte in einer prospektiven, randomisierten, kontrollierten Studie am Menschen mit einer ganz anderen Untersuchungstechnik bestätigt werden, und zwar als Untersuchung des Einflusses von wIRA-Bestrahlung auf die Dermatopharmakokinetik von topisch angewandten Stoffen unter Verwendung von optischen Methoden, insbesondere zum Lokalisieren von penetrierenden Stoffen mittels Tape-Stripping-Methode in Verbindung mit spektroskopischen Messungen [77]. Die Penetrationsprofile des hydrophilen Fluoreszeins zeigten bei Vorbehandlung mit wIRA (Modus B: zuerst wIRA-Bestrahlung, dann Auftragen der Substanz) oder Behandlung mit wIRA (Modus C: zuerst Auftragen der Substanz, dann wIRA-Bestrahlung) eine signifikant gesteigerte Penetrationstiefe im Vergleich zu nicht bestrahlter Haut (Modus A) [77]. Im Gegensatz zum Fluoreszein zeigte das lipophile Curcumin keine Unterschiede in der Penetrationskinetik in Abhängigkeit davon, ob die Haut mit wIRA bestrahlt wurde oder nicht [77].

Diese Effekte wurden durch die Laser-Scan-Mikroskopie-Ergebnisse bestätigt [77]. Bestrahlung mit wassergefiltertem Infrarot A steigerte die Hydratation des Stratum corneum: Der transepidermale Wasserverlust nahm von etwa 8,8 g m^{-2} h^{-1} vor wIRA-Bestrahlung auf 14,2 g m^{-2} h^{-1} nach wIRA-Bestrahlung zu, und die Hauthydratation stieg von 67 auf 87 relative Einheiten [77]. Die Temperatur an der Hautoberfläche stieg von 32,8°C vor wIRA auf 36,4°C nach wIRA-Bestrahlung [77].

Die bessere Penetration des hydrophilen Farbstoffs Fluoreszein nach oder während Bestrahlung der Haut (Modi B und C) kann mit der gesteigerten Hydratation des Stratum corneum durch die wIRA-Bestrahlung erklärt werden [77]. Da die meisten topisch aufgetragenen Substanzen hauptsächlich hydrophil sind, kann wIRA vor oder nach dem Auftragen der Stoffe verwendet werden, um die Penetration – im ersten Fall sogar von hitzeempfindlichen Stoffen – mit einer breiten klinischen Relevanz als kontaktfreie Alternative zum Okklusivverband zu verbessern [77].

Photodynamische Therapie bei aktinischen Keratosen und Basaliomen

wIRA kann im Rahmen einer photodynamischen Therapie (PDT) zusammen mit einer oder mehreren Wirkbanden im sichtbaren Bereich (VIS) und einem topisch aufgetragenen Photosensibilisator (oder einer Vorstufe davon) bei aktinischen Keratosen [100, 50, 22, 39] und (flachen) Basaliomen [50, 39] eingesetzt werden. Gegenüber anderen für PDT verwendeten Bestrahlungsquellen ist wIRA(+VIS) schmerzärmer [100, 39]. Durch Wahl entsprechender Farbfilter können für einen bestimmten Photosensibilisator, z. B. Protoporphyrin IX (endogen aus topisch aufgetragener 5-Aminolävulinsäure [Delta-Aminolävulinsäure, ALA] gebildet), gezielt eine oder mehrere Wirkbanden ausgewählt werden [37, 25].

In einer prospektiven, randomisierten, kontrollierten, doppeltblinden Studie mit 80 Patienten mit aktinischen Keratosen und photodynamischer Therapie (PDT) mit Methylaminolävulinat (MAL; die Anregungsbanden für das daraus endogen gebildete Protoporphyrin IX liegen im sichtbaren Bereich) wurden 2 Gruppen untersucht: PDT mit sichtbarem Licht und wassergefiltertem Infrarot A (VIS+wIRA eines wIRA-Strahlers) im Vergleich zu PDT mit Licht von Lichtemissionsdioden (LED), mit einer weiteren Unterteilung in jeweils 2 Untergruppen ohne bzw. mit Sprühkühlung mit Kochsalzlösung [100].

Alle Gruppen und Untergruppen zeigten hohe Effektivität, sehr gutes kosmetisches Ergebnis und hohe Patientenzufriedenheit [100]. Die Effektivität der Behandlung war in der Gruppe der Patienten ohne Sprühkühlung besser ($p=0{,}00022$ bei 3 Monaten; $p=0{,}0068$ bei 6 Monaten) und zeigte keine signifikanten Unterschiede zwischen VIS+wIRA und LED [100]. VIS+wIRA war signifikant weniger schmerzhaft als LED: Für PDT ohne Sprühkühlung war der Median des maximalen Schmerzes in der Gruppe mit VIS+wIRA niedriger als in der Gruppe mit LED (50 gegenüber 80 auf einer visuellen Analogskala von 0–100; Interquartilspanne 25–82,5 gegenüber 60–80; mediane Differenz −25; 95 %-Konfidenzintervall −40/0; $p=0{,}025$) [100]. Schmerzdauer und retrospektiv erhobene Schmerzhöhe waren mit VIS+wIRA niedriger als mit LED, unabhängig von der Sprühkühlung [100].

3.2.6 Physiotherapie, Sportmedizin und Orthopädie

Die klinische Anwendung von wIRA kann präventiv, therapeutisch, regenerativ oder rehabilitativ erfolgen [39]. Da wIRA Temperatur, Sauerstoffpartialdruck und Durchblutung im Gewebe steigert und Schmerzen und Entzündung mindert, kann wIRA eingesetzt werden bei muskulären Verspannungen (z. B. Schulter-Nacken-Verspannungen), Myogelosen [47] (muskelentspannender Effekt der Wärme), Lumbago, Erkrankungen des rheumatischen Formenkreises [67], Morbus Bechterew [19], Arthrosen [72], Arthritiden (entzündungsmindernder Effekt), Kontusionen und in der postoperativen Rehabilitation [43, 38, 37, 39]. Die Resorption von Hämatomen und Seromen kann durch wIRA beschleunigt werden [43, 31]. Für den Bereich Orthopädie siehe auch ► Abschn. 3.1.

wIRA kann zur muskulären Regeneration nach Sport [36] (wIRA in Ruhe oder in Kombination mit

Bewegung, s. unten) verwendet werden: Nach stufenweise ansteigender, ausbelastender Ergometrie verbesserte sich bei 25 Probanden einer prospektiven, randomisierten, kontrollierten Studie während anschließender Bestrahlung der ventralen Oberschenkelmuskulatur mit wIRA(+VIS) in Ruhe über 20 min (Tag mit Bestrahlung) das Befinden der Muskulatur auf einer visuellen Analogskala (0–100) von 36 auf 71 signifikant mehr (p=0,0138) als in Ruhe ohne Bestrahlung (von 34 auf 54 am Kontrolltag). Erstaunlicherweise wurde binnen 20 min Bestrahlung wieder der Ausgangswert vor Ergometrie von 70 erreicht [39]. Die Leistungsfähigkeit sank von der ersten Ergometrie zu der sich nach den 20 min anschließenden zweiten Ergometrie am Tag mit Bestrahlung signifikant weniger (p=0,0128) als am Kontrolltag [39, 36].

3.2.7 Simultane Kombination mit Bewegung

Da wIRA – im Gegensatz zu anderen wärmeapplizierenden Verfahren wie Fango oder heiße Rolle – ein kontaktfreies Verfahren ist, kann es simultan mit Bewegung kombiniert werden [39]. In einer prospektiven, randomisierten, kontrollierten Studie mit 40 adipösen Frauen wurde untersucht, ob Bestrahlung mit wIRA(+VIS) während moderater (aerober) Fußkurbelergometer-Ausdauerbelastung für 45 min 3-mal pro Woche über 4 Wochen Wirkungen insbesondere auf die lokale Fettabnahme und auf die Gewichtsabnahme hat, die über die Wirkungen der Ergometerbelastung allein hinausgehen [73, 39]. Dafür wurden 20 Frauen einer Gruppe mit wIRA(+VIS) und 20 einer Kontrollgruppe ohne Bestrahlung zugeteilt (»body mass index« [BMI] 30–40 [Median: 34,5]; Körpergewicht 76–125 kg [Median: 94,9 kg]; Alter 20–40 Jahre [Median: 35,5 Jahre]; isokalorische Ernährung). Die Ausdauerbelastung entsprach einer Laktatkonzentration von 2 mmol/l.

In der Gruppe mit wIRA(+VIS) wurden große Teile des Körpers (einschließlich Taille, Hüfte und Oberschenkel) während aller Ergometrien der Interventionsperiode mit 10 um ein drehzahlunabhängiges Fußkurbelergometer angeordneten Strahlern mit wIRA(+VIS) bestrahlt, während die Kontrollgruppe unbestrahlt blieb [73, 39]. Die »Summe der Umfänge von Taille, Hüfte und beiden Oberschenkeln von jeder Probandin« verminderte sich während der 4 Wochen signifikant mehr ($p<0{,}001$) in der Gruppe mit wIRA(+VIS) als in der unbestrahlten Kontrollgruppe: Mediane und Interquartilspannen: −8,0 cm (−10,5/−4,1 cm) gegenüber −1,8 cm (−4,4/0,0 cm) [73, 39]. Auch nahm das Körpergewicht während der 4 Wochen in der Gruppe mit wIRA(+VIS) deutlich mehr als in der Kontrollgruppe ab: Mediane und Interquartilspannen der Körpergewichtsänderung: −1,9 kg (−4,0/0,0 kg) gegenüber 0,0 kg (−1,5/+0,4 kg); der Median des Körpergewichts veränderte sich von 99,3 kg auf 95,6 kg (wIRA) gegenüber von 89,9 kg auf 89,6 kg (Kontrolle) [73, 39].

Die Ergebnisse der Studie legen nahe, dass wIRA – während moderater Fußkurbelergometer-Ausdauerbelastung als lipolytischem Reiz – die lokale Lipolyse (speziell am Oberschenkel) in dem sonst bradytrophen und hypothermen Fettgewebe steigert und die mobilisierten Fette in der Muskulatur während der Ergometerbelastung verbrannt werden [73, 39]. Genutzt werden kann dies, um in Verbindung mit einer angemessenen Ernährung die Körperzusammensetzung, insbesondere die lokale Fettverteilung, und die Abnahme von Fett und Körpergewicht bei adipösen Personen zu verbessern [73, 39].

Auch zur Therapie der Fibromyalgie kann die Kombination von wIRA(+VIS) mit Bewegung (hier mit nur niedriger Belastung) mit der gleichen Bestrahlungseinheit (Ergometer und 10 wIRA-Strahler; oder Ergometer mit einer kleineren Anzahl an modernen, noch leistungsfähigeren Strahlern) zur erfolgreichen Minderung der Schmerzen genutzt werden [39, 38, 37].

3.2.8 Weitere Bereiche

Neonatologie

wIRA kann bei Neugeborenen zur Aufrechterhaltung oder Erhöhung der Körpertemperatur verwendet werden [90]. Mit wIRA kann vor einem Transport ein »Wärmedepot« aufgebaut werden, was einer Auskühlung auf dem anschließenden Transport entgegenwirkt, sodass die Hypothermieinzidenz der Neugeborenen bei Aufnahme auf die Intensivstation verringert werden konnte [90]. wIRA reduziert zudem den Körpertemperaturabfall bei Frühgeborenen während Inkubatorpflege [90]. Die Vorteile von wIRA mit besserer Tiefenerwärmung bei geringerer Oberflächenerwärmung – gegenüber der in der Neugeborenenversorgung ansonsten eingesetzten konventionellen Wärmestrahlung (Infrarot-C-Strahlung von Keramikstrahlern) – lassen sich auch thermographisch und sogar quantitativ thermographisch belegen [66].

Anästhesiologie und Intensivmedizin

Im Bereich der Anästhesiologie kann wIRA zur Schmerztherapie eingesetzt werden. Auf die ausnahmslose Schmerzminderung während 20 min Bestrahlung mit wIRA(+VIS) bei 230 Bestrahlungen bei Patienten nach großen abdominalen Operationen wurde im Abschnitt über akute Wunden dieses Beitrags hingewiesen [43, 31, 30]. Die erforderliche Analgetikadosis war in den Untergruppen mit wIRA(+VIS) 52–69 % niedriger (mediane Differenzen) im Vergleich zu den Kontrolluntergruppen nur mit VIS [43, 31, 30] (Details und Ergebnisgraphik s. Abschnitt über akute Wunden). Die Schmerzminderung ist – wie bereits dargestellt – indikationsübergreifend zu beobachten [43, 38, 37, 39].

In der Intensivmedizin kann wIRA z. B. zum Mindern einer Hypersekretion bei Bronchopneumonien und zum Anheben der pulsoximetrisch messbaren Hämoglobinsauerstoffsättigung durch thorakale Bestrahlung mit wIRA bei Verschleimung infolge gestörten Schluckens und Abhustens verwendet werden (kasuistisch während eines Jahres immer wieder reproduzierbare Steigerung binnen 20–30 min von ca. 90 auf 95 %).

Im Bereich der Viszeralchirurgie und der Intensivmedizin kann eine wIRA-Bestrahlung des Abdomens auch zur Aktivierung der Darmmotilität eingesetzt werden.

Neurologie

wIRA-Bestrahlungen der Kehlkopf- und Halsregion können zur Verbesserung der Sprech- und Schluckfunktion, z. B. bei postoperativen Sprech- und Schluckstörungen, eingesetzt werden, soweit eine periphere Beeinflussbarkeit gegeben erscheint (kasuistisch Wiedererlangen der Schluckfähigkeit bei mehrzeitigem Rezidiv und Rekurrensparese nach 7 Jahre zuvor durchgeführter Ösophagusresektion und Magenhochzugoperation wegen eines Barrett-Ösophaguskarzinoms). Die Beeinflussbarkeit durch wIRA scheint eher bei Dominieren von Störungen des Verschluckens (neurologische Störung) als von Störungen des Schluckens (bei Stenosen) zu bestehen. Kasuistisch Unterstützung der logopädischen Therapie zum Wiedererlangen der Sprechfähigkeit nach 2-wöchiger Intubation und Beatmung nach Operation eines großen Akustikus-Neurinoms mit postoperativer Rekurrensparese.

Im Rahmen der Physiotherapie muskuloskelettaler Beschwerden (z. B. sturzbedingte Kontusionen) können beeinflussbare neurologische Mitbeteiligungen (z. B. Plexuszerrung) mit wIRA-Bestrahlung mittherapiert werden (Minderung von lokalen und ausstrahlenden Schmerzen und von vegetativer Begleitsymptomatik wie Übelkeit; kasuistisch).

wIRA kann mit niedrigen Bestrahlungsstärken und beginnend mit kurzen Bestrahlungszeiten zur Therapie des »complex regional pain syndrome« (CRPS, Morbus Sudeck, Algodystrophie) eingesetzt werden (kasuistisch). Es vermag auch die Symptome einer zytostatikabedingten Polyneuropathie zu mindern (kasuistisch).

Onkologie

wIRA zur lokalen Hyperthermie oder systemischen Hyperthermie (Ganzkörperhyperthermie) kann mit Strahlentherapie (z. B. beim metastasierenden Mammakarzinom) oder Chemotherapie kombiniert werden [39, 38, 37, 76].

Hyperthermie wird in mehrerlei Hinsicht als komplementär zur Strahlentherapie angesehen [86]: Ionisierende Strahlung wirkt vorwiegend auf die M- und G1-Phase des Zellzyklus, während Hyperthermie v. a. auf die S-Phase wirkt. Strahlentherapie ist in alkalischem Gewebe sehr effektiv, während die Zytotoxizität der Hyperthermie unter sauren Bedingungen verstärkt ist. Strahlentherapie wirkt zudem nicht effektiv auf hypoxisches Gewebe, während Hyperthermie sehr zytotoxisch auf hypoxische Zellen wirkt [86]. Durch die Kombination von Hyperthermie und Strahlentherapie kann sowohl der hypoxische, einen niedrigen (sauren) pH aufweisende Tumorkern wie auch der relativ gut perfundierte äußere Teil des Tumors behandelt werden [86]. Zudem erhöht die Hyperthermie über ihre vaskulären Effekte (verstärkte Perfusion) die Tumoroxygenation, was die Wirkung der Strahlentherapie verstärkt [86]. Hyperthermie erhöht außerdem die Produktion von Sauerstoffradikalen während Strahlentherapie und vermindert die Reparatur von strahlentherapiebedingten DNA-Schäden [86]. So haben Hyperthermie und Strahlentherapie oft einen synergistischen Effekt [86].

Bereits in den 1990er-Jahren wurde lokale wIRA-Bestrahlung, über Temperaturmessfühler geregelt, zur lokalen Hyperthermie in Kombination mit Strahlentherapie erfolgreich bei weit über 100 Patientinnen mit lokal metastasierendem Mammakarzinom eingesetzt [104, 38]. 2009 wurde dieses Konzept mit wesentlich verfeinerter Mess- und Regeltechnik wieder aufgegriffen: Es wird jeweils zunächst die lokale thermographiegeregelte wIRA-Hyperthermie und dann die Strahlentherapie durchgeführt, sodass durch die wIRA-Hyperthermie die Tumoroxygenation erhöht ist, was die Wirkung der Strahlentherapie verstärkt [76]. Über die kontinuierliche Thermographie und deren automatische quantitative Auswertung wird die wIRA-Bestrahlung dabei so geregelt, dass ein Maximum an Hyperthermie ohne Überschreitung individuell einstellbarer Grenzwerte erreicht wird [76].

Bei der Kombination von Ganzkörperhyperthermie und Chemotherapie ist die zeitliche Abstimmung zwischen beiden Therapiekomponenten von ganz wesentlicher Bedeutung [85].

3.2.9 Ganzkörperhyperthermie

Vor allem im Hinblick auf nicht thermische Effekte sowie im Hinblick auf die unterschiedliche räumliche Erstreckung thermischer Effekte bei verschiedenen Verfahren sollte zwischen verschiedenen Verfahren zur Erzeugung einer Ganzkörperhyperthermie differenziert werden: Ohne Implantate treten bei wIRA keine »hot spots« in der Tiefe auf, was die Sicherheit erhöht; bei wIRA ist zudem günstig, dass es gute Tiefenerwärmung bei wenig Oberflächenbelastung ermöglicht [43] und v. a. hinsichtlich nicht thermischer Effekte naturnah ist, da sich der Mensch in der Evolution unter dem Einfluss der in gemäßigten Klimazonen wassergefilterten Infrarotstrahlung der Sonne entwickelt hat [38], sodass eventuelle unerwünschte nicht thermische Effekte anderer Verfahren vermieden werden können.

Der Begriff der Ganzkörperhyperthermie (GHT) drückt ausschließlich den thermischen Aspekt des Geschehens aus; die nicht thermischen Effekte sollten aber – unabhängig vom angewendeten Verfahren – unbedingt mit betrachtet werden.

Je nach erreichter Temperatur wird unterschieden zwischen milder Ganzkörperhyperthermie (<38,5°C, unterteilt in »kurz« <30 min und »lang« >30 min), moderater oder fieberähnlicher Ganzkörperhyperthermie (38,5–40,5°C, unterteilt in »kurz« <240 min und »lang« >240 min) und extremer Ganzkörperhyperthermie (>40,5°C), wobei nach Heckel und Dickreiter der Wechsel von milder zu moderater Ganzkörperhyperthermie weniger durch den exakten Messwert von 38,5°C markiert wird als vielmehr durch das Einsetzen eines für den Patienten eindeutig fühlbaren thermoregulatorischen Stresses [33]. Der Wechsel von der fieberähnlichen zur extremen Ganzkörperhyperthermie wird dort gesetzt, wo nicht mehr die gesunde, natürliche Fieberreaktion nachvollzogen werden soll, die in aller Regel – allerdings stark altersabhängig – nicht weit über 40°C hinausreicht [33].

Die milde und die moderate Ganzkörperhyperthermie können als altüberlieferte Verfahren der Medizingeschichte angesehen werden [33].

Mit einer Ganzkörperhyperthermie können immunmodulierende Effekte angestrebt werden (Minderung überschießender und Steigerung zu niedriger Immunreaktionen), außerdem eine thermische Beschleunigung biochemischer Stoffwechselprozesse, Erhöhung der Durchlässigkeit von Zellmembranen, Unterstützung reparativer und regenerativer Prozesse, auch in bradytrophen, blutgefäßarmen Geweben, Tonusminderung, auch tiefliegender Muskulatur, Entblockierung subakuter und chronischer Entzündungsprozesse, um diese einer Abheilung zuzuführen, bei genügend hohen Temperaturen Hemmung der Vermehrung von Mikroorganismen, Viren und der malignen Zellteilung [33].

Einen Überblick über das komplexe immunologische Geschehen im Rahmen einer Ganzkörperhyperthermie, v. a. im Hinblick auf Heat-shock-Proteine (HSP), die Aktivierung antigenpräsentierender Zellen und Änderungen der Lymphozytenströme, bieten Skitzki et al. [91]. In einer weiteren Übersichtsarbeit werden Effekte milder Hyperthermie auf Immunzellfunktionen dargelegt: Die Exposition von Immuneffektorzellen gegenüber leicht erhöhten Temperaturen verstärkt die Migration von Immunzellen (mit möglicherweise einer besseren Kontrolle von Infektionen oder Tumoren) und steigert die Expression von Zelloberflächenmolekülen. Die Freisetzung löslicher Faktoren reguliert die Immunzellproliferation und verstärkt die Zytotoxizität von Immunzellen gegenüber Zielzellen [80].

Milzzellen reagieren wesentlich empfindlicher auf Hypothermie (niedrige physiologische Temperaturen wie 29°C, wie sie in der Körperperipherie herrschen) – und zwar mit einer deutlichen Reduktion der Proliferation – als auf leichte Hyperthermie [29, 80]. Daher kann die Funktion von Fieber auch so gedeutet werden, dass es weniger dazu dient, die Körperkerntemperatur auf 39°C zu erhöhen, als die periphere Temperatur auf nahe 37°C anzuheben [29, 80]. Dies würde den Kreis schließen hin zur lokalen/lokoregionalen wIRA-Bestrahlung der typischerweise hypothermen Körperperipherie wie Händen und Füßen, z. B. zur Warzentherapie, und die hierfür gegebene immunologische Begründung unterstützen (Verbesserung der körpereigenen Abwehr durch Steigerung von Temperatur, Sauerstoffpartialdruck und Durchblutung des Gewebes und der damit verbesserten Energie- und Sauerstoffbereitstellung für die körpereigene Abwehr [25], also ein indirekter wIRA-Effekt, kombiniert mit nicht thermischen direkten wIRA-Effekten, z. B. auf immunkompetente Zellen, sodass eine immunmodulatorische Wirkung und eine bessere lokale Immunkompetenz resultieren [25]). Dem Interleukin-6 (IL-6) kommt in der Aktivierungsphase eines Fiebers oder eines thermischen Stresses besondere Bedeutung zu [20].

Indikationsgebiete für Ganzkörperhyperthermie sind muskuläre Dystonien, Fibromyalgie, Schmerztherapie, Arthrosen, chronische Atemwegserkrankungen, chronische Entzündungsprozesse und chronische Infektionen, Dermatosen, Allergien und als adjuvante Anwendung in der Onkologie [33]; einen Überblick über Studien zu den verschiedenen Indikationen bieten Heckel und Dickreiter [33] sowie sehr differenziert Rowe-Horwege [86]. Für die muskuloskeletalen Indikationen für eine Ganzkörperhyperthermie ▶ Abschn. 3.1.

Erstaunlicherweise erhöht eine Hyperthermie die kardiale Toleranz gegenüber Ischämie und Reperfusionsschäden, möglicherweise aufgrund einer Aktivierung der Mangan-Superoxiddismutase und unter Einbeziehung von Zytokinen [86]. Ein rasches Erreichen der Zieltemperatur, wie es mit Infrarot A und insbesondere mit wIRA realisierbar ist, mindert unerwünschte Erschöpfungssymptome nach der Ganzkörperhyperthermie [86].

3.2.10 Zusammenfassung

Wassergefiltertes Infrarot A (wIRA) stellt eine spezielle Form der Infrarotstrahlung (Wärmestrahlung) im Bereich von 780–1400 nm dar, die aufgrund ihrer sehr guten Verträglichkeit in der Medizin zur Prävention und Therapie verwendet wird.

wIRA entspricht dem Großteil der in gemäßigten Klimazonen die Erdoberfläche wassergefiltert erreichenden Infrarotstrahlung der Sonne (Filterwirkung des Wassers und des Wasserdampfs der Erdatmosphäre). Durch die Wasserfilterung werden die Strahlungsanteile gemindert, die sonst durch Wechselwirkung mit Wassermolekülen in der Haut eine unerwünschte thermische Belastung der obersten Hautschicht hervorrufen würden. Technisch wird wIRA in speziellen Strahlern erzeugt, in denen die gesamte Strahlung eines Halogenstrahlers durch eine Wasser enthaltende Küvette hindurchtritt.

wIRA wirkt beim Menschen über thermische und nicht thermische Effekte. Es steigert Temperatur, Sauerstoffpartialdruck und Durchblutung im Gewebe. Wesentliche klinische Wirkungen sind – indikationsübergreifend – eine Minderung von Schmerzen, Entzündung und vermehrter Sekretion sowie eine Verbesserung der Infektabwehr und der Regeneration. wIRA kann eingesetzt werden zur Therapie von akuten und chronischen Wunden, bei verschiedenen Hauterkrankungen (vulgären Warzen, Herpes labialis, Herpes Zoster, Sklerodermie, Morphaea, Akne papulopustulosa), zur Resorptionsverbesserung topisch aufgetragener Substanzen, im Rahmen einer photodynamischen Therapie (PDT; zur Therapie aktinischer Keratosen), bei bewegungssystembezogenen Erkrankungen (muskulären Verspannungen, Myogelosen, Lumbago, rheumatischen Erkrankungen, Morbus Bechterew, Arthrose, Arthritis, Fibromyalgie), zur Regeneration nach Sport, zur lokalen Beeinflussung der Fettverteilung sowie zum Aufrechterhalten oder Erhöhen der Körpertemperatur (z. B. in der Neonatologie) einschließlich Kompensation einer Hypothermie. Außerdem kann wIRA zur lokalen oder systemischen Hyperthermie im Rahmen der Onkologie mit Strahlentherapie oder Chemotherapie kombiniert werden.

Literatur

Literatur zu Abschnitt 3.1

1 Applegate LA, Scaletta C, Pannizon R, Frenk E, Hohlfeld P, Schwarzkopf S (2000) Induction of the putative protective protein ferritin by infrared radiation: Implications in skin repair. Int J Mol Med 5: 247–251
2 Bäumler H, Scherf HO, Aurisch R, Strangfeld D, Siewert H, Meffert H, Dittmann K, Plettig N, Soennichsen N (1990) Einfluss einer Serie von Infrarot-Ganzkörperbestrahlungen auf Fließeigenschaften des Blutes und die Hämodynamik. Perfusion 4: 138–143
3 Becker H, Franz O, Hinckel P, Holzträger H, Federlin K (1993) Chronischer thermischer Stress moduliert das Immunsystem in der präklinischen Phase des murinen Lupus erythematodes. Immun Infekt 21: Suppl. 23–24
4 Brockow T, Beck I, Mueller H, Resch KL (2003) Applicability and effectiveness of mild infrared whole body hyperthermia in symptomatic osteoarthritis – a pilot study. FACT 2: 84
5 Brockow T, Wagner A, Franke A, Offenbächer M, Resch KL (2007) A randomized controlled trial on the effectiveness of mild water-filtered near infrared whole-body hyperthermia as an adjunct to a standard multimodal rehabilitation in the treatment of fibromyalgia. Clin J Pain 23(1): 67–75
6 Bühring M (1984) Klinik der Hyperthermie. Untersuchungen im Überwärmungsbad. Stuttgart: Hippokrates
7 Bühring M (1985) Die Beeinflussung des Immunsystems durch Thermotherapie. Z Phys Med Baln Med Klim 14: 32–45
8 Bühring M, Dyckmans P, Jouck F, Krippner H, Pirlet K (1985) Immunologische lymphozytäre Reaktion bei mäßigdosierter Hyperthermie. Med Klin 80: 77–80
9 Dehio K (1904) Über Heilwirkungen des künstlich hervorgerufenen Fiebers bei verschiedenen Krankheiten. Therapeutische Versuche. Verhandlg. D. Kongresses f. Innere Medizin 21: 479–487
10 Frank S, Oliver L, Lebreton-De Coster C, Moreau C, Lecabellec M-T, Michel L, Vallette FM, Dubertret L, Coulomb B (2004) Infrared radiation affects the mitochondrial pathway of apoptosis in human fibroblasts. J Invest Dermatol 123: 823–31
11 Frank S, Menezes S, Lebreton-De Coster C, Oster M, Dubertret L, Coulomb B (2006) Infrared radiation induces the p53 signaling pathway: role in infrared prevention of ultraviolet B toxicity. Exp Dermatol 15: 130–7
12 Groessner H (2003) Neue Strahler – neue Möglichkeiten. Der Freie Arzt 45: 2–7
13 Heckel M (1990) Ganzkörper-Hyperthermie und Fiebertherapie. Stuttgart: Hippokrates
14 Heckel M, Dickreiter B (2007) Ganzkörperhyperthermie. Kontrollierte Erhöhung der Körpertemperatur zu therapeutischen Zwecken. Natur-Heilkunde Journal, Sonderdruck
15 Hoffmann G (2008) Klinische Anwendungen von wassergefiltertem Infrarot A (wIRA). In: Kaase H, Serick F (Hrsg.): Licht und Gesundheit. Berlin: Kistmacher, S. 130–46
16 Karu TI (2008) Mitochondrial Signaling in Mammalian Cells Activated by Red and Near-IR Radiation. Photochemestry and Photobiology 84: 1091–99
17 Kleef R (2000) Die milde und moderate Ganzkörperhyperthermie Teil 1: Anwendungsgebiete. Loseblattsysteme Naturheilverfahren, Folgelieferung März. Heidelberg: Springer
18 Kopp S, Faber E, Laser T (1995) Erfahrungen mit durch wassergefilterte Infrarot-A-Strahlung erzeugter moderater Ganzkörperhyperthermie bei degenerativ-rheumatischen Erkrankungen und Weichteilrheumatismus. Vortrag: »Medizinische Woche«, Baden-Baden
19 Lange U, Thielen G, Neeck G, Schmidt KL (2005) Einfluss der milden Hyperthermie auf die Blutspiegel von Kortisol und Lymphozytensubpopulationen bei Patienten mit ankylosierender Spondylitis und Gesunden. Phys Med Rehab Kuror 15: 44–47
20 Mansoor S, Spanó M, Baschieri S, Cividalli A, Mosiello L, Doria G (2002) Effect of in vivo hyperthermia on thymocyte maturation and selection. Int Immunol 4: 227–232
21 Meffert H, Mueller GM, Scherf HP (1993) Milde Infrarot-A-Hyperthermie zur Behandlung von Erkrankungen des rheumatischen Formenkreises. Intern Sauna Archiv 10: 125–129
22 Meffert H, Scherf HP, Meffert B (1993) Milde Infrarot-A-Hyperthermie. Auswirkungen von Serien-Bestrahlungen mit wassergefilterter Infrarotstrahlung auf Gesunde und Kranke mit arterieller Hypertonie bzw. systemischer Sklerose. Akt Dermatol 19: 142–148
23 Meffert H, Piazena H (2003) Therapie mit Infrarotstrahlen. In: Bühring M, Kraft K, Matthiesen PF et al. (Hrsg.) Naturheilverfahren und unkonventionelle medizinische Richtungen. Loseblattsysteme. Heidelberg: Springer, S. 1–21

24 Menezes S, Coulomb B, Lebreton C, Dubertret L (1998) Non-Coherent Near Infrared Radiation Protects Normal Human Dermal Fibroblasts from Solar Ultraviolet Toxicity. J Invest Dermatol 111: 629–33
25 Schleenbecker HG, Schmidt KL (1998) Zur Wirkung einer iterativen milden Ganzkörperhyperthermie auf den Fibromyalgieschmerz. Phys Rehab Kur Med 8: 113–117
26 Schmidt KL (1987) Hperthermie und Fieber. 2. Aufl. Stuttgart: Hippokrates
27 Schmidt KL, Simon E (2001) Thermotherapy of pain trauma and inflammatory and degenerative rheumatic diseases. In: Koska M, Sugahara T, Schmidt KL, Simon E (eds.) Thermotherapy for Neoplasia, Inflammation and Pain. Heidelberg: Springer S. 527–539
28 Schmidt KL (2004) Zur Wirkung einer Ganzkörperhyperthermie auf Entzündungen und Immunreaktionen: experimentelle Grundlagen. Phys Med Rehab Kuror 5: 227–235
29 Schwab F, Neumann S, Müller-Ladner U, Lange U (2010) Einfluss der seriellen wassergefilterten Infrarot-A-Strahlung auf funktionelle und funktionale Parameter und das pro-inflammatorische Zytokinmilieu bei Arthritis psoriatica. Phys Med Rehab Kuror 20: 229 A34
30 Tarner I, Müller-Ladner U, Uhlemann C, Lange U (2009) The effect of mild whole-body hyperthermia on systemic levels of TNF-alpha, IL-1beta and IL-6 in patients with ankylosing spondylitis. Clin Rheumatol 28: 397–402
31 von Ardenne M (1967) Grundlagen der Krebs-Mehrschritt-Therapie. Berlin: Verlag VEB Volk und Gesundheit
32 von Ardenne M (1994) Moderate Hyperthermie als Behandlungsmethode mit vielen Indikationen. ÄZ Naturheilv 35(5): 356–361
33 von Ardenne M (1997) Systemische Krebs-Mehrschritt-Therapie. Stuttgart: Hippokrates
34 Wagner A (2007) Milde wassergefilterte Infrarot-A-Ganzkörperhyperthermie als Zusatzbehandlung zu einer multimodalen rehabilitativen Standardtherapie bei Fibromyalgie: Klinische Wirksamkeit und Verträglichkeit. Inaugural-Dissertation, Ludwig-Maximilians-Universität zu München
35 Wagner von Jauregg J (1918) Über die Einwirkung der Malaria auf die progressive Paralyse. Psychiatr-Neurol Wschr 20: 132
36 Weller E, Ullrich D (1990) Infrarot-A-Anwendung bei Patienten mit Analgetika-Abusus wegen chronischer Rückenschmerzen. Vortrag: 95. Kongress der DGPMR, Chemnitz

Literatur zu Abschnitt 3.2

1 Akca O, Melischek M, Scheck T, Hellwagner K, Arkilic CF, Kurz A et al. (1999) Postoperative pain and subcutaneous oxygen tension. Lancet 354: 41–42
2 Albrecht-Buehler G (1991) Surface extensions of 3T3 cells towards distant infrared light sources. J Cell Biol 114(3): 493–502
3 Albrecht-Buehler G (1994) Cellular infrared detector appears to be contained in the centrosome. Cell Motil Cytoskeleton 27(3): 262–271
4 Albrecht-Buehler G (2005) A long-range attraction between aggregating 3T3 cells mediated by near-infrared light scattering. Proc Natl Acad Sci U S A 102(14): 5050–5055
5 Applegate LA, Scaletta C, Panizzon R, Frenk E, Hohlfeld P, Schwarzkopf S (2000) Induction of the putative protective protein ferritin by infrared radiation: implications in skin repair. Int J Mol Med 5(3): 247–251
6 Bankova L, Heinemann C, Fluhr JW, Hoffmann G, Elsner P (2003) Improvement of penetration of a topical corticoid by waterfiltered infrared A (wIRA). In: 1st Joint Meeting of the 14th International Congress for Bioengineering and the Skin & 8th Congress of the International Society for Skin Imaging; 2003 May 21–24; Hamburg, p. 96
7 Biland L, Barras J (2001) Die wassergefilterte Infrarot-A-Hyperthermie zur Behandlung venöser Ulcera. Hefte Wundbehand 5: 41
8 Buchholz J, Kaser-Hotz B (2010) Kombination von photodynamischer Therapie und Hyperthermie mit wassergefiltertem Infrarotlicht zur Behandlung kutaner Plattenepithelkarzinome bei 15 Katzen: Eine Pilotstudie. Kleintierpraxis 55(5): 248–254
9 Burri N, Gebbers N, Applegate LA (2004) Chronic infrared-A radiation repair: Implications in cellular senescence and extracellular matrix. In: Pandalai SG (ed.) Recent Research Developments in Photochemistry & Photobiology, vol. 7. Transworld Research Network, Trivandrum, p. 219–231
10 Buslau M, Hoffmann G (1993) Die hyperbare Oxygenation (HBO) – eine adjuvante Therapie akuter und chronischer Wundheilungsstörungen (Review). Dermatol Monatsschr 179: 39–54
11 Buslau M, Hoffmann G (1993) Hyperbaric oxygenation in the treatment of skin diseases (review). In: Fuchs J, Packer L (eds.) Oxidative stress in dermatology. New York: Marcel Dekker, p. 457–485
12 Chow RT, Heller GZ, Barnsley L (2006) The effect of 300 mW, 830 nm laser on chronic neck pain: a double-blind, randomized, placebo-controlled study. Pain 124(1–2): 201–210
13 Cobarg CC (1995) Physikalische Grundlagen der wassergefilterten Infrarot-A-Strahlung. In: Vaupel P, Krüger W (Hrsg.) Wärmetherapie mit wassergefilterter Infrarot-A-Strahlung. Grundlagen und Anwendungsmöglichkeiten. 2. Aufl. Stuttgart: Hippokrates, S. 19–28
14 Danno K, Horio T, Imamura S (1992) Infrared radiation suppresses ultraviolet B-induced sunburn-cell formation. Arch Dermatol Res 284(2): 92–94
15 Danno K, Mori N, Toda K, Kobayashi T, Utani A (2001) Near-infrared irradiation stimulates cutaneous wound repair: laboratory experiments on possible mechanisms. Photodermatol Photoimmunol Photomed 17(6): 261–265

16 Delventhal V (2009) Experimentelle Untersuchungen zum Einfluss von wassergefiltertem Infrarot-A (wIRA) auf die Wundheilung bei der jungen und alten Maus. Dissertation an der Justus-Liebig-Universität Gießen, Fachbereich Veterinärmedizin. Gießen: VVB Laufersweiler Verlag, édition scientifique

17 Diddens H, Arp N, Eisenbeiß W (2006) Photodynamische Therapie (PDT) zur Behandlung lokaler Wunden. GMS Krankenhaushyg Interdiszip 1(1): Doc19 (2006). www.egms.de/pdf/journals/dgkh/2006-1/dgkh000019.pdf und www.egms.de/en/journals/dgkh/2006-1/dgkh000019.shtml

18 Ehrlicher A, Betz T, Stuhrmann B, Koch D, Milner V, Raizen MG, Käs J (2002) Guiding neuronal growth with light. Proc Natl Acad Sci USA 99(25): 16024–16028

19 Falkenbach A, Dorigoni H, Werny F, Gütl S (1996) Wassergefilterte Infrarot-A-Bestrahlung bei Morbus Bechterew und degenerativen Wirbelsäulenveränderungen: Effekte auf Beweglichkeit und Druckschmerzhaftigkeit. Österr Z Physikal Med Rehab 6(3): 96–102

20 Fisher DT, Vardam TD, Muhitch JB, Evans SS (2010) Fine-tuning immune surveillance by fever-range thermal stress. Immunol Res 46: 177–188

21 Foerster J, Fleischanderl S, Wittrock S, Storch A, Meffert H, Riemekasten G, Worm M (2009) Infrared-mediated hyperthermia is effective in the treatment of scleroderma-associated Raynaud's phenomenon. Thermology Int 19(3): 98

22 Foss P (2003) Einsatz eines patentierten, wassergefilterten Infrarot-A-Strahlers (Hydrosun) zur photodynamischen Therapie aktinischer Dyskeratosen der Gesichts- und Kopfhaut. Z naturheilkundl Onkologie krit Komplementärmed 6(11): 26–28

23 Frank S, Menezes S, Lebreton-De Coster C, Oster M, Dubertret L, Coulomb B (2006) Infrared radiation induces the p53 signaling pathway: role in infrared prevention of ultraviolet B toxicity. Exp Dermatol 15(2): 130–137

24 Frank S, Oliver L, Lebreton-De Coster C, Moreau C, Lecabellec MT, Michel L, Vallette FM, Dubertret L, Coulomb B (2004) Infrared radiation affects the mitochondrial pathway of apoptosis in human fibroblasts. J Invest Dermatol 123(5): 823–831

25 Fuchs SM, Fluhr JW, Bankova L, Tittelbach J, Hoffmann G, Elsner P (2004) Photodynamic therapy (PDT) and waterfiltered infrared A (wIRA) in patients with recalcitrant common hand and foot warts. Ger Med Sci 2: Doc08. www.egms.de/pdf/gms/2004-2/000018.pdf und www.egms.de/en/gms/2004-2/000018.shtml

26 Ganz RA, Viveiros J, Ahmad A, Ahmadi A, Khalil A, Tolkoff MJ, Nishioka NS, Hamblin MR (2005) Helicobacter pylori in patients can be killed by visible light. Lasers Surg Med 36(4): 260–265

27 Gebbers N, Hirt-Burri N, Scaletta C, Hoffmann G, Applegate LA (2007) Water-filtered infrared-A radiation (wIRA) is not implicated in cellular degeneration of human skin. GMS Ger Med Sci 5: Doc08. www.egms.de/pdf/gms/2007-5/000044.pdf und www.egms.de/en/gms/2007-5/000044.shtml

28 Hamblin MR, Viveiros J, Yang C, Ahmadi A, Ganz RA, Tolkoff MJ (2005) Helicobacter pylori accumulates photoactive porphyrins and is killed by visible light. Antimicrob Agents Chemother 49(7): 2822–2827

29 Hanson DF (1993) Fever and the immune response. The effects of physiological temperatures on primary murine splenic T-cell responses in vitro. J Immunol 151(1): 436–448

30 Hartel M, Hoffmann G, Wente MN, Martignoni ME, Büchler MW, Friess H (2006) Randomized clinical trial of the influence of local water-filtered infrared A irradiation on wound healing after abdominal surgery. Br J Surg 93(8): 952–960

31 Hartel M, Illing P, Mercer JB, Lademann J, Daeschlein G, Hoffmann G (2007) Therapy of acute wounds with water-filtered infrared-A (wIRA) (review). GMS Krankenhaushyg Interdiszip 2(2): Doc53. www.egms.de/pdf/journals/dgkh/2007-2/dgkh000086.pdf und www.egms.de/en/journals/dgkh/2007-2/dgkh000086.shtml (Englisch mit ausführlicher deutscher Zusammenfassung)

32 Haupenthal H (1997) In vitro- und in vivo-Untersuchungen zur temperaturgesteuerten Arzneistoff-Liberation und Permeation. Dissertation an der Johannes Gutenberg-Universität, Mainz

33 Heckel M, Dickreiter B (2007) Ganzkörperhyperthermie: Kontrollierte Erhöhung der Körpertemperatur zu therapeutischen Zwecken. Natur-Heilkunde Journal 9(10): 16-20 und 9(11): 21-24

34 Hellige G, Becker G, Hahn G (1995) Temperaturverteilung und Eindringtiefe wassergefilterter Infrarot-A-Strahlung. In: Vaupel P, Krüger W (Hrsg.) Wärmetherapie mit wassergefilterter Infrarot-A-Strahlung. Grundlagen und Anwendungsmöglichkeiten. 2. Aufl. Stuttgart: Hippokrates, S. 63–79

35 Hoffmann G (1994) Improvement of wound healing in chronic ulcers by hyperbaric oxygenation and by waterfiltered ultrared A induced localized hyperthermia. Adv Exp Med Biol 345: 181–188

36 Hoffmann G (2002) Improvement of regeneration by local hyperthermia induced by waterfiltered infrared A (wIRA). Int J Sports Med 23 Suppl 2: S145

37 Hoffmann G (2006) Wassergefiltertes Infrarot A (wIRA) zur Verbesserung der Wundheilung (Übersichtsarbeit). GMS Krankenhaushyg Interdiszip 1(1): Doc20. www.egms.de/pdf/journals/dgkh/2006-1/dgkh000020.pdf und www.egms.de/en/journals/dgkh/2006-1/dgkh000020.shtml

38 Hoffmann G (2007) Principles and working mechanisms of water-filtered infrared-A (wIRA) in relation to wound healing (review). GMS Krankenhaushyg Interdiszip 2(2): Doc54. www.egms.de/pdf/journals/dgkh/2007-2/dgkh000087.pdf und www.egms.de/en/journals/dgkh/2007-2/dgkh000087.shtml (Englisch mit ausführlicher deutscher Zusammenfassung)

39 Hoffmann G (2008) Klinische Anwendungen von wassergefiltertem Infrarot A (wIRA). In: Kaase H, Serick F (Hrsg.) Sechstes Symposium »Licht und Gesundheit«. Eine Sondertagung der Technischen Universität Berlin und der Deutschen Gesellschaft für Photobiologie mit der Deutschen Akademie für Photobiologie und Phototechnologie und der Deutschen Lichttechnischen Gesellschaft, 13.–14.03.2008 in Berlin, S. 130–146. http://publikationen.ub.uni-frankfurt.de/volltexte/2008/5484/
40 Hoffmann G (2008) Wassergefiltertes Infrarot A (wIRA). In: Kramer A, Assadian O (Hrsg.) Wallhäußers Praxis der Sterilisation, Desinfektion, Antiseptik und Konservierung. Qualitätssicherung der Hygiene in Industrie, Pharmazie und Medizin. Thieme, Stuttgart, S. 899–900. http://publikationen.ub.uni-frankfurt.de/volltexte/2009/6135/
41 Hoffmann G (2008) Wassergefiltertes Infrarot A (wIRA) zur Verbesserung der Wundheilung bei akuten und chronischen Wunden. Wundmanagement 2: 72–80. http://publikationen.ub.uni-frankfurt.de/volltexte/2008/5429/
42 Hoffmann G (2009) Wassergefiltertes Infrarot A (wIRA) in der Wundbehandlung: Interview; 3 Fragen an Prof. Dr. med. Gerd Hoffmann. Heilberufe 61(7): 14. http://publikationen.ub.uni-frankfurt.de/volltexte/2009/6802/
43 Hoffmann G (2009) Water-filtered infrared-A (wIRA) in acute and chronic wounds (bilingual review). Wassergefiltertes Infrarot A (wIRA) bei akuten und chronischen Wunden (zweisprachige Übersichtsarbeit). GMS Krankenhaushyg Interdiszip 4(2): Doc12. www.egms.de/pdf/journals/dgkh/2009-4/dgkh000137.pdf und www.egms.de/en/journals/dgkh/2009-4/dgkh000137.shtml
44 Hoffmann G (2010) Wassergefiltertes Infrarot A (wIRA) für die Wundheilung. vasomed 22: 156–158. http: //publikationen.ub.uni-frankfurt.de/volltexte/2010/7881/
45 Hoffmann G, Buslau M (1995) Treatment of skin diseases by hyperbaric oxygenation. In: Cramer FS (ed.) Proceedings of the Eleventh International Congress on Hyperbaric Medicine. Best Publishing Company, Flaggstaff, USA, p. 20–21, 153–159
46 Hoffmann G, Meffert H (2005) Apparent contradiction between negative effects of UV radiation and positive effects of sun exposure. GMS Ger Med Sci 3: Doc01. www.egms.de/pdf/gms/2005-3/000019.pdf und www.egms.de/en/gms/2005-3/000019.shtml
47 Hoffmann G, Siegfried I (2005) Volkskrankheit Rückenschmerz: neue Sichtweisen. Seminar des Arbeitskreises Sportmedizin der Akademie für ärztliche Fortbildung und Weiterbildung der Landesärztekammer Hessen. Bad Nauheim, 05.06.2004. German Medical Science, Düsseldorf, Köln, Doc 04ruecken1. www.egms.de/pdf/meetings/ruecken2004/04ruecken1.pdf und www.egms.de/en/meetings/ruecken2004/04ruecken1.shtml
48 Hopf HW, Hunt TK, West JM, Blomquist P, Goodson WH III, Jensen JA et al. (1997) Wound tissue oxygen tension predicts the risk of wound infection in surgical patients. Arch Surg 132: 997–1004
49 Horwitz LR, Burke TJ, Carnegie D (1999) Augmentation of wound healing using monochromatic infrared energy. Exploration of a new technology for wound management. Adv Wound Care 12(1): 35–40
50 Hübner K (2005) Die Photo-dynamische Therapie (PDT) der aktinischen Keratosen, Basalzellkarzinome und Plantarwarzen. derm – Praktische Dermatologie 11(4): 301–304
51 Jünger M, Hahn M, Klyscz T, Steins A (1999) Role of microangiopathy in the development of venous leg ulcers. Progr Appl Microc 23: 180–193
52 Jung T, Höhn A, Piazena H, Grune T (2010) Effects of water-filtered infrared A irradiation on human fibroblasts. Free Radic Biol Med 48: 153–160
53 Karu TI (1999) Primary and secondary mechanisms of action of visible to near-IR radiation on cells (review). J Photochem Photobiol B 49(1): 1–17
54 Karu TI (2002) Low-power laser effects. In: Waynant RW (ed.) Lasers in medicine. Boca Raton: CRC Press, p. 171–209
55 Karu TI (2008) Mitochondrial signaling in mammalian cells activated by red and near-IR radiation. Photochem Photobiol 84: 1091–1099
56 Karu TI (2010) Mitochondrial mechanisms of photobiomodulation in context of new data about multiple roles of ATP. Photomed Laser Surg 28(2): 159–160
57 Karu TI (2010) Multiple roles of cytochrome c oxidase in mammalian cells under action of red and IR-A radiation (critical review). IUBMB Life 62(8): 607–610
58 Karu TI, Pyatibrat LV, Kalendo GS (2001) Cell attachment modulation by radiation from a pulsed light diode (lambda = 820 nm) and various chemicals. Lasers Surg Med 28(3): 227–236
59 Karu TI, Pyatibrat LV, Kalendo GS (2001) Cell attachment to extracellular matrices is modulated by pulsed radiation at 820 nm and chemicals that modify the activity of enzymes in the plasma membrane. Lasers Surg Med 29(3): 274–281
60 Karu TI, Pyatibrat LV, Kalendo GS (2001) Donors of NO and pulsed radiation at lambda=820 nm exert effects on cell attachment to extracellular matrices. Toxicol Lett 121(1): 57–61
61 Kato M, Sinizawa K, Yoshikawa S (1981) Cytochrome c oxidase is a possible photoacceptor in mitochondria. Photochem Photobiophys 2: 263–269
62 Kivisaari J, Vihersaari T, Renvall S, Niinikoski J (1975) Energy metabolism of experimental wounds at various oxygen environments. Ann Surg 181: 823–828
63 Knighton DR, Silver IA, Hunt TK (1981) Regulation of wound-healing angiogenesis – effect of oxygen gradients and inspired oxygen concentration. Surgery 90: 262–270
64 Kühne HH, Ullmann U, Kühne FW (1985) New aspects on the pathophysiology of wound infection and wound healing – the problem of lowered oxygen pressure in the tissue. Infection 13(2): 52–56

65 Lambrechts SA, Demidova TN, Aalders MC, Hasan T, Hamblin MR (2005) Photodynamic therapy for Staphylococcus aureus infected burn wounds in mice. Photochem Photobiol Sci 4(7): 503–509
66 Löwe V, Singer D (2008) Quantitative Thermographie bei Neugeborenen unter verschiedenen Arten von Wärmestrahlung. Z Geburtshilfe Neonatol 212: S92, P148
67 Meffert H, Müller GM, Scherf HP (1993) Milde Infrarot-A-Hyperthermie zur Behandlung von Erkrankungen des rheumatischen Formenkreises. Anhaltende Verminderung der Aktivität polymorphkerniger Granulozyten. Intern Sauna-Arch 10: 125–129
68 Melling AC, Ali B, Scott EM, Leaper DJ (2001) Effects of preoperative warming on the incidence of wound infection after clean surgery: a randomised controlled trial. Lancet 358(9285): 876–880
69 Menezes S, Coulomb B, Lebreton C, Dubertret L (1998) Non-coherent near infrared radiation protects normal human dermal fibroblasts from solar ultraviolet toxicity. J Invest Dermatol 111(4): 629–633
70 Mercer JB, de Weerd L (2005) The effect of water-filtered infrared-A (wIRA) irradiation on skin temperature and skin blood flow as evaluated by infrared thermography and scanning laser Doppler imaging. Thermology Int 15(3): 89–94
71 Mercer JB, Nielsen SP, Hoffmann G (2008) Improvement of wound healing by water-filtered infrared-A (wIRA) in patients with chronic venous stasis ulcers of the lower legs including evaluation using infrared thermography. GMS Ger Med Sci 6: Doc11. www.egms.de/pdf/gms/2008-6/000056.pdf und www.egms.de/en/gms/2008-6/000056.shtml
72 Merle S (1995) Wassergefilterte Infrarot-A-Strahlung zur Therapie der schmerzhaften Arthrose. In: Vaupel P, Krüger W (Hrsg.) Wärmetherapie mit wassergefilterter Infrarot-A-Strahlung. Grundlagen und Anwendungsmöglichkeiten. 2. Aufl. Stuttgart: Hippokrates, S. 149–156.
73 Möckel F, Hoffmann G, Obermüller R, Drobnik W, Schmitz G (2006) Influence of water-filtered infrared-A (wIRA) on reduction of local fat and body weight by physical exercise. GMS Ger Med Sci 4: Doc05. www.egms.de/pdf/gms/2006-4/000034.pdf und www.egms.de/en/gms/2006-4/000034.shtml
74 Müller W (2010) Infrarot A der Sonne schädigt die Haut nicht. The Sun's infrared-A is not detrimental to the skin. Pressemitteilung der Arbeitsgemeinschaft der Wissenschaftlichen Medizinischen Fachgesellschaften AWMF im Informationsdienst Wissenschaft idw. www.idw-online.de/de/news379477 (deutsch) und www.idw-online.de/en/news379479 (englisch)
75 Niinikoski J, Gottrup F, Hunt TK (1991) The role of oxygen in wound repair. In: Janssen H, Rooman R, Robertson JIS (eds.) Wound healing. Petersfield: Wrightson Biomedical Publishing, p. 165–174
76 Notter M, Germond JF, Wolf E, Berz J, Berz R (2011) Thermographically guided irradiation with water-filtered infrared-A (wIRA) and radiotherapy in breast cancer recurrencies – First experiences and temperature analysis. Thermology Int 21(2): 47–53
77 Otberg N, Grone D, Meyer L, Schanzer S, Hoffmann G, Ackermann H, Sterry W, Lademann J (2008) Water-filtered infrared-A (wIRA) can act as a penetration enhancer for topically applied substances. GMS Ger Med Sci 6: Doc08. www.egms.de/pdf/gms/2008-6/000053.pdf und www.egms.de/en/gms/2008-6/000053.shtml
78 Pascoe DD, Mercer JB, de Weerd L (2006) Physiology of thermal signals. In: Bronzino JD (ed.) Biomedical Engineering Handbook, 3rd edition. Boca Raton: Tailor and Francis Group, CRC press, p. 21-1–21-20
79 Pediani R (2001) What has pain relief to do with acute surgical wound healing? World Wide Wounds 2001. www.worldwidewounds.com/2001/march/Pediani/Pain-relief-surgical-wounds.html
80 Peer AJ, Grimm MJ, Zynda ER, Repasky EA (2010) Diverse immune mechanisms may contribute to the survival benefit seen in cancer patients receiving hyperthermia. Immunol Res 46: 137–154
81 Piazena H, Kelleher DK (2010) Effects of infrared-A irradiation on skin: discrepancies in published data highlight the need for an exact consideration of physical and photobiological laws and appropriate experimental settings. Photochem Photobiol 86(3): 687–705
82 Piazena H, Meffert H (2008) Optische Eigenschaften der Haut und die photobiologischen Grundlagen zur Dosierung von IR-Hautbestrahlungen in vivo und in vitro. In: Kaase H, Serick F (Hrsg.) Sechstes Symposium »Licht und Gesundheit«. Eine Sondertagung der Technischen Universität Berlin und der Deutschen Gesellschaft für Photobiologie mit der Deutschen Akademie für Photobiologie und Phototechnologie und der Deutschen Lichttechnischen Gesellschaft, 13.–14.03.2008 in Berlin, S. 162–178
83 Plattner O, Akca O, Herbst F, Arkilic CF, Függer R, Barlan M, Kurz A, Hopf H, Werba A, Sessler DI (2000) The influence of 2 surgical bandage systems on wound tissue oxygen tension. Arch Surg 135(7): 818–822
84 Prigogine I (2007) Chaos and the Law of Nature. Chaos und Naturgesetze. Vortrag in der Fernsehreihe Tele-Akademie. 3sat (Deutschland, Österreich, Schweiz). 2007-04-29, 07.15–08.00. (Vortrag des Präsidenten der Internationalen Akademie der Wissenschaften, ursprünglich gehalten 1994 in Stuttgart/Deutschland)
85 Rowe RW, Strebel FR, Proett JM, Deng W, Chan D, He G, Siddik Z, Bull JMC (2010) Fever-range whole body thermotherapy combined with oxaliplatin: a curative regimen in a pre-clinical breast cancer model. Int J Hyperthermia 26(6): 565–576
86 Rowe-Horwege RW (2006) Hyperthermia, systemic. In: Webster JG (ed.) Encyclopedia of medical devices and instrumentation, 2nd edition. John Wiley & Sons, p. 42–62
87 Rzeznik J (1995) Die Technik zur loko-regionalen Wärmetherapie mit wassergefilterter Infrarot-A-Strahlung. In: Vaupel P, Krüger W (Hrsg.) Wärmetherapie mit wasser-

gefilterter Infrarot-A-Strahlung. Grundlagen und Anwendungsmöglichkeiten. 2. Aufl. Stuttgart: Hippokrates, S. 29–46

88 Schabel E (2009) Wassergefilterte Infrarot-A-Strahlung: Erste Erfahrungen in der Anwendung. Kleintier Konkret S1: 23–24

89 Schumann H, Calow T, Weckesser S, Müller ML, Hoffmann G (2011) Water-filtered infrared A for the treatment of chronic venous stasis ulcers of the lower legs at home: a randomized controlled blinded study. Br J Dermatol 165: 541–551

90 Singer D, Schröder M, Harms K (2000) Vorteile der wassergefilterten gegenüber herkömmlicher Infrarot-Strahlung in der Neonatologie. Z Geburtshilfe Neonatol 204(3): 85–92

91 Skitzki JJ, Repasky EA, Evans SS (2009) Hyperthermia as an immunotherapy strategy for cancer. Current Opinion in Investigational Drugs 10(6): 550–558

92 Staudt R, Ippen H (1989) Erfahrungen mit einem neuartigen Infrarot-Strahler – eine Entwicklung des Erwin Braun Institutes, Basel. Geriatrie und Rehabilitation 2: 71–73

93 Stofft E, Vaupel P (1996) Wassergefilterte Infrarot-A-Strahlung versus Fango-Paraffin-Packung: Temperaturprofile bei lokoregionaler Wärmetherapie. Phys Rehab Kur Med 6: 7–11

94 Vaupel P (1995) Dr. med. h.c. Erwin Braun – Ein Leben für eine naturnahe Präventivmedizin. In: Vaupel P, Krüger W (Hrsg.) Wärmetherapie mit wassergefilterter Infrarot-A-Strahlung. Grundlagen und Anwendungsmöglichkeiten. 2. Aufl. Stuttgart: Hippokrates, S. 13-18

95 Vaupel P (1998) Der Kreis schließt sich – Präventivmedizin. In: Wichmann H (Hrsg.) Mut zum Aufbruch, Erwin Braun: 1921–1992. München: Prestel, S. 148–166

96 Vaupel P, Krüger W (Hrsg.) (1992) Wärmetherapie mit wassergefilterter Infrarot-A-Strahlung. Grundlagen und Anwendungsmöglichkeiten. 1. Aufl. Stuttgart: Hippokrates

97 Vaupel P, Krüger W (Hrsg.) (1995) Wärmetherapie mit wassergefilterter Infrarot-A-Strahlung. Grundlagen und Anwendungsmöglichkeiten. 2. Aufl. Stuttgart: Hippokrates

98 Vaupel P, Rzeznik J, Stofft E (1995) Wassergefilterte Infrarot-A-Strahlung versus konventionelle Infrarotstrahlung: Temperaturprofile bei lokoregionaler Wärmetherapie. Phys Rehab Kur Med 5: 77–81

99 Vaupel P, Stofft E (1995) Wassergefilterte Infrarot-A-Strahlung im Vergleich zu konventioneller Infrarotstrahlung oder Fango-Paraffin-Packungen: Temperaturprofile bei lokaler Wärmetherapie. In: Vaupel P, Krüger W (Hrsg.) Wärmetherapie mit wassergefilterter Infrarot-A-Strahlung. Grundlagen und Anwendungsmöglichkeiten. 2. Aufl. Stuttgart: Hippokrates, S. 135–147

100 von Felbert V, Hoffmann G, Hoff-Lesch S, Abuzahra F, Renn CN, Braathen LR, Merk HF (2010) Photodynamic therapy of multiple actinic keratoses: Reduced pain through use of visible light plus water-filtered infrared-A (wIRA) compared to light from light-emitting diodes. Br J Dermatol 163(3): 607–615

101 von Felbert V, Kernland-Lang K, Hoffmann G, Wienert V, Simon D, Hunziker T (2011) Irradiation with water-filtered infrared-A (wIRA) plus visible light improves cutaneous scleroderma lesions in a series of cases. Dermatology 222:347–357

102 von Felbert V, Schumann H, Mercer JB, Strasser W, Daeschlein G, Hoffmann G (2007) Therapy of chronic wounds with water-filtered infrared-A (wIRA) (review). GMS Krankenhaushyg Interdiszip 2(2): Doc52. www.egms.de/pdf/journals/dgkh/2008-2/dgkh000085.pdf und www.egms.de/en/journals/dgkh/2008-2/dgkh000085.shtml (Englisch mit ausführlicher deutscher Zusammenfassung)

103 von Felbert V, Simon D, Braathen LR, Megahed M, Hunziker T (2007) Behandlung einer linearen Sklerodermie mit wassergefilterter Infrarot-A-Strahlung. Hautarzt 58: 923–924

104 von Lieven H, Dapper FD (1994) Water-filtered infrared-A radiation: a new technique for hyperthermia of superficial tumors in men. 14th Annual Meeting European Society Hyperthermic Oncology (ESHO). Amsterdam/Niederlande: Abstract Volume. p. P9

105 von Weizsäcker CF (2007) Die Philosophie eines Physikers. Vortrag in der Fernsehreihe Tele-Akademie. 3sat (Deutschland, Österreich, Schweiz). 2007-04-08, 07.15–08.00. (Vortrag ursprünglich gehalten 1992 in der Universität Bamberg/Deutschland)

106 Wichmann H (1998) Mut zum Aufbruch, Erwin Braun: 1921–1992. München: Prestel

107 Wright J (2001) Hyperbaric oxygen therapy for wound healing. World Wide Wounds. www.worldwidewounds.com/2001/april/Wright/HyperbaricOxygen.html

Sichtbares Spektrum

Mathias Steinach (4.1), Jürgen Staedt und Anna Wirz-Justice (4.2)

4.1 Zirkadiane Rhythmik

Mathias Steinach

Fast alle Lebewesen und so auch der Mensch zeigen rhythmische Veränderungen verschiedenster physiologischer Variablen. Der zirkadiane Rhythmus, also die Tagesrhythmik, wird hauptsächlich beeinflusst durch die äußere Einwirkung des Wechsels von Tag und Nacht. Dieser Rhythmus wird in Zentren des Hypothalamus generiert und beeinflusst seinerseits alle peripheren Zellen. Schlaf als aktiver Erholungsprozess und notwendige Voraussetzung für höhere Leistungen des ZNS wie Gedächtnis und Abstraktion wird initiiert entsprechend des Zusammenspiels der Regulatoren dieses zirkadianen Rhythmus. Eine Störung der Regulation, z. B. durch eine Verschiebung der inneren Uhr und der äußeren Einflüsse wie beim Jetlag kann zu Schlafstörungen und zu negativen Folgen für weitere Körperfunktionen führen. Verschiedene Umgebungseinwirkungen wie Stress, Hitze, Kälte etc. nehmen Einfluss auf den zirkadianen Rhythmus. Dieser wiederum ist eng verknüpft mit der Thermoregulation, dem Stoffwechsel, der Fibrinolyse und den Immunfunktionen.

In diesem Beitrag lesen Sie:

- wie der zirkadiane Rhythmus des Menschen reguliert wird,
- welche Veränderungen des zirkadianen Rhythmus durch Asynchronitäten zu äußeren Einflüssen entstehen können,
- wie sich Schlaf und zirkadianer Rhythmus des Menschen unter extremen Umweltbedingungen verhalten und
- welchen Einfluss Veränderungen im zirkadianen Rhythmus auf andere Körperfunktionen haben können.

4.1.1 Definition und Regulation

Die rhythmische Veränderung von physiologischen Variablen ist ein quasi ubiquitär vorkommendes Phänomen in lebenden Organismen [1]. Verschiedene unterschiedliche Rhythmen scheinen dabei nebeneinander zu existieren, von langwelligen Veränderungen wie dem weiblichen Menstruationszyklus bis hin zu Änderungen vieler Parameter im zirkadianen Rhythmus, also wiederkehrend innerhalb von 24 h. Mehrere frühe wissenschaftliche Arbeiten haben sich mit den rhythmischen Veränderungen von physiologischen Parametern über den Tag hinweg beschäftigt, so z. B. mit der Pulsrate [2], dem Gasaustausch [3] oder der Körpertemperatur, welche ihr Maximum am frühen Abend erreicht (gegen 18 Uhr) und ihren Tiefpunkt zwischen den Nacht- und frühen Morgenstunden hat (gegen 4 Uhr) [4].

Diese Rhythmik erscheint angeboren, Veränderungen äußerer Einflüsse, wie z. B. Fasten oder körperliche Aktivität, haben keinen Einfluss auf diese Tagerhythmik [5]. Des Weiteren konnte gezeigt werden, dass trotz Isolation von äußeren zeitlichen Orientierungssignalen (sog. Zeitgebern), hauptsächlich dem Sonnenlicht, aber auch sozialer Interaktion, der zirkadiane Rhythmus bestehen bleibt, nur die Phasenlänge des Rhythmus verlängert sich [6]. Daraus schloss man, dass ein endogener Ursprung für den zirkadianen Rhythmus existiert. Seit dem konnten viele ähnliche Versuche einen endogenen Rhythmus von ca. 24,5 h darstellen, wenn der menschliche Organismus von äußeren Zeitgebern entkoppelt wird [7].

Der zirkadiane Rhythmus hat seinen Ursprung in einem Schrittmachersystem, welches sich im Nucleus suprachiasmaticus des anterioren Hypothalamus befindet (SCN) [8]. Dieses System koordiniert die molekularen Uhren der peripheren Zellen über seinen Einfluss auf die Körperkerntemperatur, auf verschiedene Hormonkonzentrationen und auf das menschliche Verhalten [9]. Die molekularen Uhren der peripheren Zellen bestehen molekularbiologisch betrachtet aus einer Transkriptions-Translations-Feedbackschleife zwischen sog. Clock-related-Genen (z. B. Per1-2, Cry1-2) und einem Proteindimer (BMAL1, »brain and muscle ARNT-like protein 1« und CLOCK, »circadian locomotor output cycles kaput«), auf die via Hormonen und Zytokinen Einfluss genommen wird (◘ Abb. 4.1) [10].

Ein gängiges Modell des zentralen Schrittmachers besteht aus einem im SCN befindlichen Oszillator, der den 24-Stunden-Rhythmus generiert und sich über Eingangssignale mit externen Stimuli synchronisiert, hauptsächlich über den natürlichen Tag-Nacht-Rhythmus. Der Synchronisa-

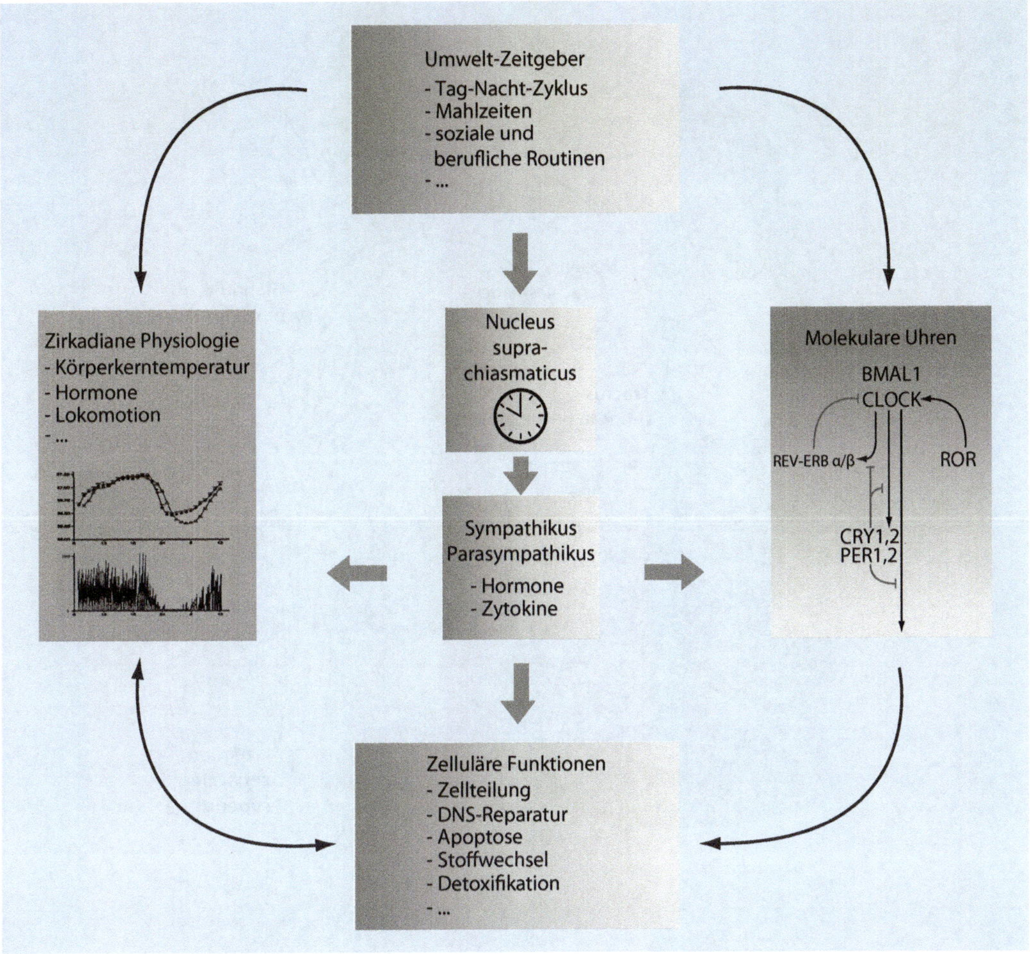

Abb. 4.1 Regulation des zirkadianen Systems: Die Periodendauer des Nucleus suprachiasmaticus wird durch den Tag-Nacht-Zyklus und andere Zeitgeber aus der Umwelt kalibriert. Der Nucleus suprachiasmaticus kontrolliert den zirkadianen Rhythmus über dessen Einfluss auf hormonelle Veränderungen, motorische Aktivität und die Körperkerntemperatur. Weitere Einflüsse involvieren das sympathische und parasympathische vegetative Nervensystem sowie Zytokine wie TGF-α und EGF. Diese Veränderungen beeinflussen die molekularen Uhren in allen peripheren Körperzellen und involvieren die Transkriptions-/Translations-Feedbackschleifen, in denen die BMAL1:CLOCK Proteindimere eine zentrale Rolle spielen. Diese molekularen Uhren wiederum haben Einfluss auf zelluläre Funktionen und verändern letztlich ihrerseits die zirkadiane Physiologie. *BMAL1* »brain and muscle aryl hydrocarbon receptor nuclear translocator (ARNT)-like«; *CLOCK* »circadian locomotor output cycles kaput«; *REV-ERBα/β* BMAL1 und CLOCK regulierende Transkriptionsfaktoren, auch »nuclear receptor subfamily 1 group D member 1 (NR1D1)«; *ROR* »RAR-related orphan receptor«, auch »nuclear receptor subfamily 1 group F member 1 (NR1F1)«; *CRY* »cryptochrome«; *PER* »period«, CRY und PER bilden ein Dimer, das im Zellkern negativ rückkoppelt. (Mod. nach [(139])

tionsprozess, der die internen Vorgänge an die externen Stimuli anpasst, wird auch als Entrainment bezeichnet [11]. Licht, das auf die Netzhaut fällt, wird als entsprechende Information über einen direkten Zugang an das zirkadiane System weitergeleitet (Abb. 4.2): dem Tractus retinohypothalamicus (RHT) [12] sowie über einen indirekten Zugang über den Tractus geniculohypothalamicus, auch als »intergeniculate leaflet« (IGL) bezeichnet [13].

Neben den bekannten Photorezeptoren Zapfen und Stäbchen wurde ein weiterer Melanopsin enthaltender Typ retinaler Ganglionzellen entdeckt, die als hauptsächliche Photorezeptoren für den zirkadianen Rhythmus gelten [14]. Diese Re-

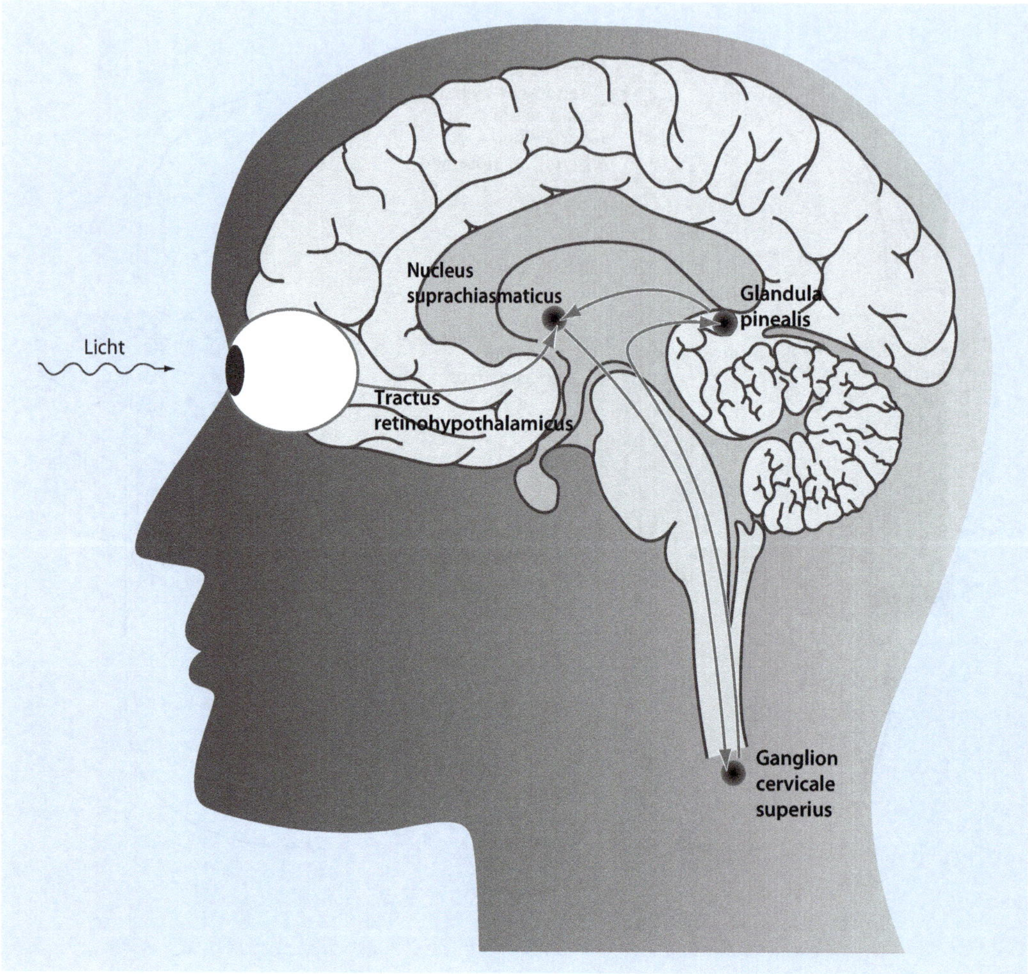

Abb. 4.2 Schematische Übersicht der neuronalen Verschaltungen bezüglich des Einflusses des Lichts auf das zirkadiane System. Lichtinformationen werden zum Nucleus suprachiasmaticus weitergeleitet. Inhibierende Signale erreichen von dort die Glandula pinealis über das Ganglion cervicale superius. In der Abwesenheit von Licht verschwindet diese Inhibition. (Mod. nach [39])

zeptoren haben ihre höchste Empfindlichkeit für Licht der Wellenlänge um 460 nm, dem Blauanteil des Lichtes, welches die größte Fähigkeit gezeigt hat, die Melatoninsekretion zu supprimieren und den zirkadianen Rhythmus zu beeinflussen [15]. Dies bedeutet, dass insbesondere bläuliches »kaltes« Sonnenlicht wie es z. B. im Hochgebirge vorkommt, einen stärkeren Effekt auf die retinalen Ganglionzellen ausübt als rötliches »warmes« Licht, z. B. eines Sonnenuntergangs oder einer Kerze. Melatonin, ein Tryptophanmetabolit, wird von der Glandula pinealis (Zirbeldrüse) sezerniert, die afferente Eingänge und efferente Ausgänge zu anderen Teilen des zirkadianen Systems besitzt. Die Glandula pinealis erhält Informationen über das Ganglion cervicale superius des Sympathikus, der seinerseits Afferenzen aus dem SCN erhält. Melatonin der Glandula pinealis wiederum beeinflusst den SCN und somit die zirkadiane Rhythmik, indem es über eine Hemmung der Neurone des SCN einen schlaffördernden Zustand herbeiführt [16].

Ein funktionelles Modell der zirkadianen Rhythmik besteht aus einem endogenen zirkadianen Prozess (Prozess C) und einem homöostatischen Prozess (Prozess S) sowie Einflussgrößen aus der Umgebung. Der endogene Prozess C fördert das Wachsein während des Tages und die Konsolidierung des Schlafes während der Nacht zusammen mit der Synchronisierung der äußeren Bedingungen [17]. Darüber hinaus akkumuliert der homöostatische Prozess S als Funktion des vorherigen Wachseins, sodass die Schlafneigung bzw. Müdigkeit stetig ansteigt, bis dieser Antrieb wieder durch Schlaf verringert wird. Schlaf ist nach wie vor die einzige bekannte Möglichkeit, den Schlafantrieb des homöostatischen Prozesses zu reduzieren [18].

Diese Prozesse sind auch mit der Wärmeregulation verbunden, so wurde gezeigt, dass Schlaf normalerweise eingeleitet wird, wenn die Körpertemperatur anfängt zu fallen, und das Aufwachen ausgelöst wird, nachdem die Körpertemperatur wieder zu steigen beginnt [19]. Auch ist ein hypothermischer Effekt von Melatonin gezeigt worden, der die Schlafneigung fördert [20]. Die Induktion des Schlafes durch einen peripheren Wärmeverlust durch eine Vasodilatation der Hautgefäße, gefolgt von einer Abnahme der Körperkerntemperatur zeigt zusätzlich die Vernetzung zwischen dem Schlaf-Wach-Rhythmus und der Wärmeregulation [20].

Das hochgradig regulierte System des zirkadianen Rhythmus kann auf vielfältige Weise gestört werden, sodass es zu einer Inkongruenz der endogenen zirkadianen Phase und den äußeren 24-Stunden-basierten, physikalischen und sozialen Umweltbedingungen kommt.

4.1.2 Zirkadiane Asynchronität

Eine Asynchronität bzw. ein Versatz des zirkadianen Rhythmus kann entstehen, wenn die äußeren Zeitgeber nicht mehr synchron zum endogenen Rhythmus sind. Eine entsprechende Störung findet sich z. B. bei Schichtarbeitern oder beim Jetlag. Dies kann zu verkürzten Schlafphasen führen, was seinerseits mit einem erhöhten Risiko anderer Erkrankungen verbunden ist, wie z. B. Übergewicht, Diabetes, Bluthochdruck und verminderte Immunfunktion [21, 22]. Auf der anderen Seite können Veränderungen im endogenen zirkadianen System zu Änderungen im Schlaf-Wach-Rhythmus führen, wie man es bei Patienten mit verzögerten (»delayed sleep phase disorder«, DSPD) oder beschleunigten Schlafphasen (»advanced sleep phase disorder«, ASPD) beobachten kann [23].

»Delayed sleep phase disorder« (DSPD)

DSPD-Patienten haben Probleme einzuschlafen und verspüren Müdigkeit am Morgen und über den Tag hinweg [24]. Meist suchen diese Patienten ärztlichen Rat, weil die Tagesmüdigkeit sie in ihren beruflichen und sozialen Erfordernissen beeinträchtigt [24]. Oft beobachtete Selbstmedikation, z. B. mit Schlafmedikamenten oder Alkohol, verschlimmert meist die Situation und kann in einer konditionierten Schlaflosigkeit (Insomnie) resultieren; ca. 10 % der Patienten mit chronischer Insomnie haben diesen Werdegang [25]. Die epidemiologischen Daten zum DSPD sind begrenzt, einige Untersuchungen zeigen eine Prävalenz von 0,17 % in der Gesamtpopulation [26], andere Studien eine besonders hohe Prävalenz (>7 %) bei jungen Erwachsenen [24].

Stress und berufliche Beanspruchungen, die meist bis in den späten Abend hinein andauern, fördern die Ausbildung der verzögerten Schlafphasen des DSPD [27]. Weitere Untersuchungen haben gezeigt, dass bei Patienten mit DSPD ursächlich eine hypersensitive Suppression von Melatonin durch Licht vorliegen könnte [28]. Des Weiteren führt ein Mangel an entsprechendem Licht in den Morgenstunden zu einer Verschlimmerung der Symptomatik [29].

Lichttherapie ist ein weit verbreitetes und effektives Mittel, um Patienten mit DSPD zu behandeln [30]. Eine Exposition gegenüber hellem Licht für 1–2 h am Morgen ist effizient in der Lage, die zirkadiane Uhr wieder zu beschleunigen [31]. So konnten Studien zeigen, dass Lichttherapie die Melatoninsekretion wirkungsvoll supprimiert [32] und über diesen Mechanismus die zirkadiane Rhythmik synchronisiert werden kann [33]. Licht hoher Intensität (3000–10.000 Lux) hat hierbei die größte Wirkung auf das zirkadiane System, jedoch können selbst geringe Intensitäten (50–600 lx) eine bemerkbare Veränderung der zirkadianen Phase hervorrufen, was bei Personen gezeigt werden konnte, die sich allgemein eher in dunkler Umgebung aufhalten [34]. Zur Einheit der Beleuchtungsstärke Lux sei angemerkt, dass das Licht einer Kerze in 1 m Abstand etwa 1 lx entspricht, eine Bürobeleuchtung ca. 500 lx, ein trüber Wintertag ca. 3000 lx, Schatten im Sommer ca. 10.000 lx und ein sehr heller Sommertag bis zu 100.000 lx haben können.

Drei Durchgänge einer Lichtexposition mit nur 12 lx für 6,5 h konnte bereits eine Phasenveränderung der zirkadianen Rhythmik erzeugen [35]. Des Weiteren konnte gezeigt werden, dass auch eine intermittierende Exposition (sechs 15-minütige Lichtpulse bei 9500 lx, unterbrochen von 60-minütigen Phasen bis 1 lx) gegenüber hellem und gedämpftem Licht eine fast ebenso große Phasenveränderung hervorrufen konnte wie eine kontinuierliche Exposition [36]. Dies bedeutet im Umkehrschluss natürlich auch, das Licht bereits geringer Intensität, selbst wenn dieses intermittierend präsentiert wird, einen Einfluss auf den zirkadianen Rhythmus haben kann und entsprechend einen Stressor für dieses System darstellt, wenn der Mensch Licht zu unerwünschten bzw. unphysiologischen Zeiten exponiert wird.

Die Behandlung mit Licht bei DSPD-Patienten ist insbesondere dann effektiv, wenn von den Patienten Licht in den Abendstunden gemieden wird [37]. Bei einigen Patienten könnte zusätzlich eine Gabe des schlafinduzierenden Hormons Melatonin zu den Abendstunden nützlich sein, da auch hier in Studien eine Synchronisierung im Sinne einer Beschleunigung der zirkadianen Uhr gezeigt werden konnte [38], jedoch gibt es aufgrund der begrenzten Anzahl klinischer Studien noch keine standardisierten Behandlungsregime und auch kein in Deutschland als Arzneimittel zugelassenes Präparat.

»Advanced sleep phase disorder« (ASPD)

Patienten mit ASPD wachen in Bezug zu ihrer Umgebung verfrüht auf und verspüren Müdigkeit und ein Schlafbedürfnis in den frühen Abendstunden [39]. Diese Phasenbeschleunigung ist vergleichsweise selten bei jüngeren Erwachsenen [40], die Symptomatik nimmt in ihrer Häufigkeit mit dem Alter zu [41]; es wird von einer Prävalenz von ca. 1 % bei Erwachsenen mittleren Alters ausgegangen [40]. Es zeigte sich bei einigen Familien eine Häufung [42], weshalb eine Verknüpfung mit heriditären Merkmalen vorgeschlagen wird, der genaue pathophysiologische Vorgang ist jedoch noch weitgehend unklar. Möglicherweise liegt eine Verkürzung der Tagesperiode unterhalb von 24 h vor [42].

Die Behandlung mittels Lichttherapie ist auch bei der ASPD effektiv möglich, mit dem Resultat der Verlängerung und Verzögerung der Phase sowie einer Verbesserung der Schlafeffizienz bei Exposition in den Abendstunden [43]. Es existieren noch zu wenig Daten über den Einsatz und die Effektivität von Melatonin bei ASPD Patienten, zudem ist noch unklar, ob die sedative Wirkung von Melatonin bei Verabreichung in den frühen Morgenstunden sich nicht negativ auf den restlichen Tag auswirkt [39].

»Free running disorder« (FRD)

Das »free running disorder« (FRD) ist ein Zustand, bei dem jeden Tag eine stetige Verschiebung ihres zirkadianen Rhythmus des Patienten um einige Stunden auftritt. Wenn die Patienten versuchen, dem äußeren Rhythmus folgend einen konventionellen Schlaf-Wach-Rhythmus aufrechtzuerhalten, so leiden sie häufig unter Schlafstörungen, Schlaflosigkeit, verfrühtes Erwachen und Müdigkeit über den Tag hinweg [44]. FRD wird häufiger bei blinden Menschen festgestellt, da ihnen der wichtige Zeitgeber des Sonnenlichts fehlt [45]; ca. 50 % aller blinden Individuen haben FRD [46]. FRD scheint dagegen selten bei nicht blinden Individuen zu sein [47]. Es gibt Berichte über neu eintretendes FRD bei Patienten nach einer Kopfverletzung [47].

FRD-Patienten zeigen positive Resultate bei der Behandlung mit nicht lichtbasierten Zeitgebern, wie z. B. sozialen Zeitgebern oder täglichen Routinen, z. B. durch das Arbeitsleben. Es gibt jedoch auch Patienten, die trotz ihrer totalen Blindheit auf Licht als Zeitgeber zu reagieren scheinen [48]. Es ist vorstellbar, dass diese Patientengruppe eine Blindheit aufweist, die zwar zu einer visuellen Blindheit bei den Patienten führt, die jedoch nicht die kürzlich entdeckten ganglionischen Zellen betrifft, die mit der Informationsübertragung an das zirkadiane System in Verbindung gebracht werden, sodass dieser unbewusste Teil des visuellen Systems für die Regulation des zirkadianen Rhythmus noch intakt ist. Die Behandlung mit Melatonin, ca. 1 h vor dem gewünschten Zubettgehen, scheint bei blinden Patienten mit FRD effektiv und nützlich zu sein [49].

»Shift work sleep disorder« (SWSD)

Schichtarbeit in der Nacht kann einen erheblichen Einfluss auf den zirkadianen Rhythmus eines Menschen haben, da es den Aktivitätsschwerpunkt des Individuums von sozialen und physikalischen Zeitgebern entkoppelt und die betreffende Person daran hindert, an einem normalen Tagesablauf teilzunehmen. Die aus dieser Verschiebung resultierenden Störungen werden im »shift work sleep disorder« (SWSD) zusammengefasst.

SWSD stellt sich bei den Patienten typischerweise als Schlaflosigkeit, Tagesmüdigkeit und chronische Erschöpfung dar, obwohl die Symptome jeweils variieren können [50]. Faktoren wie Alter, Arbeitsablauf, Zugang zu Freizeitaktivitäten und andere den Schlaf beeinflussende Krankheiten wie Schlafapnoe oder Narkolepsie verändern zusätzlich die Ausprägung des SWSD und die Fähigkeit der Patienten mit dessen Symptomen umzugehen [51].

Die Prävalenz von SWSD ist potenziell relativ groß, da 20 % der arbeitenden Bevölkerung in den industrialisierten Staaten Schichtarbeit in der Nacht durchführen müssen [52]. Untersuchungen zeigen eine Prävalenz von ca. 1–5 % der Population westlicher Länder, mit einem Anteil von ca. 30 % der Schichtarbeiter [53].

Viele Schichtarbeiter klagen über Schlafprobleme nach der Schichtarbeit, über einen nicht erholsamen Schlaf und über Tagesmüdigkeit, die sogar noch mehrere Tage nach der letzten Nachtschicht anhält [54]. Dies kann ein Problem für alle weiteren Aktivitäten darstellen, obwohl die Periode der Schichtarbeit vorüber ist. Die Rückkehr zu einem normalen Schlaf-Wach-Rhythmus ist abhängig davon, wie schnell und in welche Richtung die Nachtschicht und die damit einhergehenden Veränderungen für den zirkadianen Rhythmus eingetreten sind [39].

Bei Schichtarbeitern finden sich häufiger gastrointestinale Beschwerden als bei Nicht-Schichtarbeitern [55], dies wird auch den zeitlichen Anforderungen des Schichtplans zugesprochen, denen sich die Essgewohnheiten unterwerfen müssen [56]. Oft finden sich Appetitstörungen, Verstopfung, Dyspepsie und Bauchschmerzen; 20–75 % der Schichtarbeiter klagen über diese Probleme [57]. Magengeschwüre treten bei ihnen doppelt so häufig auf wie bei der Normalpopulation [58]. Des Weiteren wurde gezeigt, dass bei Nachtschichtarbeitern ein signifikant größeres Risiko für die Entstehung von Krebs gegeben ist [59].

Mit Bezug auf den Stoffwechsel zeigen sich Änderungen der Blutlipidkonzentrationen. So steigen die Konzentrationen von LDL (>3,3 mmol/l) und Triglyzeriden (>1,7 mmol/l), während die Konzentration von HDL (<1,0 mmol/l) bei Schichtarbeitern sinkt [60]. Außerdem wurde bei Schichtarbeitern eine verminderte Glukosetoleranz, eine erhöhte Insulinresistenz und eine Lipidintoleranz gefunden [61], alles Veränderungen, die die Entwicklung eines metabolischen Syndroms begünstigen.

Eine Untersuchung zeigte bei 8 Schichtarbeitern eine Erhöhung der mittleren postprandialen Plasmaglukosekonzentration um 32 % (Einnahme von 4 isokalorischen Mahlzeiten pro 28-Stunden-Periode), wenn die Arbeiter außerhalb des normalen zirkadianen Rhythmus waren ($p=0{,}025$; Wilcoxon »matched pair«). Dieser Konzentrationsanstieg trat trotz der gleichzeitigen Zunahme der Insulinkonzentration um 115 % ein, was nahe legt, dass die Insulinsensitivität abnimmt, wenn sich ein Individuum außerhalb seines zirkadianen Rhythmus befindet. Des Weiteren war insbesondere zu Beginn der Schlafperiode eine Zunahme der Stresshormons Kortisol zu beobachten, das seinerseits einen hyperglykämischen Zustand fördert [62].

Wie zuvor angesprochen ist die Möglichkeit, an Freizeitaktivitäten teilzunehmen, für Schichtarbeiter sehr limitiert, da diese in den meisten Fällen tagsüber angeboten werden, und nur wenige Möglichkeiten existieren, die sich an den Erfordernissen von Schichtarbeitern orientieren [63]. Andererseits würden viele Schichtarbeiter gerne an Freizeitaktivitäten teilnehmen [64]. Es ist daher nicht verwunderlich, wenn Schichtarbeiter Schwierigkeiten haben, z. B. ihr Fitnesslevel beizubehalten [63]. Diese Problematik kombiniert sich mit den zuvor genannten Veränderungen der erhöhten Plasmalipid- und Glukosekonzentrationen.

Durch physische Aktivität, wie z. B. Sport, erhöht sich die Schlafdauer, und die Schlafqualität wird gesteigert. Insbesondere Schichtarbeiter profitieren von einer gesteigerten Schlafqualität [64] und verringern so ihren Erschöpfungsgrad und verbessern verschiedene physiologische Abläufe im Körper [65]. Es konnte gezeigt werden, dass der Betrag von »slow wave sleep« (SWS) für die Gedächtnisleistungen und Restaurationsvorgänge im Gehirn von Bedeutung ist, und dass der Betrag von SWS durch physische Aktivität erhöht werden kann [66]. Bei Schichtarbeitern kombinieren sich nun die durch den Schichtdienst negativ veränderten Schlafrhythmen mit einem Verlust an erholsamen SWS durch geringere physische Aktivität.

Kürzlich wurden pathologische Veränderungen von Neuropeptiden, die die Nahrungsaufnahme steuern, wie Ghrelin, Leptin und Orexin mit Schlafentzug assoziiert, was wiederum negativ den Appetit beeinflussen kann, mit dem Risiko für Überernährung und Übergewicht [67]. Blutleptinkonzentrationen waren bei Schichtarbeitern, die arbeitsbedingt außerhalb des normalen zirkadianen Rhythmus waren, signifikant um 17 % geringer als während der normalen zirkadianen Rhythmik [68]. Diese Neurotransmitter beeinflussen offenbar auch die Thermogenese und somit den Energieumsatz, wie bei Studien an Ratten gezeigt werden konnte [69]. Jedoch ist noch nicht genügend über die Verflechtungen zwischen Schlaf, Stoffwechsel, Regelung der Körpermasse, Thermoregulation und letztlich dem zirkadianen Rhythmus bekannt.

Die Behandlung von Patienten, die an SWSD leiden, besteht aus einer Verbesserung der Schlafhygiene (ruhige und dunkle Schlafumgebung) sowie der Behandlung mit Lichttherapie und ggf. mit Melatonin, um den zirkadianen Rhythmus wieder anzupassen [70]. Auf diese Weise konnte die gewünschte Schlafzeit und Schlafneigung (Müdigkeit) bereits erfolgreich miteinander in Einklang gebracht werden [71]. Bei der Lichttherapie wurden erfolgreich verschiedene Intensitäten von 1200–10.000 Lux [72] sowie verschiedene Expositionszeiten in kontinuierlicher und intermittierender Form angewendet [73].

Das Tragen von Sonnenbrillen, um Lichtreize zu unerwünschten Zeiten zu vermeiden, kann ebenfalls helfen, eine Phasenjustierung zu erreichen, selbst ohne zusätzliche Lichttherapie [74]. Der Effekt ist dabei umso größer, je besser Lichtreize vermieden werden – d. h. Sonnenbrillen werden ihre Wirkung insbesondere im Sommer, zu den lichtintensiven Mittagsstunden und in den entsprechenden geographischen Regionen (Meeresküste, Hochgebirge) entfalten. Diese Lichtanteile haben naturgemäß einen hohen Spektralanteil an blauem Licht, das – wie eingangs beschrieben – eine besonders große Wirkung auf die retinalen Ganglionzellen ausübt.

Des Weiteren ist es vorteilhaft, auch das soziale Umfeld des Patienten mit einzubeziehen und die Therapien jeweils individuell auszugestalten [39].

»Jet lag disorder«

Beim Jetlag kommt es zu einem Versatz zwischen dem zirkadianen Rhythmus und den externen Zeitgebern durch eine große zurückgelegte Distanz über mehrere Zeitzonen hinweg. Die entstehenden Symptome können in ihrer Ausprägung unterschiedlich sein, je nachdem wie viele Zeitzonen zurückgelegt wurden und in welche Richtung gereist wurde. Meist sind die Symptome nur temporär und sistieren nach einigen Tagen. Die Reise nach Osten resultiert meist in dem Problem, nicht einschlafen zu können, während die Reise nach Westen die Schwierigkeit für den Reisenden mit sich bringt, nicht wach bleiben zu können [75]. Weitere Symptome sind generelles Unwohlsein, gastrointestinale Störungen und verminderte Leistungsfähigkeit [76], hinzu kommt ein Erschöpfungszustand, hervorgerufen durch eine lange Flugreise mit relativ beengtem Platzangebot in der Economy Class [77]. Einige Studien zeigen, dass ältere Reisende weniger vom Jetlag betroffen sind [78], dem gegenüber stehen Studien, bei denen Personen mittleren Alters (37–52 Jahre) einen fragmentierteren Schlaf hatten und nach einem Flug über sechs Zeitzonen weniger aufmerksam waren als eine jüngere Vergleichsgruppe (18–25 Jahre) [79].

Die Behandlung besteht meist darin, den inneren zirkadianen Rhythmus an die neuen Gegebenheiten anzupassen. Die Anpassung des Verhaltens, bei der entsprechend der lokalen Zeit bewusst soziale und berufliche Aktivitäten sowie eine entsprechende Exposition gegenüber dem Sonnenlicht eingehalten werden sollten, kann dazu beitragen, die Symptome des Jetlags zu lindern [80]. Eine generelle Empfehlung bei einer Reise von bis zu 8 Zeitzonen ist eine Exposition mit hellem Licht am Morgen nach einer Reise gen Osten und einer

Exposition am Abend nach einer Reise gen Westen [81]. Ebenso wie bei Schichtarbeitern kann es helfen, Sonnenbrillen zu tragen, um zu unerwünschten Zeiten eine Exposition mit Sonnenlicht zu vermeiden [82], dies kann auch schon am Ursprungsort durchgeführt werden, um sich auf die neue kommende Situation vorzubereiten. Je nach Möglichkeit können die Schlaf- und Wachzeiten so schon dem Zielgebiet angepasst werden [39].

Wenn bei einer Reise gen Osten die Zahl der zurückgelegten Zeitzonen 8–10 überschreitet, dann ist es meist ratsamer, die Symptome wie bei einer Reise gen Westen zu behandeln, da es meist schwieriger ist, den zirkadianen Rhythmus zu beschleunigen (früher zu Bett gehen) als ihn zu verzögern (länger wach bleiben) [83]. Neben der Exposition gegenüber hellem Licht ist auch eine unterstützende Gabe von Melatonin möglich [84]. Eine individuelle Anpassung ist zusätzlich nötig und sollte berücksichtigt werden, wenn der Reisende zuvor bereits an einem Jetlag durch zurückliegende Reisen leidet oder einen atypischen zirkadianen Rhythmus aufweist, wie z. B. durch Schichtarbeit.

4.1.3 Schlaf und zirkadianer Rhythmus unter extremen Bedingungen

Die menschliche Neugier und die Suche nach neuen Territorien haben Entdecker, Soldaten, Forscher und Unternehmer in neue, teils unwirtliche Gebiete gebracht. Extreme Umgebungsbedingungen haben Einfluss auf die verschiedensten physiologischen Vorgänge und können auch den zirkadianen Rhythmus und dessen offensichtlichste Äußerung, den Schlaf-Wach-Rhythmus, entsprechend stören und zu einem Schlafmangel führen [85]

Heiße Klimate

Es ist allgemein bekannt, dass es während einer heißen Sommernacht zu gestörtem Schlaf kommen kann [86]. Die Anzahl der Schlafstörungen ist insbesondere während einer plötzlichen Hitzewelle erhöht, wie sie beispielsweise 2003 ganz Europa traf und allein in Frankreich ca. 15.000 Menschenleben kostete [87].

Es gibt verschiedene Ansätze, in denen Wissenschaftler versucht haben, die Bedingungen des Schlafes im Zusammenhang mit Umgebungshitze zu erforschen. Exposition gegenüber Hitze vor dem Schlaf, wie z. B. von Saunabesuchen [88] oder heißen Bädern [89], konnte eine Steigerung des Anteils an »slow wave sleep« (SWS) bewirken. Dabei wurde die Änderung des SWS-Anteils mit der Änderung der Körpertemperatur in Verbindung gebracht [85]. Hitzebelastungen während des Schlafes, mit einer Umgebungstemperatur (»dry bulb temperature«) zwischen 31 und 38°C brachte hingegen eine Reduktion sowohl des SWS als auch des REM-Schlafes [90] und führte zu Unterbrechungen des Schlafes [91].

Je nachdem, ob die Hitzeexposition vor oder während des Schlafes auftritt, kann es also zu unterschiedlichen Effekten kommen. Weitere Untersuchungen haben gezeigt, dass tolerierte Hitzebelastungen während des Tages zu einer Erhöhung des SWS führen; nicht tolerierte Belastungen führen zu einer SWS-Beeinträchtigung. Schlafstabilität und REM-Schlaf sind insbesondere empfindlich gegenüber Hitzebelastungen während des Schlafes; diese Parameter zeigen somit synchrone Veränderungen während einer nächtlichen Hitzebelastung [92].

Kalte Klimate

Die Erforschung des zirkadianen Rhythmus in kalten Klimaten hat bislang zu unterschiedlichen Resultaten geführt. Einige Teilnehmer (männlich) zeigten einen sehr gestörten Schlaf [93], während weibliche Teilnehmerinnen nur eine geringe Veränderung ihres SWS aufwiesen [94]. Andere Untersuchungen zeigten keine Veränderung der Schlafmuster, nur eine längere Wachphase, bis die Teilnehmer schließlich einschliefen [95]. Insgesamt lässt sich aber aussagen, dass eine kalte Umgebung negative Auswirkungen auf den Schlaf hat, da die Kälte Ruhelosigkeit hervorruft und die REM-Phasen ändert.

Dies wird durch Ergebnisse aus Überwinterungsstudien in der Arktis untermauert, in denen die Teilnehmer mittels Polysomnographie während des Schlafes überwacht wurden. Der Schlaf in kalter Umgebung führte zu einer Abkühlung, bis die rektal gemessene Körperkerntemperatur 34,9°C erreicht hatte, von wo an sie durch Muskelzittern und Körperbewegungen wieder anstieg. Dies wiederum bewirkte einen sehr unruhigen Schlaf und Wachphasen. Die REM-Phasen waren kürzer als in euthermen Umgebungen, und die Verkürzung war proportional zum Ausmaß der Abkühlung [96].

Teilnehmer, die sich zuvor an die Umgebung durch 9 tägliche Bäder in 10°C kaltem Wasser für 1 h akklimatisierten, zeigten keine Änderung des Schlafmusters und keine Auswirkungen auf die REM-Phase [97]. Eine Akklimatisierung scheint in dieser Hinsicht einen protektiven Effekt zu haben. Daten von Langzeitüberwinterern zeigen eine Abnahme in SWS und REM-Phasen während der Dunkelphasen des polaren Winters und eine Wiederzunahme dieser Werte zum polaren Sommer hin [98]. Diese Veränderungen werden den äußeren Tageslichtvariationen zugeschrieben; interindividuelle Unterschiede können zudem durch unterschiedliche physische Aktivitätszustände der Teilnehmer bedingt sein, so z. B. in einer Studie, in der der SWS-Anteil des Schlafes anstieg, als der Winter relativ mild war und die Teilnehmer an einer Vielzahl täglicher Exkursionen teilnehmen konnten [99].

Hypobare Umgebung

Große Höhe geht mit der Abnahme des Luftdrucks einher und resultiert in einem verringerten arteriellen Sauerstoffpartialdruck und entsprechend geringerem Sauerstoffgehalt des Blutes. Ohne zusätzliche Zufuhr von Sauerstoff kann es zur Ausbildung der Höhenkrankheit kommen (»acute mountain sickness«, AMS), je nach Schnelligkeit des Aufstiegs, Höhenakklimatisation des jeweiligen Menschen und physischer Beanspruchung durch den Aufstieg. AMS geht einher mit Kopfschmerz, Schwindelgefühlen sowie einem Nachlassen kognitiver und psychomotorischer Fähigkeiten und kann in schweren Verläufen zu Lungen- und Hirnödemen führen.

Während des Schlafes nimmt die arterielle Sauerstoffsättigung zusätzlich ab, was zur Ausbildung des AMS führen kann [100]. Des Weiteren führt eine zentral bedingte Schlafapnoe zu Schlafunterbrechungen. Es konnte gezeigt werden, dass sich bei männlichen Probanden mit moderater obstruktiv bedingter Schlafapnoe die Symptome verschlimmerten und sich eine zentrale Schlafapnoe ausbildete [101]. In dem zugrunde liegenden Mechanismus führt der geringere Sauerstoffgehalt zu einer Hyperventilation mit einhergehender Abatmung von Kohlendioxid, was zu einer zentralen Abnahme des Atemreizes führt.

Schlaflosigkeit und Schlafunterbrechungen zeigen eine Proportionalität zur jeweiligen Höhe, wobei die Symptome der Schlafveränderungen ab einer Höhe von über 2000 m auftreten, insbesondere während der ersten 3 Wochen der Höhenanpassung [102]. Zu den Schlafstörungen gehören auch verlängerte Liege- und Schlafzeiten und eine Abnahme des SWS-Anteils [103], jedoch existiert eine große Bandbreite der Anfälligkeit [104], und einige Menschen scheinen relativ wenig anfällig gegenüber Schlafstörungen in großer Höhe zu sein [105]. Auch ethnische Unterschiede scheinen einen Einfluss zu haben. So zeigten einheimische Tibeter einen längeren ungestörten Schlaf auf 5000 m Höhe als zugereiste Han-Chinesen, die in Tibet leben [106].

Hyperbare Umgebung

Der Schlaf in einer hyperbaren Umgebung, also einer Überdruckumgebung, wie z. B. in einer Überdruckkammer in der Tauchmedizin, scheint bis zu geringen Tiefen (30 m) nur wenig beeinflusst zu sein. So kommt es zu einer schwachen Verkürzung der Schlafzeit und des SWS-Anteils mit Tagesmüdigkeit [107]. Diese Symptome bleiben bis zu einer Tiefe von ca. 300 m relativ unverändert, ab der der SWS dann weiter abnimmt [108]. Bei Tiefen größer als 400 m kommt es zu einer weiteren Abnahme des SWS und des REM-Schlafes, und vermehrte Wachphasen treten auf [192, 105]. Der Schlaf bei größeren Überdrücken ist somit allgemein ausgedrückt relativ gestört, und das unabhängig vom genutzten Atemgas; die Schlafmuster kehren jedoch unter Dekompression wieder zum Normalbild zurück [108].

Mikrogravitation

Die bemannte Erforschung des Weltraums ist mit erheblichen Veränderungen der Umgebung verbunden. Schwerelosigkeit, auch Mikrogravitation genannt, ist die wichtigste Veränderung, und als die Missionszeiten zunahmen, musste auch die Frage des Schlafes in dieser neuen Umgebung untersucht werden. Neben der Mikrogravitation führen der Verlust des gewohnten Tag-Nacht-Zyklus, beengte Umgebung, Lärm von Motoren und Ventilatoren, Verlust der propriozeptiven Reize sowie Aufregung, Übelkeit und unkomfortable Temperaturen zu einem verkürzten und wenig erholsamen Schlaf [109].

Es hat sich gezeigt, dass der Schlaf in der Schwerelosigkeit signifikant auf durchschnittlich 6 h verkürzt ist, bis hin zu Schlafdauern von nur 4 h [110]. Daher erscheint es nicht überraschend, dass Schlafmittel zu den während einer Weltraummission am häufigsten genutzten Medikamenten gehören; nur Mittel gegen Übelkeit werde noch häufiger genutzt [201]. Häufig müssen sich die spärliche Freizeit und Schlafzeit der Astronauten den Vorgaben der Missionsziele unterordnen und werden daher oft zusätzlich beschnitten [112]. Während einer Langzeitmission nimmt dieser Effekt nach den ersten Tagen und Wochen ab, da Überstunden und unvorhergesehene Vorgänge hauptsächlich zu Beginn einer Mission auftreten, und sich die Schlafzeiten nach dieser ersten Phase weitgehend normalisieren [113].

Durch den Verlust äußerer natürlicher Zeitgeber und sonstiger Veränderungen während einer Weltraummission kommt es häufig zu einer Diskrepanz zwischen dem endogenen zirkadianen Rhythmus und dem äußeren Rhythmus, der in dem Fall durch den Arbeitsrhythmus durch die Mission-Control vorgegeben wird. Dieser Versatz kann, wie bei Schichtarbeitern oder beim Jetlag, zu Schlafproblemen, Tagesmüdigkeit und zu einer Abnahme des Wohlbefindens und der Leistungsfähigkeit führen [112]. Vermehrte Müdigkeit koinzidiert üblicherweise mit dem Minimum der Körperkerntemperatur – zu dieser Zeit zu schlafen scheint für die restaurativen Vorgänge des Gehirns besonders wichtig zu sein [114].

Chronisch reduzierte Schlafzeiten und geringe Schlafqualität können das Risiko für Fehler bei der Durchführung der Aufgaben erhöhen – wie letztlich in allen anderen Berufsfeldern auch. Es wurde gezeigt, dass 2 Nächte mit einer Schlafdauer von 6 h oder weniger zu einer verlängerten Reaktionszeit, höherer Fehlerrate bei Reaktionstests und verminderter Gedächtnisleistung einhergehen [115]. Diese negativen Auswirkungen akkumulieren, wenn die Schlafzeitbegrenzungen bestehen bleiben: Falls der Schlaf für 14 Tage auf maximal 6 h beschränkt bleibt, entspricht dies einer Leistungsminderung wie bei 2 Nächten ganz ohne Schlaf [116]. Letztlich ist offenbar die Gesamtdauer des Schlafes während einer 24-Stunden-Periode der ausschlaggebende Faktor, unabhängig davon, ob er am Stück oder in mehreren Teilen erlangt wurde [117].

Für die Gesundheit der Astronauten und für die Arbeitssicherheit während einer Mission ist es von Wichtigkeit, die schlafstörenden Faktoren zu eliminieren oder weitestgehend zu reduzieren. Geräusche, Temperaturen und Lüftung, der Komfort der Aufenthaltsbereiche sowie die Hell-Dunkel-Phasen müssen dementsprechend angepasst werden. Vor besonders sensiblen Arbeitsschritten, z. B. Außenbordeinsätzen, sollten diese entsprechend des endogenen zirkadianen Rhythmus des Astronauten geplant werden, um höchstmögliche Vigilanz zu sichern [118]. Die Programme der ESA und NASA werden in diesen Bereichen angepasst, um den Erfordernissen von Astronauten entgegenzukommen [119].

4.1.4 Zirkadianer Rhythmus und andere physiologische Funktionen

Durch Veränderungen des zirkadianen Rhythmus kommt es zu Auswirkungen auf verschiedene physiologische Vorgänge sowie auf die Fähigkeit des Menschen, auf physische und mentale Beanspruchungen zu reagieren.

Schlaf und physische Leistungsfähigkeit

Zur Bestimmung des Einflusses von Schlafreduktion auf die Leistungsfähigkeit stehen verschiedene Tests zur Verfügung. Eine Möglichkeit ist die Messung der Zeit bis zur Erschöpfung (»time to exhaustion«, TTE). Hier zeigte sich in Studien ein uneinheitliches Bild, sowohl mit einer bis zu 4 %-igen Zu- als auch Abnahme der TTE von Teilnehmern nach Schlafreduktion im Vergleich zu nicht schlafreduzierten Teilnehmern [120]. Es konnte gezeigt werden, dass eine Schlafreduktion mit einer Verminderung der evaporativen Kühlungsfunktion einhergeht und es somit zu einer Verschlechterung der Thermoregulation kommt [121].

Eine andere Studie zeigte bei schlafreduzierten Teilnehmern eine geringere Laufstrecke im Vergleich zu Kontrolluntersuchungen ohne Schlafverlust. Obwohl diese Teilnehmer eine geringere Laufstrecke zurücklegten, berichteten sie über eine gleich stark empfundene Belastung (»ratings of perceived excertion«, BORG-Skala) während beider Untersuchungsdurchgänge mit und ohne Schlafreduktion. Dies zeigt, dass eine veränderte Wahrnehmung (gleich stark empfundene Belastung trotz geringerer Laufgeschwindigkeit) mit dem Leistungsverlust einhergeht [122].

Schlaf und kognitive Funktion

Ausreichender Schlaf ist notwendig für die Speicher- und Erinnerungsfunktionen des Gehirns, sowohl für kognitives als auch motorisches Lernen [123]. In Positronen-Emissions-Tomographie-(PET-)Scans konnte gezeigt werden, dass während des Schlafes die gleichen Hirnregionen aktiv sind wie während des Trainings einer motorischen Funktion [124]. Teilnehmer einer Studie konnten einen motorischen Ablauf bis zu 11 % effizienter nachvollziehen, nachdem sie ausreichend geschlafen hatten, als Teilnehmer einer Vergleichsgruppe, die wach bleiben mussten [125]. Mäuse zeigten in einer anderen Studie ein Gedächtnisdefizit nach einem Schlafverlust, einhergehend mit gemessenem oxidativem Stress im Hippocampus [126].

Allgemein bekannt ist eine gewisse Orientierungslosigkeit kurz nach dem Erwachen, die sog. »sleep inertia«. Es konnte gezeigt werden, dass auch dieses Phänomen davon abhängig ist, je nachdem zu welchem Zeitpunkt relativ zum endogenen zirkadianen Rhythmus ein Proband geweckt wird. Ein Erwachen während der endogenen biologischen Nacht führte zu signifikant höherer »sleep inertia«. Dies hat z. B. Konsequenzen für Menschen, die während eines Nachtdienstes auf Abruf schnell Entscheidungen treffen müssen [127]. Die Zusammenhänge zwischen dem zirkadianen Rhythmus und physischer und kognitiver Leistungen zeigen, dass während einer Nachtarbeit besondere Vorkehrungen, insbesondere der Arbeitssicherheit, getroffen werden müssen, da es häufiger zu Fehlleistungen kommen kann.

Schlaf und Immunfunktion und Fibrinolyse

Verschiedene Untersuchungen haben gezeigt, dass Schlafverlust mit einer erhöhten Krankheitsanfälligkeit einhergeht [128]. Umgekehrt konnte gezeigt werden, dass Schlaf die Immunantwort bei Vakzinierungen mit Influenza oder Hepatitis A verbessert [129]. Die protektive Rolle des Schlafes wurde in Studien mit Kaninchen dargestellt, bei denen eine verlängerte Schlafdauer die Morbidität und Mortalität substanziell reduzierte [130]. Es ist nicht uninteressant, dass nicht nur die Schrittmacherzellen des zirkadianen Systems im Hypothalamus eine rhythmische Expression der CLOCK-Gene des Schlaf-Wach-Rhythmus zeigen, sondern auch natürliche Killerzellen, Makrophagen und Leukozyten in verschiedenen Spezies [131].

Verschiedene Substanzen, die eine Rolle in der Regulation des zirkadianen Rhythmus spielen, wie Melatonin, Kortisol oder das Wachstumshormon, regulieren nicht nur gleichzeitig Funktionen der Immunzellen, sondern führen auch zusammen mit dem sympathischen Nervensystem und der Körperkerntemperatur zu einer Synchronisation der peripheren zirkadianen Rhythmen der Immunzellen und harmonisieren so die funktionellen Rhythmen des Immunsystems auf zellulärer Ebene. Eine Schlafreduktion stört diese Synchronisierung und kann daher zu einer Verminderung der Immunfunktionen führen [132].

Im Gegenzug können Immunantworten Einfluss auf das zirkadiane System nehmen, hauptsächlich über die Wirkungen von proinflammatorischen Zytokinen. So wurde gezeigt, dass Infektionen oder die Gabe von bakteriellen Lipopolysacchariden die Schlafdauer beim Menschen verlängert [132].

In einer anderen Studie mit Patienten mit rheumatoider Arthritis verringerte die Inhibition von TNF-α über einen löslichen TNF-Rezeptor Ermüdungssymptome [133]. Auch bei Patienten mit Schlafapnoe verringerte die Neutralisation von TNF-α die Tagesmüdigkeit [134]. TNF-α unterdrückt die Expression der PAR-bZip-CLOCK-kontrollierten Gene Dbp, Tef und Hlf sowie der Feedback-Gene Per 1–3 in Fibroblasten im Mauslebermodell; TNF-α interferiert auch mit dem CLOCK-kontrollierten Gen Dbp im Nucleus suprachiasmaticus der Maus und bewirkt so verlängerte Ruheperioden [135]. Über diese Modelle werden die müdigkeitsfördernden Wirkungen proinflammatorischer Zytokine während einer Infektion und der damit einhergehende verlängerte Schlaf nachvollziehbar.

Auch im hämostatischen System wurde kürzlich eine zirkadiane Rhythmik nachgewiesen. So zeigen »tissue-type plasminogen activator« (tPA) und sein Inhibitor »plasminogen activator inhibitor 1« (PAI-1) eine zirkadiane Variation ihrer Konzentrationen im Plasma [136]. Stress wie Erschöpfungszustände oder chronische Überarbeitung konnten mit einer Verminderung morgendlicher Fibrinolyse und gesteigerten Fibrinogenkonzentrationen über den Tag hinweg in Verbindung gebracht werden, was das Risiko für die Ausbildung von Thromben mit den assoziierten Erkrankungen wie Herzinfarkt und Schlaganfall erhöht [137].

Schlaf und Krebserkrankung

Durch die genannten Zusammenhänge zwischen dem zirkadianen und dem immunologischen System wurde auch der Einfluss auf die Entstehung von Krebserkrankungen untersucht. Der zirkadiane Rhythmus hat weitreichende Einflüsse auf den Metabolismus von Medikamenten und Toxinen, auf die zelluläre Proliferation wie den Zellzyklus, DNA-Reparaturmechanismen und Apoptose [138].

In einem experimentellen Modell führte chronisches Jetlag zu einer Beschleunigung des Tumorwachstums in Mäusen. Hier waren die Rhythmen von CLOCK-Genen in Zellen der Leber und in den Tumorzellen signifikant verändert [139]. Es konnte ferner gezeigt werden, dass Störungen im zirkadianen Rhythmus zu Veränderungen der Regulation von Onkogenen wie c-Myc und p53 mit der Folge der Up-Regulation von c-Myc und Down-Regulation von p53 führen kann, resultierend in gesteigerter Proliferation und möglicher Akkumulation von Mutationen [140]. Entsprechend fand man bei Menschen, die in Nachtschichten arbeiten, ein signifikant gesteigertes Risiko für die Ausbildung von Brust-, Darm- und Prostatakrebs sowie für das Non-Hodgkin-Lymphom [59].

Darüber hinaus fand man, dass einige karzinogene Toxine selbst einen Einfluss auf den zirkadianen Rhythmus haben. Die karzinogenen Effekte solcher Toxine zusammen mit den Einflüssen auf die zirkadiane Regulation können sich in der Krebsentstehung so noch potenzieren. Dies wurde z. B. beim chronischen Alkoholabusus oder bei hepatotropen Virusinfektionen gefunden, die beide präneoplatische Leberläsionen hervorrufen und die zelluläre zirkadiane Regulation beeinflussen [141]. Vor diesem Hintergrund sollte bei der Behandlung von Krebspatienten eine Störung des zirkadianen Rhythmus vermieden werden, um die Entstehung und den Verlauf der Erkrankung entsprechend positiv zu beeinflussen [139].

4.1.5 Zusammenfassung

Der zirkadiane Rhythmus ist zum einen eng verbunden mit verschiedenen äußeren Einflüssen, durch die er kontrolliert wird, hauptsächlich dem täglichen Wechsel von Tag und Nacht. Zum anderen bestehen enge Verknüpfungen mit verschiedenen Funktionen des menschlichen Körpers. Eine Störung in der Regulation des zirkadianen Rhythmus kann sich somit in Schlafstörungen wie Problemen beim Ein- und Durchschlafen oder Tagesmüdigkeit äußern und dadurch Auswirkungen haben auf physische und psychische Leistungsfähigkeit. Zudem finden sich auch Veränderungen des Glukose- oder Fettstoffwechsels oder Veränderungen immunologischer Regulationen. Somit hat der zirkadiane Rhythmus Einfluss auf verschiedene Erkrankungen wie dem metabolischen Syndrom oder Krebserkrankungen. Im Hinblick auf diese Zusammenhänge kann es für viele Patienten von Nutzen sein, wenn eine Behandlung auf diese Beziehungen eingeht und eventuell vorhandene Probleme bezüglich des Schlafes und der zirkadianen Regulation anspricht und beseitigt.

4.2 »Seasonal affective disorders« und andere Formen der Depression

Jürgen Staedt und Anna Wirz-Justice

Lichttherapie ist ein wissenschaftlich anerkanntes chronotherapeutisches Behandlungsverfahren für saisonale und nicht saisonale Depressionen. Nach einem kurzen historischen Rückblick über die Anfänge der Lichttherapie wird zunächst auf den Wirkungsmechanismus der Lichttherapie eingegangen. Danach wird der Einsatz bei saisonalen und nicht saisonalen Depressionen abgehandelt. Dabei wird im Folgenden auf die zentrale Bedeutung des chronobiologisch richtigen Zeitpunkts für den Einsatz der Lichttherapie eingegangen. Abschließend erfolgen Hinweise zur Durchführung und Dauer der Lichttherapie sowie zur Bedeutung der Beleuchtungsstärke (Lux).

In diesem Beitrag lesen Sie:

- historischer Rückblick zum Einsatz der Lichttherapie bei Depressionen
- Veranschaulichung der Wirkweise von Licht auf die Befindlichkeit
- Einsatz von Lichttherapie bei saisonaler Depression (»seasonal affective disorders«, SAD)
- Einsatz von Lichttherapie bei nicht saisonaler Depression
- Expositionszeitpunkt und Chronotyp
- Expositionsdauer und Lux

4.2.1 Einleitung

Die bei der saisonalen Depression beobachtbaren schweren depressiven Episoden im Herbst oder Winter mit spontaner Remission im Frühling oder Frühsommer führten in Analogie zum Winterschlaf der Säugetiere zur Entwicklung der lichttherapeutischen Behandlungskonzepte [22]. Bei Winterschlaf haltenden Säugetieren steht die Melatoninfreisetzung in Beziehung zur Länge der Nächte, sodass in der Sommerzeit durch die längeren Tage (Lichteinwirkung) die Melatoninproduktion gehemmt wird [10].

Allerdings waren in 1970er-Jahren die Methoden zur Bestimmung der Melatoninspiegel noch nicht so etabliert, und erst Lewy et al. wiesen 1980 erstmals die Melatoninsuppression durch Licht beim Menschen nach [18]. Lewy und Mitarbeiter behandelten 1980 auch den ersten selbst-diagnostizierten SAD-Patienten (Herrn Herbert Kern) mit morgendlicher (6–9 Uhr) und abendlicher (16–19 Uhr) Lichttherapie (die einem simulierten Sommertag entsprach). Die depressive Symptomatik von Herrn Kern war nach 2-wöchiger Lichttherapie remittiert.

Die ersten placebokontrollierten Studien zum Einsatz der Lichttherapie (Placebo war schwaches gelbes Licht) bei der SAD wurden von Rosenthal et al. durchgeführt [22]. Daniel Kripke begann, ausgehend von dem Gedanken eines morgens bei Sonnenaufgang bestehenden photosensiblen Zeitpunkts, mit dem Einsatz der morgendlichen Lichttherapie bei der nicht saisonalen Depression [13, 14]. Mittlerweise ist durch eine Vielzahl von Studien die Wirksamkeit der Lichttherapie bei Depressionen belegt. Sie wird seit 2005 von der American Psychiatric Association als First-line-Intervention für saisonale und nicht saisonale Depression empfohlen [9].

4.2.2 Wie wirkt Licht auf die Befindlichkeit?

Da fast alle Funktionen im Körper tagesrhythmisch verlaufen, ist neben psychosozialen Zeitgebern der Tag-Nacht-Rhythmus entscheidend für die Synchronisation oszillierender Prozesse im menschlichen Körper (Übersicht bei Staedt u. Riemann [27], s.a. ► Abschn. 4.1), wobei die über das Sonnenlicht vermittelte visuelle Information über die Stäbchen und Zapfen der Netzhaut aufgenommen und an die Sehrinde im okzipitalen Kortex weitergeleitet wird.

Die nicht visuelle Lichtinformation wird dagegen von ca. 3000 spezialisierten Ganglienzellen aufgenommen und direkt über den retinohypothalamischen Trakt zur inneren Uhr (dem Nucleus suprachiasmaticus) weitergeleitet. Diese melanopsinhaltigen Ganglienzellen (Melanopsin ist ein fotoreaktives Pigment) vermitteln bei Licht im Wellenlängenbereich von 446–483 nm (blaues Spektrum) eine maximale Melatoninsuppression [31, 39], sodass am Tage die Melatoninproduktion gehemmt wird. Neben Melatonin wird auch der Botenstoff Serotonin lichtabhängig gebildet wird [34]. In Ihren Untersuchungen fanden Wesemann und Mitarbeiter im Vergleich zur Dunkelphase tagsüber bis zu 76 % höhere zerebrale Serotoninspiegel bei Ratten (■ Abb. 4.3) [34].

Auch beim Menschen scheint die verstärkte Beleuchtungsintensität im Sommer indirekt die zerebralen Serotoninspiegel zu beeinflussen [17]. In diesem Zusammenhang untersuchten Nicole Pra-

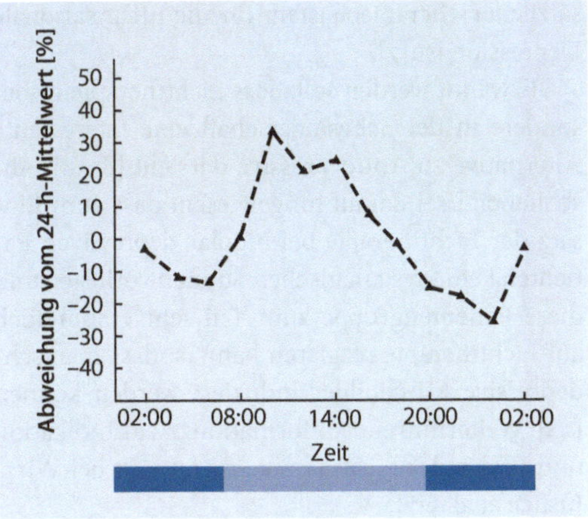

Abb. 4.3 Unter konstantem Hell-Dunkel-Rhythmus zeigt sich bei Ratten eine deutliche lichtgetriggerte zerebrale Freisetzung von Serotonin. Auf der Abszisse die Uhrzeit aufgetragen, auf der Ordinate die prozentuale Abweichung der zerebralen Serotoninwerte vom 24-Stunden-Mittelwert. (Mod. nach [34])

schak-Rieder und Mitarbeiter über mehrere Jahre den Serotonintransporterstatus von 88 freiwilligen Probanden zu den verschiedenen Jahreszeiten mithilfe der Positronenemissionstomographie [21]. Sie fanden heraus, dass auch bei Gesunden die Stimmungsveränderungen im Jahresverlauf nicht mit der eigentlichen Menge des zerebralen Serotonins zusammenhingen, sondern dass vielmehr die ermittelten »Serotonintransporter-Bindungspotenziale« im Winter und Herbst bei allen Teilnehmern in allen Hirnarealen höher waren, wobei sich die höchsten Werte an den Tagen mit der geringsten Sonnenscheindauer fanden.

Folglich begünstigt Lichtmangel offenbar eine stärkere Serotonintransporteraktivität, die dann indirekt über einen vermehrten Abtransport des Serotonins aus dem synaptischen Spalt das Auftreten von depressiven Verstimmungen begünstigen könnte. Somit kann Lichttherapie hypothetisch indirekt wie ein Serotoninwiederaufnahmehemmer wirken. Andere Untersuchungen an gesunden Probanden mit monochromatischen Lichtspektren ergaben, dass speziell das blaue Lichtspektrum zur verstärkten Aktivierung in Bereichen des frontalen Kortex, des Thalamus und auch des Locus coeruleus (Ursprungsgebiet der noradrenerge Neurone) führt [33].

Diese aktivierende Wirkung von Licht scheint daher nicht allein durch die Melatoninsuppression erklärbar zu sein [20], sondern wird wahrscheinlich vielmehr indirekt über eine Stimulation des noradrenergen und histaminergen Systems vermittelt [2, 28]. Für eine direkt aktivierende Wirkung spricht auch, dass Lichttherapie bei dementen Patienten unmittelbar nach der Anwendung zu einer signifikanten Verbesserung des MMSE (»mini-mental state examination«) führen kann [11].

Zusammenfassend kann postuliert werden, dass Licht ähnlich wie aktivierende Antidepressiva modulierend auf serotonerge und noradrenerge Neurotransmitter einwirken kann. Darüber hinaus kann die morgendliche Lichttherapie die depressionsassoziierte Phasenrückverlagerung der Melatoninausschüttung (und damit das depressionsassoziierte Nachgehen unserer inneren Uhr) durch eine Phasenvorverschiebung positiv beeinflussen [25].

4.2.3 Saisonale Depression

Die saisonale Depression (»saisonal affective diasorder«, SAD) ist keine eigenständige diagnostische Kategorie in der ICD 10, sondern wird den rezidivierenden depressiven Störungen zugeordnet. Typische Symptome sind 2 oder mehr schwere depressive Episoden im Herbst oder Winter mit spontaner Remission im Frühling oder Frühsommer. Im Gegensatz zur »normalen« Depression finden sich bei der saisonalen Depression atypische Symptome wie Tagesmüdigkeit, Kohlenhydratcraving, Appetit- und Gewichtszunahme sowie auch ein erhöhter Schlafbedarf. Jüngere Prävalenzzahlen zur SAD liegen aus der Schweiz vor (Tab. 4.1). Die SAD-Episoden dauern in der Regel über die gesamten Wintermonate an und können mit einem hypomanischen Zustandsbild abklingen. Über 50 % der Betroffenen entwickeln einen rezidivierenden Verlauf.

Seit 1993 wird Lichttherapie zur Behandlung der saisonalen Depression empfohlen (Depression Guideline Panel [5]). In kontrollierten Untersuchungen war sogar die Kombination von Lichttherapie (10.000 lx) mit Placebotabletten wirksamer als die Kombination des Serotoninwiederaufnah-

Tab. 4.1 Prävalenz der SAD in der Schweiz (nach einer Fragebogenerhebung anhand eines repräsentativen Populationsquerschnittes; n = 989). (aus: [36])

	Männer [%]	Frauen [%]
SAD	1,7	2,8
SAD subsyndromal	7,4	10,2

mehemmers Fluoxetin mit »Placebo-Lichttherapie« (100 lx) [15]. Die SAD-Patienten zeigten ein früheres Ansprechen auf die Therapie und wiesen sogar weniger Nebenwirkungen auf. Auch konnten Lam et al. bei SAD-Patienten ein positiver Einfluss von Lichttherapie auf Suizidalität nachweisen [16].

Nebenwirkungen der Lichttherapie sind kaum vorhanden. Am häufigsten werden überanstrengte Augen, Sehstörungen, Kopfschmerzen und Übelkeit beschrieben. In der Regel verschwinden diese Nebenwirkungen nach ein paar Tagen, sehr selten kann es insbesondere bei bipolaren Depressionen zu hypomanischen oder manischen Symptomen kommen (bevorzugt bei Patienten ohne rezidivprophylaktische Medikation, z. B. Lithium) [30, 32]. Zusammenfassend lässt sich feststellen, dass durch metaanalytische Studien eine moderate bis gute Wirksamkeit der Lichttherapie bei saisonalen Depressionen beschrieben wurde [9, 35, 37].

4.2.4 Nicht saisonale Depression

In einem Review der Cochrane Collaboration beschrieben Tuunainen et al. eine mäßige Wirksamkeit der Lichttherapie bei nicht saisonalen Depressionen [32]. Da selbst in großen Langzeitstudien unter Antidepressiva lediglich eine kumulative Depressionsremission von 67 % beschrieben wird [23], erscheint daher der ergänzende Einsatz von Lichttherapie in der Behandlung der nicht saisonalen Depression als sinnvoll. Für diese Sichtweise sprechen placebokontrollierte Studien (Lichttherapie + Antidepressivum), die in der ersten Woche einen schnelleren Wirkeintritt für die Kombinationsbehandlung beschreiben [3, 19]. In einer neueren Metaanalyse kommen daher Even et al. zu dem Schluss, dass Lichttherapie ein exzellenter zusätzlicher Therapiebaustein für die nicht saisonale Depression ist [7].

Erwähnt werden soll, dass Lichttherapie insbesondere in der Schwangerschaft eine interessante Alternative zu Antidepressiva darstellt [6, 38]. Abschließend sei darauf hingewiesen, dass zum Einsatz der Lichttherapie bei bipolar depressiven Patienten keine systematischen Studien vorliegen und diese Patientengruppe zum Teil sehr empfindlich auf Lichttherapie reagieren kann, sodass manisch-depressive Mischbilder induziert werden können [24]. Weiterführende Informationen zur Indikation und Praxis der Lichttherapie findet sich bei Wirz-Justice et al. [37].

4.2.5 Expositionszeitpunkt und Chronotyp

Da Lichttherapie chronobiologisch wirksam ist und die Phasen- und Amplitudenbeziehung der inneren Uhr (Melatoninfreisetzung als Marker) beeinflussen kann, sollte die Lichttherapie ca. 8,5 h nach dem Beginn der abendlichen Melatoninausschüttung durchgeführt werden. Denn auch wenn Lichttherapie zu allen Tageszeiten eine deutlich bessere klinische Wirkung als »Placebo-Licht« zeigt, nimmt die Wirksamkeit der Lichttherapie über den Tagesverlauf ab, und es finden sich im Vergleich zum Rest des Tages in den frühen Morgenstunden die besten Ansprechraten [29]. Um das perfekte Timing für die Lichttherapie herauszubekommen, wäre die Bestimmung des abendlichen Melatoninanstiegs sinnvoll, allerdings ist dies noch nicht im klinischen Alltag etabliert. In der Schlafmedizin wird diese Melatoninspiegelbestimmung allerdings verstärkt zur chronobiologischen Diagnostik bei Schlafstörungen eingesetzt. Dafür gibt es (im Rahmen eines EU-Projektes) gut getestete Speichelsammlungskits (»SleepCheck«: www.buhlmannlabs.ch/core/chronobiology/sleepcheck/).

Wenn dies als zu aufwendig erscheint, kann relativ zuverlässig indirekt mithilfe eines Fragebogens der optimale Zeitpunkt zur Lichttherapie ermittelt werden. Der sog. »Morning/Evening Questionnaire« (MEQ) ermittelt den Chronotyp unter Berücksichtigung der individuell bevorzugten (freigewählten) Schlafzeit [12]. So konnte in verschiedenen Studien bei jungen gesunden Probanden, bei saisonalen Depressionen und bei Frauen mit Schwangerschaftsdepression eine gute Korrelation zwischen dem Chronotyp anhand des MEQ und dem Melatonintiming gefunden werden, sodass sich mit dem MEQ problemlos der chronobiologisch sinnvolle Zeitpunkt für die morgendliche Lichttherapie bestimmen lässt.

Mithilfe des MEQ lässt sich schnell und leicht feststellen, ob es sich bei der betreffenden Person eher um einen Frühaufsteher oder einen »Morgenmuffel« handelt. Der MEQ kann kostenlos im Internet unter www.cet.org (in mehreren Sprachen) heruntergeladen werden. Der optimale Zeitpunkt des Lichttherapiebeginns kann dann unter Zuhilfenahme von ◘ Tab. 4.2 ermittelt werden. Als Orientierungshilfe gilt, dass Frühaufsteher eher um 7:30 Uhr und Morgenmuffel eher um 8:30 Uhr ihre Lichttherapie bekommen sollten. Bei bipolar depressiven Patienten kann es ratsam sein, die Lichttherapie auf den Mittag zu verschieben, um das Risiko der Induktion manisch-depressiver Mischbilder zu verringern.

◘ Tab. 4.2 Bestimmung des chronobiologisch sinnvollen Beginns der morgendlichen Lichttherapie anhand des MEQ-Scores

MEQ-Score	Startzeit
16–18	8:45
19–22	8:30
23–26	8:15
27–30	8:00
31–34	7:45
35–38	7:30
39–41	7:15
42–45	7:00
46–49	6:45
50–53	6:30
54–57	6:15
58–61	6:00
62–65	5:45
66–68	5:30
69–72	5:15
73–76	5:00
77–80	4:45
81–84	4:30

4.2.6 Expositionsdauer und Beluchtungsstärke

Bei saisonalen Depressionen sollte die Lichttherapie regelmäßig täglich für 30 min (bei Lampen mit 10.000 lx) über die gesamten Wintermonate durchgeführt werden, da andernfalls durch die Unterbrechung der Lichttherapie mit einem erhöhten Rezidivrisiko zu rechnen ist. Die antidepressive Wirkung tritt meistens innerhalb 1–2 Wochen ein. Viele Patienten können nach erfolgreicher Behandlung die tägliche Dauer der Lichttherapie reduzieren bzw. an einem oder zwei Tagen in der Woche die Lichttherapie auslassen. Natürlich muss jeder Patient sorgfältig herausfinden, was für ihn die minimal notwendige tägliche bzw. wöchentliche Lichtbehandlungsdauer ist. Bei nicht saisonalen Depressionen kann eine längere Lichtexposition von bis zu einer 1 h täglich sinnvoll sein. Wichtig ist es hier, möglichst rasch mit der Lichttherapie zu beginnen und diese für mindestens 5–6 Wochen durchzuführen.

Bipolare Patienten sollten auf Lithium oder eine andere prophylaktische Medikation eingestellt werden, um dem Umschlagen in eine Hypomanie bzw. Manie zu vorbeugen. Weiterhin empfiehlt es sich bei bipolaren Depressionen, die Lichttherapiedauer in den ersten Tagen auf 15 min zu begrenzen, um das Umschlagrisiko zu minimieren. In der Folge kann dann langsam in 15-Minuten-Schritten auf 1 h täglich gesteigert werden.

Bezüglich der Wahl der Leuchtmittel für die Lichttherapie stellt sich die Frage, ob eher die Beleuchtungsstärke oder die Wellenlänge für den Erfolg der Lichttherapie entscheidend sind. Wahrscheinlich ist beides von Bedeutung. Allerdings sind bis jetzt die meisten gut kontrollierten Studien mit weißem Licht um 10.000 lx durchgeführt worden.

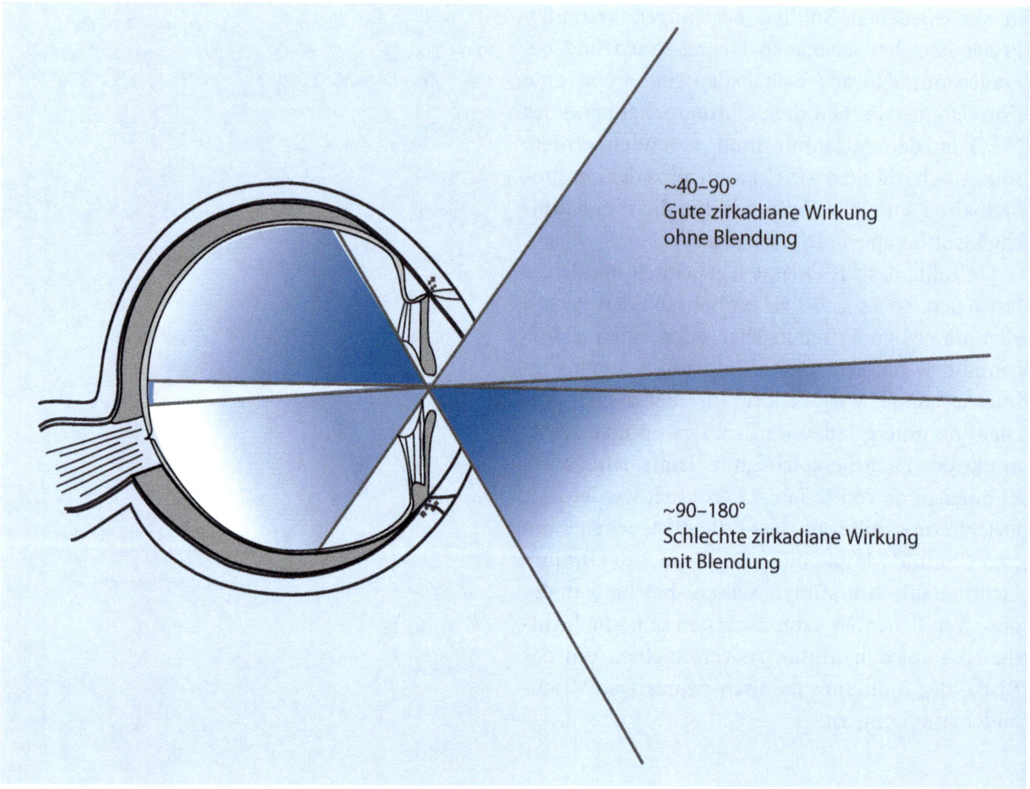

Abb. 4.4 Um eine optimale chronobiologische Wirkung des Lichts zu erzielen, ist es notwendig, eine flächige, große, vertikale Leuchtdichte im Winkel von 40–90° zu erreichen. Eine hohe punktuelle Leuchtdichte ist weniger wirksam. aus diesem Grund empfiehlt sich eine indirekte Lichttherapie durch eine ausreichende Deckenbeleuchtung

Neben Lux und Wellenlänge ist bei der Lichtexposition darauf zu achten, dass das Licht des Therapiegeräts möglichst im zirkadian wirksamen Winkel von 40–90° auf die inferioren Netzhautanteile trifft, da sich dort verstärkt die melanopsinhaltigen Ganglienzellen finden, die in direkter Verbindung mit unserer inneren Uhr (Nucleus suprachiasmaticus) stehen (Abb. 4.4) [8]. In jedem Fall ist ein Lichteinfallswinkel von 90–180° wegen der Blendwirkung zu vermeiden – leider sind die meisten auf den Markt erhältlichen Tischlampen mit diesem Blendeffekt behaftet. Bei normalen Tischlichttherapiegeräten kann daher Lesen empfehlenswert sein, um den direkten Blick in die Röhren und damit die Blendwirkung zu vermeiden. Am einfachsten ist die indirekte Lichttherapie mit einer entsprechend verstärkten Deckenbeleuchtung, die sich zumindest im Kliniksektor gut in den Arbeitsalltag integrieren lässt [26]. Abschließend empfehlen wir daher eine indirekt Lichttherapie (für Informationen zur Wahl einer optimalen Therapielampe siehe www.cet.org).

4.2.7 Zusammenfassung

Lichttherapie hat eine durch metaanalytische Studien gut belegte Wirksamkeit in der Therapie der saisonalen und nicht saisonalen Depression. Untersuchungen deuten daraufhin, das Lichttherapie indirekt modulierend auf serotonerge und noradrenerge Neurotransmitter einwirken kann und so wahrscheinlich ähnlich wie ein Antidepressivum seine therapeutische Wirkung entfaltet. Bei saisonalen Depressionen sollte die Lichttherapie für 30 min täglich über die gesamten Wintermonate durchgeführt werden, um ein Rezidiv der SAD zu vermeiden. Bei nicht saisonalen Depressionen empfiehlt sich der Einsatz der Lichttherapie zusätzlich zur Therapie mit Antidepressiva, da dadurch eine schnellere Remission erreicht werden kann.

Die Lichttherapie sollte in der Regel ca. 8,5 h nach dem Beginn der abendlichen Melatoninausschüttung beginnen, da sie zu diesem Zeitpunkt am wirksamsten ist. Zur Bestimmung dieses Zeitpunkts eignet sich der einfach vom Betroffenen auszufüllende Morning/Evening Questionnaire. Eine Ausnahme bilden bipolare Depressionen, dort empfiehlt es sich, die Lichttherapie zunächst verkürzt auf 15 min mittags statt morgens durchzuführen, um das Umschlagrisiko zu verringern. In der Folge kann die Beleuchtungsdauer dann langsam in 15-Minuten-Schritten auf bis zu 1 h gesteigert werden. Abschließend sei angemerkt, dass aber auch durch verbesserte Beleuchtungsbedingungen im Klinikalltag die Gesundung depressiver Patienten gefördert werden kann [26].

Literatur

Literatur zu Abschnitt 4.1

1 Aschoff J, Wever R (1962) Biologische Rhythmen und Regelung. Bad Oeyenhausener Gespräche 5: 1–15
2 Autenrieth JH (1801) Handbuch der empirischen menschlichen Physiologie. Tübingen: Heerbrandt
3 Prout W (1813) Observations on the quantity of carbonic acid gas emitted from lungs during respiration, at different times and during different circumstances. Thomsons Ann Phil 2: 328
4 Gierse A (1842) Quaemiam sit ratio caloris organic. Dissertation, Universität Halle
5 Juergensen T (1873) Die Körperwärme des gesunden Menschen. Leipzig
6 Aschoff J, Wever R (1962) Spontanperiodik des Menschen bei Ausschluss aller Zeitgeber. Naturwissenschaften 49: 337–342
7 Halberg F, Siffre M, Engeli M, Hillmann D, Reinberg A (1965) Etude en librecours des rythmes circadien du pouls, de l'alternance veillesommeil et de l'estimation du temps pendant les deux mois de séjour souterrain d'un homme adulte jeune. CR Acad Sci (Paris) 260: 1259–1262
8 Edgar D (1996) Circadian control of sleep/wakefulness: implications in shiftwork and therapeutic strategies. In: Shiraki K, Sagawa S (eds.) Physiological basis of occupational health: stressful environments. Amsterdam: Academic Publishing, S. 253–265
9 Hastings MH, Reddy AB, Maywood ES (2003) A clockwork web: circadian timing in brain and periphery, in health and disease. Nat Rev Neurosci 4: 649–661
10 Levi F, Altinok A, Clairambault J, Goldbeter A (2008) Implications of circadian clocks for the rhythmic delivery of cancer therapeutics. Philos Transact A Math Phys Eng Sci 366: 3575–3598
11 Moore-Ede MCS, Fuller C (1982) The Clocks that Time Us. Cambridge: Harvard University Press
12 Klein DC, Moore RY (1979) Pineal N-acetyltransferase and hydroxyindole-O-methyltransferase: control by the retinohypothalamic tract and the suprachiasmatic nucleus. Brain Res 174(2): 245–262
13 Harrington ME (1997) The ventral lateral geniculate nucleus and the intergeniculate leaflet: interrelated structures in the visual and circadian systems. Neurosci Biobehav Rev 21(5): 705–727
14 Berson DM, Dunn FA, Takao M (2002) Phototransduction by retinal ganglion cells that set the circadian clock. Science 295: 1070–3
15 Lockley SW, Brainard GC, Czeisler CA (2003) High sensitivity of the human circadian melatonin rhythm to resetting by short wavelength light. J Clin Endocrinol Metab 88(9): 4502–4505
16 Jin X, von Gall C, Pieschl RL et al. (2003) Targeted disruption of the mouse Mel(1b) melatonin receptor. Mol Cell Biol 23(3): 1054–1060
17 Czeisler CA, Weitzman E, Moore-Ede MC, Zimmerman JC, Knauer RS (1980) Human sleep: its duration and organization depend on its circadian phase. Science 210(4475): 1264–1267
18 Borbely AA (1980) Sleep: circadian rhythm vs. recovery process. In: Koukkou ML, Angst J (eds.) Functional States of the Brain: Their Determinants. Amsterdam: Elsevier, p. 151–161
19 Waterhouse J, Drust B,Weinert D, Edwards B,GregsonW, Atkinson G et al. (2005) The circadian rhythm of core temperature: origin and some implications for exercise performance. Chronobiol Int 22: 205–23
20 Krauchi K, Cajochen C, Werth E, Wirz-Justice A (2000) Functional link between distal vasodilation and sleep-onset latency? Am J Physiol Regul Integr C Physiol 278: 741–8
21 Cizza G, Skarulis M, Mignot E (2005) A link between short sleep and obesity: building the evidence for causation. Sleep 28: 1217–20
22 Gangwisch JE et al. (2006) Short sleep duration as a risk factor for hypertension: Analyses of the first National Health and Nutrition Examination Survey. Hypertension 47: 833–839
23 Sack RL, Auckley D, Auger RR, Carskadon MA, Wright KP Jr, Vitiello MV, Zhdanova IV; American Academy of Sleep Medicine (2007) Circadian rhythm sleep disorders: part II, advanced sleep phase disorder, delayed sleep phase disorder, free-running disorder, and irregular sleep-wake rhythm. An American Academy of Sleep Medicine review. Sleep 30(11): 1484–501
24 Regestein QR, Monk TH (1995) Delayed sleep phase syndrome: a review of its clinical aspects. Am J Psychiatry 152(4): 602–608

25 Weitzman ED, Czeisler CA, Coleman RM et al. (1981) Delayed sleep phase syndrome. A chronobiological disorder with sleep-onset insomnia. Arch Gen Psychiatry 38(7): 737–746

26 Schrader H, Bovim G, Sand T (1993) The prevalence of delayed and advanced sleep phase syndromes. J Sleep Res 2(1): 51–55

27 Crowley SJ, Acebo C, Carskadon MA (2007) Sleep, circadian rhythms, and delayed phase in adolescence. Sleep Med 8(6): 602–612

28 Aoki H, Ozeki Y, Yamada N (2001) Hypersensitivity of melatonin suppression in response to light in patients with delayed sleep phase syndrome. Chronobiol Int 18(2): 263–271

29 Ozaki S, Uchiyama M, Shirakawa S, Okawa M (1996) Prolonged interval from body temperature nadir to sleep offset in patients with delayed sleep phase syndrome. Sleep 19(1): 36–40

30 Morgenthaler TI, Lee-Chiong T, Alessi C et al. (2007) Standards of Practice Committee of the American Academy of Sleep Medicine. Practice parameters for the clinical evaluation and treatment of circadian rhythm sleep disorders. An American Academy of Sleep Medicine report. Sleep 30(11): 1445–1459

31 Lewy AJ (1983) Effects of light on human melatonin production and the human circadian system. Prog Neuropsychopharmacol Biol Psychiatry 7(4–6): 551–556

32 Lewy AJ, Wehr TA, Goodwin FK, Newsome DA, Markey SP (1980) Light suppresses melatonin secretion in humans. Science 210: 1267–9

33 Czeisler CA, Allan JS, Strogatz SH et al. (1986) Bright light resets the human circadian pacemaker independent of the timing of the sleep-wake cycle. Science 233: 667–71

34 Zeitzer JM, Dijk DJ, Kronauer R, Brown E, Czeisler C (2000) Sensitivity of the human circadian pacemaker to nocturnal light: melatonin phase resetting and suppression. J Physiol 526 Pt 3: 695–702

35 Duffy JF, Wright KP Jr (2005) Entrainment of the human circadian system by light. J Biol Rhythms 20: 326–38

36 Gronfier C, Wright KP Jr, Kronauer RE, Jewett ME, Czeisler CA (2004) Efficacy of a single sequence of intermittent bright light pulses for delaying circadian phase in humans. Am J Physiol Endocrinol Metab 287: E174–81

37 Rosenthal NE, Joseph-Vanderpool JR, Levendosky AA et al. (1990) Phase-shifting effects of bright morning light as treatment for delayed sleep phase syndrome. Sleep 13(4): 354–361

38 Lewy AJ, Ahmed S, Jackson JML, Sack RL (1992) Melatonin shifts human circadian rhythms according to a phaseresponse curve. Chronobiol Int 9(5): 380–392

39 Reid K, Zee PC (2009) Circadian Rhythm Disorders. Semin Neurol 29: 393–405

40 Ando K, Kripke DF, Ancoli-Israel S (1995) Estimated prevalence of delayed and advanced sleep phase syndromes. Sleep Res 24: 509

41 Reid KJ, Chang AM, Dubocovich ML, Turek FW, Takahashi JS, Zee PC (2001) Familial advanced sleep phase syndrome. Arch Neurol 58(7): 1089–1094

42 Jones CR, Campbell SS, Zone SE et al. (1999) Familial advanced sleep-phase syndrome: a short-period circadian rhythm variant in humans. Nat Med 5(9): 1062–1065

43 Campbell SS, Dawson D, Anderson MW (1993) Alleviation of sleep maintenance insomnia with timed exposure to bright light. J Am Geriatr Soc 41(8): 829–836

44 American Academy of Sleep Medicine (2005) ICSD-2. The International Classification of Sleep Disorders: Diagnostic and Coding Manual. 2nd ed. Westchester, IL: American Academy of Sleep Medicine

45 Eliott AL, Mills JN, Waterhouse JM (1971) A man with too long a day. J Physiol 212(2): 30P–31P

46 Sack RL, Lewy AJ, Blood ML, Keith LD, Nakagawa H (1992) Circadian rhythm abnormalities in totally blind people: incidence and clinical significance. J Clin Endocrinol Metab 75(1): 127–134

47 Ayalon L, Borodkin K, Dishon L, Kanety H, Dagan Y (2007) Circadian rhythm sleep disorders following mild traumatic brain injury. Neurology 68(14): 1136–1140

48 Czeisler CA, Shanahan TL, Klerman EB et al. (1995) Suppression of melatonin secretion in some blind patients by exposure to bright light. N Engl J Med 332(1): 6–11

49 Sack RL, Brandes RW, Kendall AR, Lewy AJ (2000) Entrainment of free-running circadian rhythms by melatonin in blind people. N Engl J Med 343(15): 1070–1077

50 Akerstedt T, Torsvall L (1981) Shift work. Shift-dependent wellbeing and individual differences. Ergonomics 24(4): 265–273

51 Härmä MI, Hakola T, Akerstedt T, Laitinen JT (1994) Age and adjustment to night work. Occup Environ Med 51(8): 568–573

52 Presser HB (1999) Towards a 24-hour economy. Science 284: 1778–1779

53 Drake CL, Roehrs T, Richardson G, Walsh JK, Roth T (2004) Shift work sleep disorder: prevalence and consequences beyond that of symptomatic day workers. Sleep 27(8): 1453–1462

54 Akerstedt T (1995) Work hours, sleepiness and the underlying mechanisms. J Sleep Res 4(S2): 15–22

55 Moore-Ede MC, Richardson GS (1985) Medical implications of shift work. Ann Rev Med 36: 607–17

56 Waterhouse J, Akerstedt T, Lennernas M, Arendt J (1999) Chronobiology and nutrition: internal and external factors. Can J Diabetes Care 23(Suppl 2): 82–8

57 Costa G (1996) The impact of shift and night work on health. Appl Ergon 27(1): 9–16

58 Segawa K, Nakazawa S, Tsukamoto Y et al. (1987) Peptic ulcer is prevalent among shift workers. Digest Dis Sci 32: 449–453

59 Schernhammer ES, Laden F, Speizer FE, Willett WC, Hunter DJ, Kawachi I, Colditz GA (2001) Rotating night shifts and risk of breast cancer in women participating in the nurses' health study. J Natl Cancer Inst 93: 1563–1568

60 Karlsson B, Knutsson A, Lindahl B (2001) Is there an association between shift work and having a metabolic syndrome? Results from a population based study of 27,485 people. Occup Environ Med 58: 747–752
61 Lennernas M, Akerstedt T, Hambraeus L (1994) Nocturnal eating and serum cholesterol in 3 shift workers. Scand J Work Environ Hea 20: 401–406
62 Rizza RA, Mandarino LJ, Gerich JE (1982) Cortisol-induced insulin resistance in man: Impaired suppression of glucose production and stimulation of glucose utilization due to a postreceptor defect of insulin action. J Clin Endocrinol Metab 54:131–138
63 Lipovcan K, Larsen P, Zganec N (2004) Quality of life, life satisfaction and happiness in shift and non-shift workers. Revista De Saude Publica 38: 3–10
64 Härmä M (1996) Ageing, physical fitness and shift work tolerance. Appl Ergon 27: 25–29
65 Harma MI, Ilmarinen J, Knauth P, Rutenfranz J, Hanninen P (1988) Physical training intervention in shift-workers. 1. The effects of intervention on fitness, fatigue, sleep, and psychomotor symptoms. Ergonomics 31: 39–50
66 Paper Youngstedt SD (2005) Effects of exercise on sleep. Clin Sports Med 24: 355–365
67 Atkinson G, Davenne D (2007) Relationships between sleep, physical activity and human health. Physiol Behav 90(2–3): 229–35
68 Scheer FA, Hilton MF, Mantzoros CS, Shea SA (2009) Adverse metabolic and cardiovascular consequences of circadian misalignment. Proc Natl Acad Sci USA 106(11): 4453–8
69 Novak CM, Kotz CM, Levine JA (2006) Central orexin sensitivity, physical activity, and obesity diet-induce obese and diet-resistant rats. Am J Physiol 290: 396–403
70 Burgess HJ, Sharkey KM, Eastman CI (2002) Bright light, dark and melatonin can promote circadian adaptation in night shift workers. Sleep Med Rev 6(5): 407–420
71 Dawson D, Campbell SS (1991) Timed exposure to bright light improves sleep and alertness during simulated night shifts. Sleep 14(6): 511–516
72 Boivin DB, James FO (2002) Circadian adaptation to night-shift work by judicious light and darkness exposure. J Biol Rhythms 17(6): 556–567
73 Baehr EK, Fogg LF, Eastman CI (1999) Intermittent bright light and exercise to entrain human circadian rhythms to night work. Am J Physiol 277(6 Pt 2): R1598–R1604
74 Eastman CI, Stewart KT, Mahoney MP, Liu L, Fogg LF (1994) Dark goggles and bright light improve circadian rhythm adaptation to night-shift work. Sleep 17(6): 535–543
75 Boulos Z, Campbell SS, Lewy AJ, Terman M, Dijk DJ, Eastman CI (1995) Light treatment for sleep disorders: consensus report. VII. Jet lag. J Biol Rhythms 10(2): 167–176
76 Michalik A, Bobiński R (2009) »Jet-lag« – pathophysiology and methods of prevention and treatment. Przegl Epidemiol 63(4): 589–95
77 Waterhouse J, Reilly T, Atkinson G, Edwards B (2007) Jet lag: trends and coping strategies. Lancet 369: 1117–29
78 Waterhouse J, Edwards B, Nevill A et al. (2002) Identifying some determinants of »jet lag« and its symptoms: a study of athletes and other travellers. British journal of sports medicine 36: 54–60
79 Moline, ML, Pollak, CP, Monk, TH et al. (1992) Age-related differences in recovery from simulated jet lag. Sleep 15: 28–40
80 Daan S, Lewy AJ (1984) Scheduled exposure to daylight: a potential strategy to reduce "jet lag" following transmeridian flight. Psychopharmacol Bull 20(3): 566–568
81 Sack RL (2010) Clinical practice. Jet lag. N Engl J Med 362(5): 440–7
82 Smith MR, Cullnan EE, Eastman CI (2008) Shaping the light/dark pattern for circadian adaptation to night shift work. Physiol Behav 95: 2008449–56
83 Takahashi T, Sasaki M, Itoh H et al. (1999) Re-entrainment of circadian rhythm of plasma melatonin on an 8-h eastward flight. Psychiatry Clin Neurosci 53: 257–60
84 Herxheimer A, Petrie KJ (2002) Melatonin for the prevention and treatment of jet lag. Cochrane Database Syst Rev 2: CD001520
85 Horne J (1988) Why we sleep. The functions of sleep in humans and other mammals. Oxford: Oxford University Press, p. 319
86 Ohnaka T, Tochihara Y, Kanda K (1995) Body movements of the elderly during sleep and thermal conditions in bedrooms in summer. Appl Human Sci 14: 89–93
87 LedransM, Pirard P, Tillaut H, Vandentorren S, Suzan F, Salines G et al. (2004) La canicule d'août 2003: que s'est-il passé ? Rev Prat 54: 1289–97
88 Putkonen PTS, Elomaa E, Kotilainen PV (1973) Increase in delta (3 + 4) sleep after heat stress in sauna. Scand J Clin Lab Invest 31(Suppl 130): 19
89 Horne JA, Reid AJ (1985) Night-time sleep EEG changes following body heating in a warm bath. Electroencephalogr Clin Neurophysiol 60: 154–7
90 Kendel K, Schmidt-Kessen W (1973) The influence of room temperature on night sleep in man (Polygraphic night-sleep recordings in the climatic chamber). Sleep 1973. Basel: Karger, p. 423–5
91 Hénane R, Buguet A, Roussel B, Bittel J (1977) Variations in evaporation and body temperatures during sleep in man. J Appl Physiol Respir Environ Exercise Physiol 42: 50–5
92 Buguet A, Cespuglio R, Radomski MW (1998) Sleep and stress in man: an approach through exercise and exposure to extreme environments. Can J Physiol Pharmacol 76: 553–61
93 Haskell EH, Palca JW, Walker JM, Berger RJ, Heller HC (1981) Metabolism and thermoregulation during stages of sleep in humans exposed to heat and cold. J Appl Physiol Respir Environ Exercise Physiol 51: 948–54
94 Sewitch DE, Kittrell EMV, Kupfer DJ, Reynolds CF (1986) Body temperature and sleep architecture in response to mild cold stress in women. Physiol Behav 36: 951–7

95 Palca JW, Walker JM, Berger RJ (1986) Thermoregulation, metabolism, and stages of sleep in cold-exposed men. J Appl Physiol 61: 940–7
96 Buguet AGC, Livingstone SD, Reed LD, Limmer RE (1976) EEG patterns and body temperatures in man during sleep in Arctic winter nights. Int J Biometeor 20: 61–9
97 Radomski MW, Boutelier C (1982) Hormone response of normal and intermittent cold-preadapted humans to continuous cold. J Appl Physiol 53: 610–6
98 Natani K, Shurley JT, Pierce CM, Brooks RE (1970) Long-term changes in sleep patterns in men on the south polar plateau. Arch Intern Med 125: 655–9
99 Buguet A, Rivolier J, Jouvet M (1987) Human sleep patterns in Antarctica. Sleep 10: 374–82
100 Burgess KR, Johnson P, Edwards N, Cooper J (2004) Acute mountain sickness is associated with sleep desaturation at high altitude. Respirology 9: 485–92
101 Burgess KR, Cooper J, Rice A,Wong K, Kinsman T, Hahn A (2006) Effect of simulated altitude during sleep on moderate-severity OSA. Respirology 11: 62–9
102 American Academy of Sleep Medicine (2005) International Classification of Sleep Disorders. Diagnostic and Coding Manual. 2nd Edition. Westchester, Illinois: American Academy of Sleep Medicine
103 Reite M, Jackson D, Cahoon RL, Weil JV (1975) Sleep physiology at high altitude. Electroencephalogr Clin Neurophysiol 38:463–71
104 Kinsman TA, Hahn AG, Gore CJ, Martin DT, Chow CM (2003) Sleep quality responses to atmospheric variation: case studies of two elite female cyclists. J Sci Med Sport 6: 436–42
105 Buguet A, Pivot A, Montmayeur A, Tapie P (1994) Ambulatory sleep-wake recording in an acclimatized mountaineer over 8 days at high altitude. J Wilderness Med 5: 1–6
106 Plywaczewski R, Wu TY, Wang XQ, Cheng HW, Sliwinski P, Zielinski J (2003) Sleep structure and periodic breathing in Tibetans and Han at simulated altitude of 5000 m. Respir Physiol Neurobiol 136: 187–97
107 Seo YJ, Matsumoto K, Park Y, Mohri M, Matsuoka S (1999) Sleep patterns during 20-m nitrox saturation dives. Psychiatr Clin Neurosci 53: 125–7
108 Rostain JC, Gardette-Chauffour MC, Gourret JP, Naquet R (1988) Sleep disturbances in man during different compression profiles up to 62 bars in helium–oxygen mixture. Electroencephalogr Clin Neurophysiol 69: 127–35
109 Mallis MM, DeRoshia CW (2005) Circadian rhythms, sleep, and performance in space. Aviat Space Environ Med 76(6 Suppl): B94–107
110 Santy PA, Kapanka H, Davis JR, Stewart DF (1988) Analysis of sleep on Shuttle missions. Aviat Space Environ Med 59(11 Pt 1): 1094–7
111 Putcha L, Berens KL, Marshburn TH, Ortega HJ, Billica RD (1999) Pharmaceutical use by U.S. astronauts on space shuttle missions. Aviat Space Environ Med 70(7): 705–8
112 Gundel A, Polyakov VV, Zulley J (1997) The alteration of human sleep and circadian rhythms during spaceflight. J Sleep Res 6(1):1–8
113 Frost JD Jr, Shumate WH, Salamy JG, Booher CR (1976) Sleep monitoring: the second manned Skylab mission. Aviat Space Environ Med 47(4): 372–82
114 Zulley J, Wever R, Aschoff J (1981) The dependence of onset and duration of sleep on the circadian rhythm of rectal temperature. Pflugers Arch 391(4): 314–8
115 Belenky G, Wesensten NJ, Thorne DR, Thomas ML, Sing HC, Redmond DP, Russo MB, Balkin TJ (2003) Patterns of performance degradation and restoration during sleep restriction and subsequent recovery: a sleep dose-response study. J Sleep Res 12(1): 1–12
116 Van Dongen HP, Maislin G, Mullington JM, Dinges DF (2003) The cumulative cost of additional wakefulness: dose-response effects on neurobehavioral functions and sleep physiology from chronic sleep restriction and total sleep deprivation. Sleep 26(2): 117–26
117 Mollicone DJ et al. (2007) Optimizing sleep/wake schedules in space: sleep during chronic nocturnal sleep restriction with and without diurnal naps. Acta Astronautica 60: 354–361
118 Akerstedt T, Folkard S, Portin C (2004) Predictions from the three-process model of alertness. Aviat Space Environ Med 75(3 Suppl): A75–83
119 Ockels W, Stoewer H (1990) The ESA astronaut sleep restraint—its development and use onboard Spacelab and MIR. ESA Bull 61: 71–6
120 Martin BJ (1981) Effect of sleep deprivation on tolerance of prolonged exercise. Eur J Appl Physiol Occup Physiol 47: 345–354. doi:10.1007/BF02332962
121 Dewasmes G, Bothorel B, Hoeft A, Candas V (1993) Regulation of local sweating in sleep-deprived exercising humans. Eur J Appl Physiol Occup Physiol 66: 542–546. doi:10.1007/BF00634307
122 Oliver SJ, Costa RJ, Laing SJ, Bilzon JL, Walsh NP (2009) One night of sleep deprivation decreases treadmill endurance performance. Eur J Appl Physiol 107(2): 155–61
123 Gais S, Plihal W, Wagner U, Born J (2000) Early sleep triggers memory for early visual discrimination skills. Nat Neurosci 3(12): 1335–9
124 Marquet P, Schwartz S, Passingham R, Frith C. (2003) Sleep-related consolidation of visuomotor skill: brain mechanism as assessed by functional magnetic resonance imaging. J Neurosci 23: 1432–1440
125 Huber R, Ghilardi MF, Massimini M, Tononi G (2004) Local sleep and learning. Nature 430(6995): 78–81
126 Silva RH, Abílio VC, Takatsu AL et al. (2004) Role of hippocampal oxidative stress in memory deficits induced by sleep deprivation in mice. Neuropharmacology 46(6): 895–903
127 Scheer FA, Shea TJ, Hilton MF, Shea SA (2008) An endogenous circadian rhythm in sleep inertia results in greatest cognitive impairment upon awakening during the biological night. J Biol Rhythms 23(4): 353–61

128 Mohren DC, Jansen NW, Kant IJ, Galama J, van den Brandt PA, Swaen GM (2002) Prevalence of common infections among employees in different work schedules. J Occup Environ Med 44: 1003–1011
129 Everson CA (1993) Sustained sleep deprivation impairs host defense. Am J Physiol 265: R1148–R1154
130 Toth LA, Tolley EA, Krueger JM (1993) Sleep as a prognostic indicator during infectious disease in rabbits. Proc Soc Exp Biol Med 203: 179–192
131 Hayashi M, Shimba S, Tezuka M (2007) Characterization of the molecular clock in mouse peritoneal macrophages. Biol Pharm Bull 30: 621–626
132 Bollinger T, Bollinger A, Oster H, Solbach W (2010) Sleep, Immunity, and Circadian Clocks: A Mechanistic Model. Gerontology 56(6): 574–80
133 Pollard LC, Choy EH, Gonzalez J, Khoshaba B, Scott DL (2006) Fatigue in rheumatoid arthritis reflects pain, not disease activity. Rheumatology (Oxford) 45: 885–889
134 Vgontzas AN, Zoumakis E, Lin HM, Bixler EO, Trakada G, Chrousos GP (2004) J Clin Endocrinol Metab 89: 4409–4413
135 Cavadini G, Petrzilka S, Kohler P, Jud C, Tobler I, Birchler T, Fontana A (2007) TNF-alpha suppresses the expression of clock genes by interfering with E-box-mediated transcription. Proc Natl Acad Sci USA 104(31): 12843–8
136 Andreotti F, Kluft C (1991) Circadian variation of fibrinolytic activity in blood. Chronobiol Int 8(5): 336–51
137 van Diest R, Hamulyák K, Kop WJ, van Zandvoort C, Appels A (2002) Diurnal variations in coagulation and fibrinolysis in vital exhaustion. Psychosom Med 64(5): 787–92
138 Levi F, Schibler U (2007) Circadian rhythms: mechanisms and therapeutic implications. Annu Rev Pharmacol Toxicol 47: 593–628
139 Filipski E, Subramanian P, Carrière J, Guettier C, Barbason H, Lévi F (2009) Circadian disruption accelerates liver carcinogenesis in mice. Mutat Res 680(1--2): 95–105
140 Fu L, Pelicano H, Liu J, Huang P, Lee C (2002) The circadian gene Period2 plays an important role in tumor suppression and DNA damage response in vivo. Cell 111: 41–50
141 Inoue H, Seitz HK (2001) Viruses and alcohol in the pathogenesis of primary hepatic carcinoma. Eur J Cancer Prev 10: 107–110

Literatur zu Abschnitt 4.2

1 Anderson JL, Glod CA, Dai J et al. (2009) Lux vs. wavelength in light treatment of Seasonal Affective Disorder. Psychiatr Scand 120(3): 203–12
2 Aston-Jones G, Rajkowski J, Cohen J (1999) Role of locus coeruleus in attention and behavioral flexibility. Biol Psychiatry 46: 1309–1320
3 Benedetti F, Colombo C, Pontiggia A, Bernasconi A, Florita M, Smeraldi E (2003) Morning light treatment hastens the antidepressant effect of citalopram: a placebo-controlled trial. J Clin Psychiatry 64: 648–653
4 Desan PH, Weinstein AJ, Michalak EE et al. (2007) A controlled trial of the Litebook light-emitting diode (LED) light therapy device for treatment of Seasonal Affective Disorder (SAD). BMC Psychiatry 7(7): 38
5 Depression Guideline Panel (1993) Depression in Primary Care: Treatment of Major Depression Volume 2. Agency for Health Care Policy and Research, HHS, AHCPR Publication NO. 93–0551. U.S. Government Printing Office, Washington DC
6 Epperson CN, Terman JS, Hanusa BH, Oren DA, Peindl KS, Wisner KL (2004) Randomized clinical trial of bright light therapy for antepartum depression: preliminary findings. J Clin Psychiatry 65(3): 421–5
7 Even C, Schröder CM, Friedman S, Rouillon F (2008) Efficacy of light therapy in nonseasonal depression: a systematic review. J Affect Disord 108(1–2): 11–23
8 Glickman G, Hanifin JP, Rollag MD et al. (2003) Inferior retinal light exposure is more effective than superior retinal exposure in suppressing melatonin in humans. J Biol Rhythms 18(1): 71–9
9 Golden RN, Gaynes BN, Ekstrom RD, Hamer RM, Jacobsen FM, Suppes T, Wisner KL, Nemeroff CB (2005) The efficacy of light therapy in the treatment of mood disorders: a review and metaanalysis of the evidence. Am J Psychiatry 162: 656–662
10 Goldman BD, Darrow JM (1983) The pineal gland and mammalian photoperiodism. Neuroendocrinology 37: 386–396
11 Graf A, Wallner C, Schubert V, Willeit M et al. (2001) The effects of light therapy on mini-mental state examination scores in demented patients. Biol Psychiatry 50 : 725–727
12 Horne JA, Ostberg O (1976) A self-assessment questionnaire to determine morningness-eveningness in human circadian rhythms. Int J Chronobiol 4: 97–110
13 Kripke DF, Mullaney DJ, Atkinson M, Wolf S (1978) Circadian rhythm disorders in manic-depressives. Biol Psychiatry 13(3): 335–51
14 Kripke DF (1998) Light treatment for nonseasonal depression: speed, efficacy, and combined treatment. J Affect Disord 49(2): 109–17
15 Lam RW, Levitt AJ, Levitan RD, Enns MW, Morehouse R, Michalak EE, Tam EM (2006) The Can-SAD study: a randomized controlled trial of the effectiveness of light therapy and fluoxetine in patients with winter seasonal affective disorder. Am J Psychiatry 163(5): 805–12
16 Lam RW, Tam EM, Shiah IS et al. (2000) Effects of light therapy on suicidal ideation in patients with winter depression. J Clin Psychiatry 61: 30–32
17 Lambert GW, Reid DC, Kaye DM, Jennings GL, Esler MD (2002) Effect of sunlight and season on serotonin turnover in the brain. Lancet 360: 1840–1842
18 Lewy AJ, Wehr TA, Goodwin FK, Newsome DA, Markey SP (1980) Light suppresses melatonin secretion in humans. Science 210: 1267–1269
19 Martiny K (2004) Adjunctive bright light in non-seasonal major depression. Acta Psychiatr Scand 110 (Suppl.): 1–28

20 Phipps-Nelson J, Redman JR, Dijk DJ, Rajaratnam SM (2003) Daytime exposure to bright light, as compared to dim light, decreases sleepiness and improves psychomotor vigilance performance. Sleep 26: 695–700
21 Praschak-Rieder N, Willeit M, Wilson AA et al. (2008) Seasonal Variation in Human Brain Serotonin Transporter Binding. Arch Gen Psychiatry 65(9): 1072–8
22 Rosenthal NE, Sack DA, Gillin JC, Lewy AJ, Goodwin FK, Davenport Y, Mueller PS, Newsome DA, Wehr TA (1984) Seasonal affective disorder. A description of the syndrome and preliminary findings with light therapy. Arch Gen Psychiatry 41(1): 72–80
23 Rush AJ, Trivedi MH, Wisniewski SR, Nierenberg AA et al. (2006) Acute and longer-term outcomes in depressed outpatients requiring one or several treatment steps: a STAR*D report. Am J Psychiatry 163(11): 1905–17
24 Sit D, Wisner KL, Hanusa BH et al. (2007) Light therapy for bipolar disorder: a case series in women. Bipolar Disord 9(8): 918–27
25 Srinivasan V, Smits M, Spence W, Lowe AD, Kayumov L, Pandi-Perumal SR, Parry B, Cardinali DP (2006) Melatonin in mood disorders. World J Biol Psychiatry 7(3): 138–51
26 Staedt J, Pless-Steinkamp C, Herfeld F et al. (2009) Einfluss erhöhter Umgebungslichtintensität auf die Verweildauer von stationär behandelten depressiven Patienten. Nervenheilkunde 28: 223–226
27 Staedt J, Riemann D (2007) Zirkadiane Rhythmik und Chronobiologie. In Staedt J, Riemann D (Hrsg.) Diagnostik und Therapie von Schlafstörungen. Stuttgart: Kohlhammer, S. 105–126
28 Takahashi K, Lin JS, Sakai K (2006) Neuronal activity of histaminergic tuberomammillary neurons during wake-sleep states in the mouse. J Neurosci 26(40): 10292–10298
29 Terman JS, Terman M, Lo ES, Cooper TB (2001) Circadian time of morning light administration and therapeutic response in winter depression. Arch Gen Psychiatry 58: 69–75
30 Terman M, Terman JS (1999) Bright light therapy: side effects and benefits across the symptom spectrum. J Clin Psychiatry 60: 799–808
31 Thapan K, Arendt J, Skene DJ (2001) An action spectrum for melatonin suppression: evidence for a novel non-rod, non-cone photoreceptor system in humans. J Physiol 535: 261–267
32 Tuunainen A, Kripke DF, Endo T (2004) Light therapy for non-seasonal depression (Cochrane Review). Cochrane Library, Issue 2
33 Vandewalle G, Schmidt C, Albouy G, Sterpenich V, Darsaud A, Rauchs G, Berken PY, Balteau E, Degueldre C, Luxen A, Maquet P, Dijk DJ (2007) Brain responses to violet, blue, and green monochromatic light exposures in humans: prominent role of blue light and the brainstem. PLoS One 28;2(11): e1247
34 Wesemann W, Rotsch M, Schulz E, Sturm G, Zöfel P (1986) Circadian rhythm of serotonin binding in rat brain. Effect of the light-dark cycle. Chronobiol Int 3(2): 135–9
35 Wirz-Justice A, Benedetti F, Berger M et al. (2005) Chronotherapeutics (light and wake therapy) in affective disorders. Psychol Med 35: 939–944
36 Wirz-Justice A, Staedt J (2008) Lichttherapie – nicht nur bei Winterdepressionen. Schweizer Zeitschrift für Neurologie & Psychiatrie 1: 1–7
37 Wirz-Justice A., Benedetti F, Terman M (2009) Chronotherapeutics for depression. A Clinician's Manual for Light and Wake Therapy. Basel: Karger
38 Wirz-Justice A, Bader A, Frisch U et al. (2011) A randomized, double-blind, placebo-controlled study of light therapy for antepartum depression. J Clin Psychiatry 72(7): 986–993
39 Wright H, Lack L (2001) Effect of light wavelength on suppression and phase delay of the melatonin rhythm. Chronobiol Int 18: 801–808

Ultraviolettes Spektrum

Michael F. Holick (5.1, 5.4), Erhard Hölzle (5.2), Michael Pfeifer (5.3), Helmut Walter Minne (5.3), Rolfdieter Krause (5.4), Larissa Meier (5.4) und Angela Schuh (5.5)

5.1 Grundlagen, Quellen und Dosis von Heliotherapie und Vitamin D

Michael F. Holick (Übersetzung: Rolfdieter Krause)

Vitamin D ist das »Sonnenhormon«. Kinder und Erwachsene sind für ihre Vitamin-D-Aufnahme überwiegend von ihrem Aufenthalt im Freien und der Sonnenstrahlung abhängig. Es gibt nur wenige natürliche Lebensmittel, die Vitamin D enthalten. Das Meiden von Sonnenexposition hat zu einem weltweit verbreiteten pandemischen Vitamin-D-Mangel geführt. Vitamin D spielt eine wichtige Rolle für die Knochengesundheit, und es ist beteiligt an der Risikoreduktion vieler chronischer Erkrankungen, einschließlich Krebserkrankungen, Autoimmunerkrankungen, Diabetes mellitus Typ I und II, Herz-Kreislauf-Erkrankungen. Es wird empfohlen, dass Kinder und Jugendliche zusätzlich zu vernünftig dosierter Sonnenexposition pro Tag 1000 bzw. 2000 IE Vitamin D durch die Ernährung bzw. Nahrungsergänzungsmittel aufnehmen, um ihren Vitamin-D-Bedarf ausreichend zu decken.

5.1.1 Evolution von Vitamin D und Heliotherapie

Eine Photosynthese von Vitamin D kommt auf unserem Planeten vor, seit Leben auf der Erde bekannt ist. Von dieser prähistorischen Perspektive her haben die frühest bekannten einzelligen Organismen die Sonnenenergie im Ozean genutzt – nicht nur für die Photosynthese von Kohlenhydraten, sondern auch von Vitamin D. Die Phytoplanktonspezies Emiliania huxlei, die im Atlantischen Ozean vor mehr als 5 Millionen Jahren existierte, bestand zu mindestens 1 % ihres Körpergewichts aus Ergosterol. Wenn dieses Ergosterol Sonnenlicht ausgesetzt war, wurde es in Vitamin D_2 umgewandelt [1].

Das Zooplankton, das sich im Ozean entwickelte, nutzte den Vorteil einer Umgebung mit hohem Kalziumgehalt und konnte so dieses Kalzium als ein Hauptsubstrat für die Skelettmineralisation nutzen. Als die Wirbeltiere sich an Land ausbreiteten, benötigten sie andere Mechanismen, um in der kalziumarmen neuen Umwelt die Effektivität der intestinalen Kalziumabsorption aus der Nahrung zu verbessern. Es war die Exposition der Haut mit Sonnenlicht, die unsere frühesten Wirbeltiervorfahren nutzten und die in der kutanen Produktion von Vitamin D resultierte. Dies spielte eine entscheidende Rolle dafür, dass das mit der pflanzlichen Nahrung aufgenommene Kalzium effektiv absorbiert werden konnte. So konnten die Tiere einen konstanten Kalziumblutspiegel aufbauen, um Stoffwechselfunktionen zu optimieren und ein gesundes Skelett zu erwerben und erhalten.

65 Mio. Jahre zuvor schlugen Asteroide auf der Erde auf, was zum Absterben der Dinosaurier führte. Aus der Asche tauchten dann Nagetiere auf, die nachtaktiv waren. Man nimmt an, dass die Atmosphäre durch den Qualm des Asteroidenaufschlags und den Gesteinsschutt so verdunkelt war, dass nur wenig Sonnenlicht die Erdoberfläche durchdringen konnte, um den Bedarf von Vitamin D der an Land lebenden Wirbeltiere zu decken. Somit war es nicht allein der Mangel an Nahrung und eine durch Rauch und Asche bedingte winterähnliche Situation, sondern auch der Mangel an Vitamin D und die daraus resultierende schlechte Mineralisation der Eier, die endgültig zum Aussterben der Dinosaurier führten. Die nachtaktiven Nagetiere brauchten dagegen wenig Vitamin D, um zu überleben. Nachdem die Säugetiere sich entwickelt hatten, spielte allerdings die Aktivierung von Vitamin D in der Haut durch Sonnenlicht wieder eine entscheidende Rolle, um den Kalziumhaushalt zu stabilisieren und ein gesundes Skelett zu garantieren [2].

5.1.2 Historische Perspektive

Die medizinische Geschichte des Vitamin D beginnt mit der Industrialisierung (▶ Kap. 1). Als die Menschen begannen, sich in den Städten von Nordeuropa anzusiedeln, benutzten sie während des Winters Kohle als Hauptenergiequelle und bauten ihre Wohnhäuser mit sehr geringem Abstand zueinander. Dies führte dazu, dass nicht ausreichend Sonnenlicht in die schmalen Gassen kam und der Kohlenstaub zusätzlich keine ausreichende Sonnenstrahlung zuließ, um Vitamin D in der Haut zu produzieren. In der Mitte des 17. Jahrhunderts berichteten Whistler und Glissen, dass Kinder, die in den Städten Großbritanniens lebten, ein geringes Größenwachstum hatten und auffällige Deformierungen des Skeletts der unteren Extremitäten aufwiesen [3]. Diese Problematik blieb in den industrialisierten Bereichen Europas und Nordamerikas für mehr als die folgenden 250 Jahre bestehen.

Der polnische Arzt Jerdrzej Sniadecki (1768–1838) berichtete 1822 über seine Beobachtung, dass Kinder, die in Warschau lebten, von der sog. »Englischen Krankheit«, der Rachitis, heimgesucht waren, während die Kinder, die in den ländlichen Regionen außerhalb Warschaus aufwuchsen, von dieser Knochenkrankheit verschont blieben [4]. Er vermutete, dass eine Hauptursache für das Auftreten von Rachitis der in der Warschauer Innenstadt lebenden Kinder in dem Mangel von ausreichender Sonnenbestrahlung lag. Leider wurde aber dieser wichtigen Beobachtung wenig Bedeutung beigemessen.

Später berichtete der englische Arzt Palm 1889 ebenfalls über die Bedeutung der Sonnenexposition für die Prävention von Rachitis. Seinen eigenen Beobachtungen nach war die Rachitis in London sehr verbreitet. Er befragte Kollegen, die nach Indien oder in den Orient gereist waren, über die Häufigkeit des Auftretens von Rachitis und war über deren Beobachtungen überrascht, dass diese Krankheit dort extrem selten war, obwohl die Kinder im Orient und in Indien in extrem ärmlichen Verhältnissen, teilweise in Verwahrlosung, lebten und schlecht ernährt waren. Er vermutete, dass das Sonnenbaden eine Möglichkeit war, Rachitis vorzubeugen und zu heilen [5]. Man muss davon ausgehen, dass zu Beginn des 20. Jahrhunderts ungefähr 80–90 % der Kinder, die beispielsweise in London, Leiden, New York City oder Boston lebten, an den verheerenden Folgen dieser knochendeformierenden Krankheit litten [3].

Im Jahr 1919 berichtete der Berliner Kinderarzt Kurt Huldschinski (1883–1941), dass die Bestrahlung von Kindern mit Quecksilberbogenlampen erfolgreich in der Behandlung von Rachitis war [6]. Dieser Nachricht folgte zeitnah die Beobachtung von Hess und Unger, die Kinder auf dem Dach des New York City Hospitals dem Sonnenlicht exponierten und ebenfalls in der Behandlung von Rachitis erfolgreich waren [7]. Aufgrund dieser Erkenntnis, dass Exposition gegenüber Sonnenlicht und ultravioletter Strahlung in der Prävention und Behandlung von Rachitis effektiv war, setzten Hess und Weinstock [8] ebenso wie Steenbock und Black [9] eine große Zahl von natürlichen Stoffen einschließlich Grünfutter für Tiere, Baumwollzüchtung, Gemüse, Nüsse, Olivenöl und Salatpflanzung ultravioletter Strahlung aus. Hierbei beobachteten sie, dass vor der UV-Bestrahlung keine dieser Stoffe antirachitische Eigenschaften hatte, jedoch nach der Bestrahlung in der Vorbeugung von Rachitis bei Nagetieren effektiv waren. Steenbock [10] entwickelte aus diesen Beobachtungen das Konzept, Milch ultravioletter Strahlung auszusetzen, um ihr antirachitische Aktivitäten zu geben.

Nachdem Vitamin D identifiziert war, war es relativ einfach, dies der Milch zuzusetzen. Dieser einfache Prozess der Fortifizierung von Milch wurde in den 1930er-Jahren eingeführt und führte zum Verschwinden der Rachitis sowohl in den Vereinigten Staaten als auch in Europa. In den frühen 1950er-Jahren kam es dann zu Episoden von Hyperkalzämie bei Kindern; sie wurden in Zusammenhang gebracht mit einer Vitamin-D-Intoxikation über die mit Vitamin D versetzte Milch in Großbritannien. Dies führte zu Angst und resultierte in Gesetzen, die die Anreicherung von jeglichen Lebensmitteln mit Vitamin D in Europa verboten.

Diese Gesetze gelten heute noch in vielen europäischen Ländern. Allerdings werden einige Getreidearten und Margarine auch in Europa weiterhin mit Vitamin D angereichert, um so einen Vitamin-D-Mangel bei Kindern zu vermeiden. In Finnland und Schweden ist weiterhin die Milch mit Vitamin D angereichert und in anderen europäischen Ländern wie Irland, Frankreich und Großbritannien ist die Anreicherung von verschiedenen Lebensmitteln mit Vitamin D erlaubt.

5.1.3 Aktivierung von Vitamin D in der Haut

Während der Exposition mit Sonnenlicht trifft auch die UV(B)-Strahlung, nachdem sie die Ozonschicht passiert hat, mit Wellenlängen zwischen 290–315 nm auf die Haut und aktiviert dort das in der Haut befindliche 7-Dehydrocholesterol. Die Strahlungsenergie bricht die Doppelbindung von

7-Dehydrocholesterol am B-Ring auf, öffnet die starre Steroidstruktur und überführt sie in eine flexiblere Molekülstruktur, die als Prävitamin-D_3 bezeichnet wird [11]. Prävitamin D_3 kommt in 2 Konfigurationen vor. Die thermodynamisch aktivere cis-Form wird dann in Vitamin D_3 umgewandelt [12]. Diese Umwandlung von Prävitamin D_3 in Vitamin D_3 benötigt eine Hauttemperatur von ca. 37°C, und es werden einige Tage benötigt, um diese Umwandlung komplett durchzuführen. Nachdem Vitamin D_3 (= Cholecalciferol) gebildet ist, wird es durch die Plasmamembran in den Extrazellulärraum und weiter in die Hautkapillaren transportiert, wo es an das Vitamin-D-bindende Protein (DBP) angekoppelt wird.

Prävitamin D_3 kann durch Sonnenlichtstrahlungsabsorption zusätzlich umgewandelt werden in Tachysterol und Lumisterol [14]. Diese Photoprodukte befinden sich stets in einem Photoäquilibrium, welches bewirkt, dass nie mehr als 10–15 % von 7-Dehydrocholesterol in Prävitamin D_3 umgewandelt werden [14]. Exzessive Sonnenexposition resultiert in einer Photodegradation sowohl von Prävitamin D_3 als auch von Vitamin D_3 (◘ Abb. 5.1).

5.1.4 Faktoren, die die Synthese von Vitamin D_3 in der Haut beeinflussen

Inzwischen hat sich herausgestellt, dass auch eine noch so intensive Sonnenexposition eines Menschen nicht zur Vitamin-D-Intoxikation führen kann. Der Grund dafür ist, dass durch die Sonnenexposition 7-Dehydrocholesterol zunächst in Prävitamin D_3 umgewandelt wird. Es wurde lange darüber diskutiert, ob die Hautpigmentierung von Menschen, die in der Nähe des Äquators leben, sich in der Evolution so entwickelt hat, damit dadurch eine exzessive Produktion von Vitamin D verhindert wird, welche potenziell zu Vitamin-D-Intoxikation und auch zu Todesfällen führen kann [13].

Durch die Bildung des Hautpigments Melanin werden infolge der Pigmentierung eine Hautschädigung sowie Hautkrebs verhindert. Nachdem die Menschen nach nördlich und südlich des Äquators ausgewandert waren, veränderte sich ihre Hautpigmentierung relativ schnell, sodass sie auch in ihren neuen Lebensräumen in der Lage waren, ausreichend Vitamin D für ihre Körperfunktionen zu bilden.

Melanin ist ein effektiver natürlicher Sonnenschutz, der die ultraviolette Strahlung absorbiert, allerdings einschließlich der Vitamin-D-produzierenden UV-B-Strahlung. Menschen mit dunkler Hautfarbe haben somit einen Sonnenschutz bis zum Faktor 8, der allerdings die Fähigkeit, Vitamin D in der Haut zu bilden, bis zu 90 % reduzieren kann. Deshalb benötigen Menschen mit dunkler Hautfarbe im Vergleich zu Kaukasiern deutlich länger, um ausreichend Vitamin D für den Körperbedarf zu bilden (◘ Abb. 5.2) [15].

Sonnencremes absorbieren ähnlich wie Melanin die ultraviolette Strahlung. Eine Sonnenschutzcreme mit dem Faktor 30 absorbiert ungefähr 98 % der ultravioletten Strahlung und reduziert damit auch die Fähigkeit der Haut, Vitamin D zu produzieren um 98 % (◘ Abb. 5.3) [16].

Dies ist die Erklärung dafür, dass speziell für dunkelhäutige Menschen ein hohes Risiko für Vitamin-D-Mangel besteht, wenn sie z. B. in Nordamerika oder Europa leben.

Unter günstigen Bedingungen wird weniger als 1 % der UV-B-Strahlung durch die Ozonschicht hindurchgelassen, um die Erdoberfläche zu erreichen. Auch der Einstrahlwinkel der Sonne spielt eine bedeutende Rolle dafür, wie viel Vitamin D in der Haut produziert wird. Deshalb produzieren Menschen, die in höheren Breitengraden leben, weniger Vitamin D, da der Einstrahlwinkel für die Sonne dort flacher ist (◘ Abb. 5.4).

Dieses Phänomen spielt insbesondere im Winter eine wichtige Rolle, da deshalb sehr wenig bis fast gar keine Vitamin-D-aktivierende UV-B-Strahlung die Erdoberfläche erreicht. Somit haben Breitengrad, Jahreszeit und Tageszeit ebenso wie Witterungsverhältnisse einen Einfluss auf die Menge von UV-B-Strahlung, die die Erdoberfläche erreicht, und damit auch einen wichtigen Einfluss auf die Produktion von Vitamin D_3 in der Haut [16]. Wenn jemand oberhalb oder unterhalb des 33. Breitengrades lebt, z. B. in Atlanta/Georgia oder in Buenos Aires/Argentinien, so wird er in den Wintermonaten nur sehr wenig oder überhaupt kein Vitamin D produzieren, d. h. in den nördlichen Breitengraden zwischen November und Februar

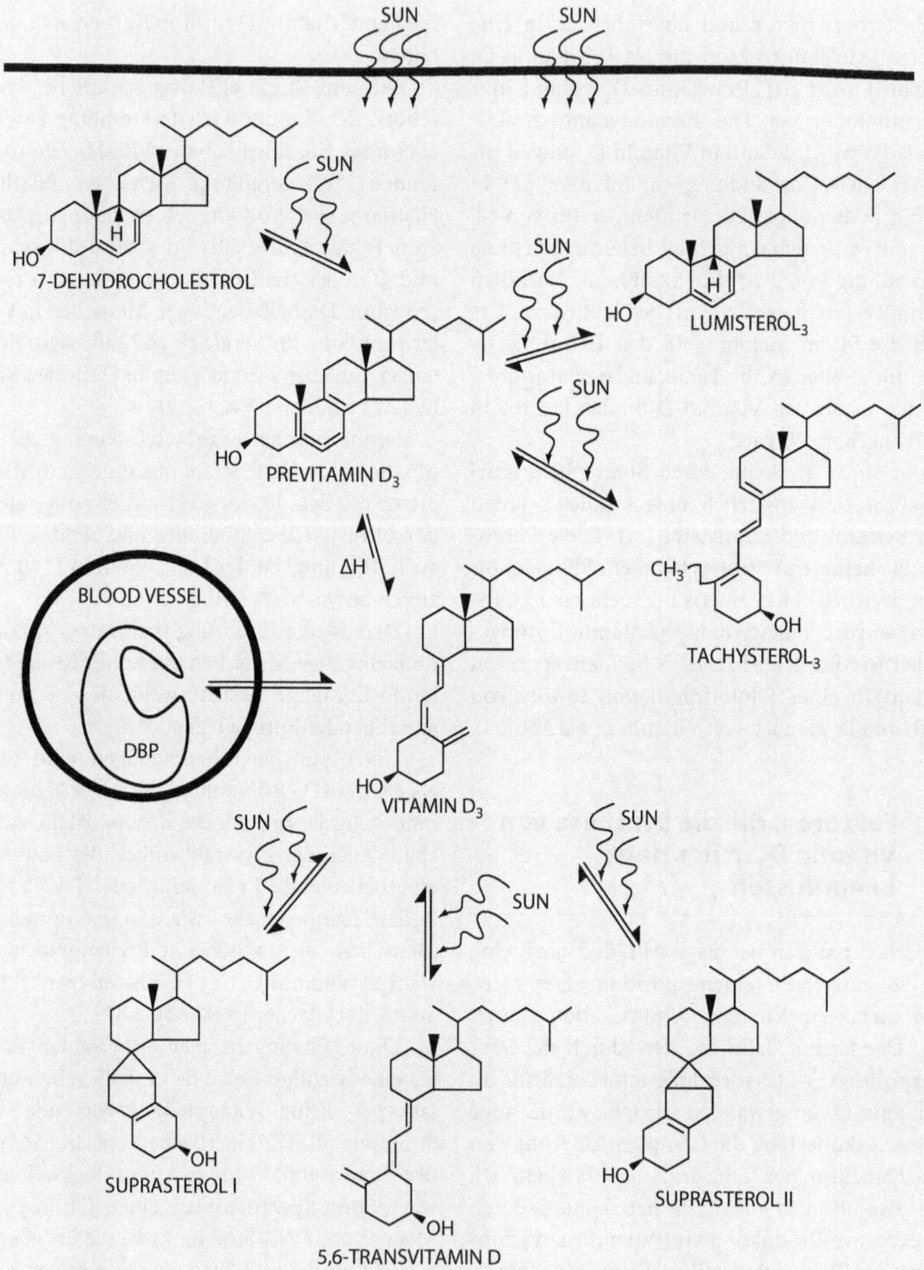

Abb. 5.1 Photochemische Reaktionen zur Aktivierung und Regulation von Vitamin D_3 in der Haut. *DBP* Vitamin-D-bindendes Protein. (aus [27])

und in südlichen Breitengraden zwischen Mai und August . Ebenso wird am frühen Morgen und am späten Nachmittag wenig bis gar kein Vitamin D produziert; das meiste Vitamin D wird, unabhängig davon, wo jemand lebt, zwischen 10 Uhr vormittags und 15 Uhr nachmittags produziert (Abb. 5.5).

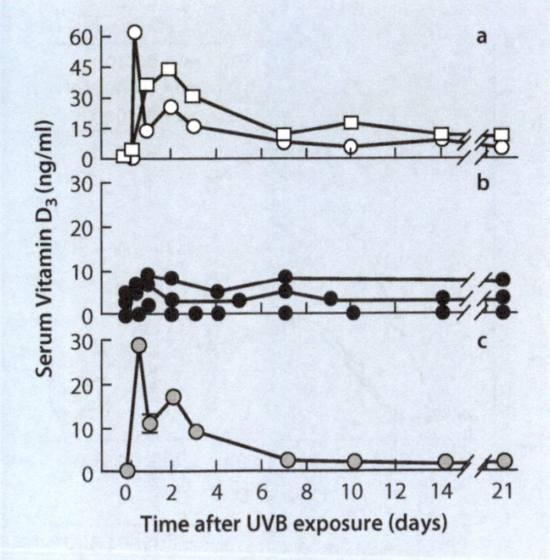

Abb. 5.2 a–c Blutspiegeländerungen von nativem Vitamin D (Cholecalciferol) nach UV-B-Exposition bei unterschiedlichen Hauttypen. Änderungen der Blutspiegel von nativem Vitamin D_3 (Cholecalciferol) nach Ganzkörper-UV-B-Bestrahlung mit kumulativ 54 mJ/cm². **a** Bei 2 Kaukasiern mit Hauttyp II, **b** bei 3 dunkelhäutigen Menschen mit Hauttyp V, **c** nach serieller UV-B-Bestrahlung eines dunkelhäutigen Menschen mit einer kumulativen Dosis von 320 mJ/cm². (aus [27])

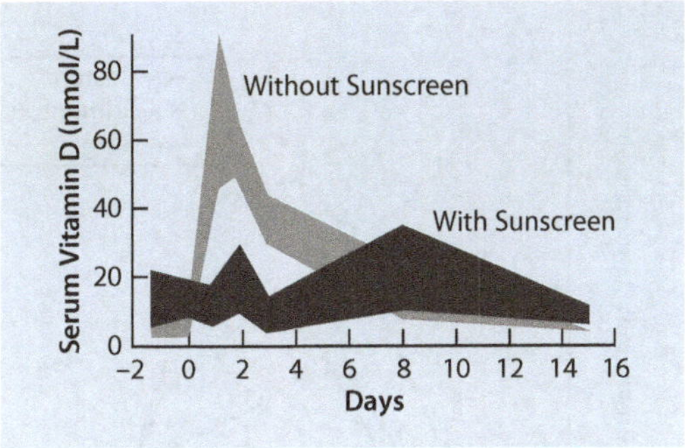

Abb. 5.3 Wirkungen auf die kutane Aktivierung von nativem Vitamin D (Cholecalciferol) ohne und mit Sonnenschutzcreme mit Hautschutzfaktor 8 bei jungen Kaukasiern nach einer Einzeldosis von 1 MED (minimale Erythemdosis) mit einem sonnengleichen UV-Spektrum. (aus [23])

5.1.5 Quellen für Vitamin D

Es gibt 2 Formen von Vitamin D: Vitamin D_2 kommt durch Bestrahlung von Ergosterol vor, welches sich in Pilzen, Hopfen und anderen Pflanzen findet. Vitamin D_3 wird durch die Sonnenexposition aus 7-Dehydrocholesterol in der Haut aktiviert. Der Unterschied ist, dass Ergosterol eine Seitenkette hat, vergleichbar dem Cholesterol, allerdings mit dem Unterschied einer Doppelbindung zwischen den Kohlenstoffatomen 22 und 23 und einer Methylgruppe am Kohlenstoffatom 24.

Es hat Diskussionen darüber gegeben, ob Vitamin D_2 in der Fähigkeit, den Vitamin-D-Status eines Menschen konstant zu halten, weniger effektiv sei als Vitamin D_3. Einige Studien an Kindern und Erwachsenen haben inzwischen gezeigt, dass hier vergleichbare Wirkungsstärken bestehen [17–20]. Für die Bildung von Vitamin D ist jedoch sowohl bei Kindern als auch bei Erwachsenen in erster Linie die Sonnenexposition wichtig. In unserer Nahrung kommt Vitamin D kaum vor. Nur Pilze, die dem Sonnenlicht exponiert waren, Lebertran, fetthaltige Fische (einschließlich Lachs, Makrelen und Hering) enthalten natürlicherweise ausreichend Vitamin D. In den Vereinigten Staaten und in einigen europäischen Ländern wurden deshalb die Milch und andere Lebensmittel, z. B. Getreide und Margarine, mit Vitamin D versetzt (Tab. 5.1).

5.1.6 Vitamin-D-Stoffwechsel

Nachdem Vitamin D in der Haut produziert worden ist, wird es in die Zirkulation abgegeben und dort an das Vitamin-D-bindende Protein (DBP) gebunden. Wenn Vitamin D (D repräsentiert sowohl D_2 als auch D_3) mit der Nahrung aufgenommen wird, wird es in den Chylomikronen eingeschlossen, über das lymphatische System transportiert und gelangt so in das venöse Blut [21]. Durch diesen Prozess werden etwa 40 % von Vitamin D an Lipoproteine gebunden, während ungefähr 60 % an das Vitamin-D-bindende Protein gekoppelt sind [22]. Dasjenige Vitamin D, welches in der Haut produziert wird, bleibt ungefähr 2- bis 3-mal länger in der Zirkulation als das mit der Nahrung aufgenommene, weil das in der Haut aktivierte Vitamin D zu 100 % an das Vitamin-D-bindende Protein gebunden ist.

Nachdem Vitamin D in die Zirkulation gelangt ist, wird es zunächst in die Leber transportiert und dort durch das Cytochrom P450 in 25-Hydroxy-Vitamin D [25(OH)D] umgewandelt [21]. 25-Hydro-

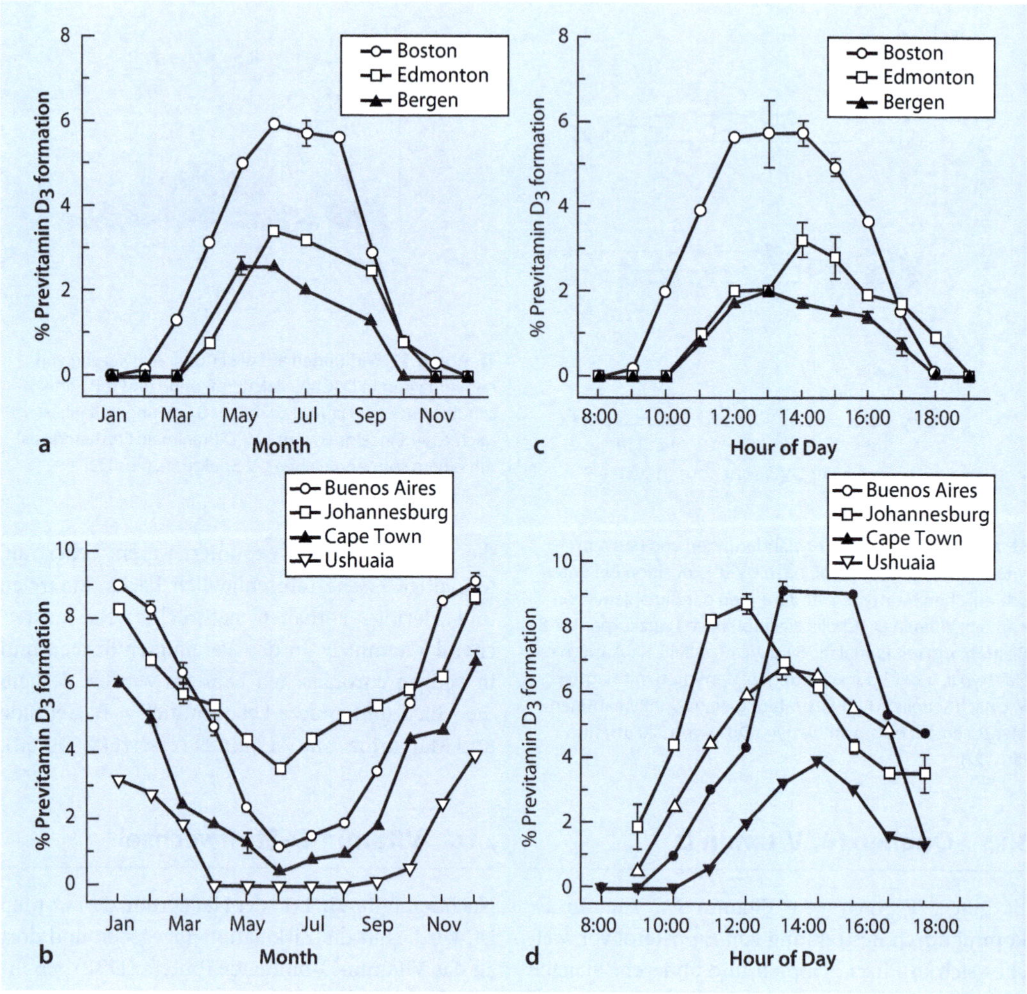

Abb. 5.4 a–d Einfluss von Jahreszeit, Tageszeit und geographischem Breitengrad auf die kutane Synthese von Prävitamin D_3 nach jeweils einstündiger Sonnenexposition. **a, c** In der nördlichen Hemisphäre, **b, d** in der südlichen Hemisphäre. (aus [27])

xy-Vitamin D ist die hauptsächlich zirkulierende Form von Vitamin D und repräsentiert den Vitamin-D-Status eines Menschen. Allerdings ist es in physiologischen Konzentrationen biologisch inaktiv und benötigt eine weitere Hydroxylierung in der Niere am Kohlenstoffatom 1, um die biologisch aktive Form des Vitamin D, das 1,25-Dihydroxy-Vitamin D [1,25$(OH)_2$D] (Calcitriol) zu bilden. Es gibt eine Reihe von Faktoren, die die Produktion von 1,25 $(OH)_2$D kontrollieren, dazu gehören das Parathormon (PTH), der Fibroblasten-Growth-Faktor 23 (FGF 23), Kalzium und Phosphat [21].

5.1.7 Biologische Wirkungen von Vitamin D auf den Kalziumstoffwechsel

Calcitriol [1,25$(OH)_2$D] ist ein Steroidhormon, und ähnlich wie bei anderen Steroidhormonen ist für seine biologische Funktion notwendig, dass es mit einem zellulären Rezeptor interagiert, dem Vitamin-D-Rezeptor (VDR). Zirkulierendes 1,25$(OH)_2$D hat als wichtigste physiologische Aufgabe, den Kalziumstoffwechsel innerhalb eines physiologisch akzeptablen Bereichs konstant zu

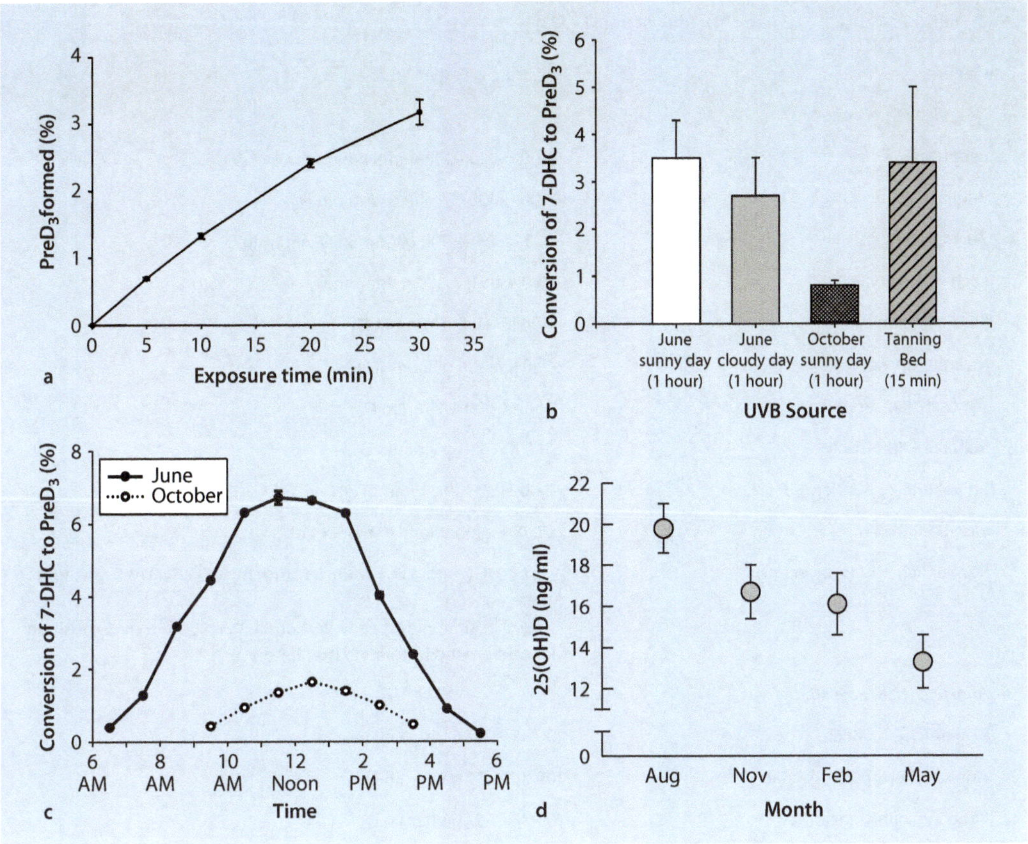

Abb. 5.5 a–d Bildung von Prävitamin D zu verschiedenen Tages- und Jahreszeiten sowie bei unterschiedlicher Bewölkung. Exposition von mit 7-Dehydrocholesterol (7-DHC) gefüllten Glasampullen **a** zur Mittagszeit (12–13 Uhr), **b** jeweils von 12–13 Uhr an einem sonnigen Tag im Juni, einem bedeckten Tag im Juni, einem sonnigen Tag im Oktober sowie für 15 min auf der Sonnenbank, **c** im Tagesverlauf im Juni und Oktober. **d** Blutspiegel von Calcidiol bei gehfähigen Bewohnern eines Pflegeheims in unterschiedlichen Monaten des Jahres. (aus [27])

halten, um damit neuromuskuläre Funktionen, andere Stoffwechselfunktionen und zelluläre Signaltransduktionen aufrechtzuerhalten [21, 22]. Dies wird dadurch erfüllt, dass der VDR im Dünndarm mit dem Retinsäure-X-Rezeptor (RXR) interagiert. Der dann entstandene heterodimäre VDR-RXR-Komplex bindet intrazellulär an Vitamin-D-Response-Elemente (VDRE), welche bei der Kontrolle der Kalziumaufnahme aus dem Darmlumen in die Blutkapillaren Steuerungsfunktionen haben, ebenso für die Steuerung der epithelialen Kalziumkanäle, des kalziumbindenden Proteins und der kalziumabhängigen ATPase [21, 22].

Wenn die Kalziumaufnahme in der Nahrung zu gering ist, um den Körperbedarf zu decken, wird Kalzium aus dem Knochen entzogen. $1{,}25(OH)_2D$ hilft auch hierbei, indem es die Aktivierung eines Schlüsselproteins, des »receptor activator of NF-κB-ligand« (RANKL) an der Oberfläche des Osteoblasten unterstützt. Dies aktiviert den Präosteoblasten, der den RANKL-Rezeptor an seiner Oberfläche besitzt, mit RANKL eine Bindung einzugehen. Dies führt in seiner Transformation zu einem reifen Osteoklasten. Ist dieser einmal gebildet, setzt er Enzyme frei, die kollagene Matrix verdauen und dadurch Kalzium zur Abgabe in die Zirkulation freisetzen (Abb. 5.6) [21].

Tab. 5.1 Quellen für Vitamin D_2 und Vitamin D_3 [23]

Quellen	Vitamin-D-Gehalt [IE][a]
Natürliche Quellen	
Lebertran	~400–1.000 IE/Teelöffel Vitamin D_3
Wildlachs	~600–1.000 IE/~100 g Vitamin D_3
Zuchtlachs	~100–250 IE/~100 g Vitamin D_3, Vitamin D_2
Lachs, konserviert	~300–600 IE/~100 g Vitamin D_3
Sardinen, konserviert	~300 IE/~100 g Vitamin D_3
Makrele, konserviert	~250 IE/~100 g Vitamin D_3
Tunfisch, konserviert	236 IE/~100 g Vitamin D_3
Shiitake-Pilze, frisch	~100 IE/~100 g Vitamin D_2
Shiitake-Pilze, sonnengetrocknet	~1,600 IE/~100 g Vitamin D_2
Eigelb	~20 IE/Eigelb Vitamin D_3 oder D_2
Sonnenlicht/UV-B-Strahlung	~20.000 IE Vitamin D_3 produziert durch 1 MED bei UV-Exposition im Badeanzug ~ 3.000 IE Vitamin D_3 produziert durch 0,5 MED bei UV-Exposition der oberen und unteren Extremitäten
Angereicherte Lebensmittel	
Angereicherte Milch	100 IE/~227 g Vitamin D_3
Angereicherter Orangensaft	100 IE/~227 g Vitamin D_3
Säuglingsnahrungsmittel	100 IE/~227 g Vitamin D_3
Angereicherter Joghurt	100 IE/~227 g Vitamin D_3
Angereicherte Butter	56 IE/~100 g Vitamin D_3
Angereicherte Margarine	429/~100 g Vitamin D_3
Angereicherter Käse	100 IE/~85 g Vitamin D_3
Frühstück mit angereicherten Getreideflocken (z. B. Cornflakes)	~100 IE/Portion Vitamin D_3
Pharmazeutische Quellen in den USA	
Vitamin D_2 (Ergocalciferol)	50.000 IE/Kapsel
Drisdol (Vitamin D_2) flüssig	8000 IE/ml
Ergänzungsmittel	
Multivitamine	400, 500, 1.000 IE Vitamin D_3 oder Vitamin D_2
Vitamin D_3	400, 800, 1.000, 2.000, 5.000, 10.000, und 50.000 IE

[a] IE = Internationale Einheit = 25 ng
MED minimale Erythemdosis

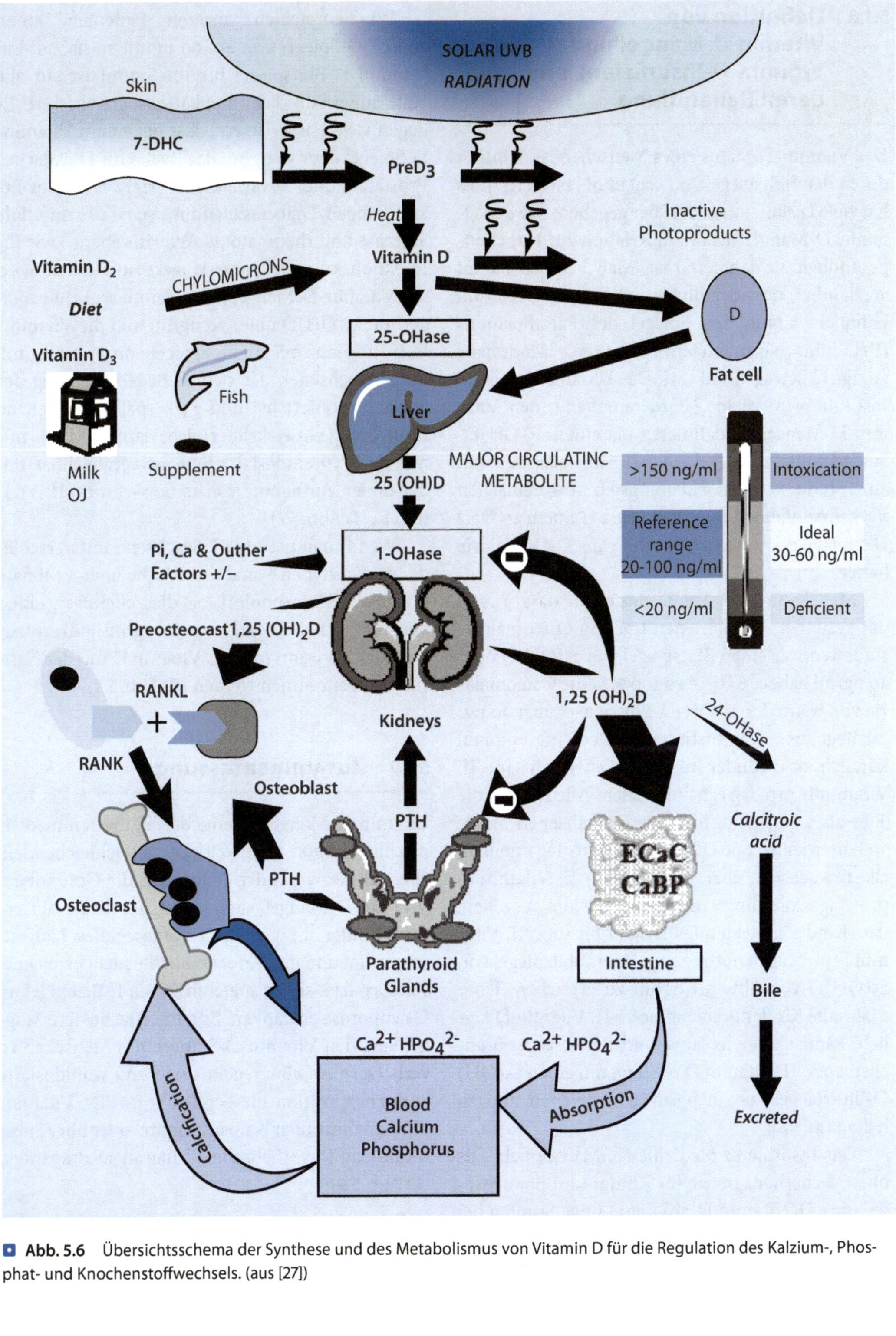

Abb. 5.6 Übersichtsschema der Synthese und des Metabolismus von Vitamin D für die Regulation des Kalzium-, Phosphat- und Knochenstoffwechsels. (aus [27])

5.1.8 Definition von Vitamin-D-Mangel und Vitamin-D-Insuffizienz und deren Behandlung

Der Vitamin-D-Status eines Menschen ist definiert durch den Blutspiegel von Calcidiol [25(OH)D]. Es hat viele Diskussionen darüber gegeben, wie der Vitamin-D-Mangelzustand in Relation zur Knochengesundheit zu definieren ist. Man hat sich darauf verständigt, dass der Blutspiegel von 25(OH)D im Hinblick darauf, den Spiegel des Parathormons (PHT) im Normbereich zu halten, mindestens 20 ng/ml betragen soll [23]. Das US-amerikanische Institute of Medicine (IOM) empfiehlt, den Vitamin-D-Mangel zu definieren als einen 25(OH)D-Spiegel unter 20 ng/ml [23, 24]. Dies geht u. a. auf eine Studie von Knochenbiopsien von deutschen Verkehrsunfallopfern zurück, die bei einem 25(OH) D-Blutspiegel unter 20 ng/ml eine Osteomalazie hatten.

Man kann also davon ausgehen, dass 97,5 % der gesunden Erwachsenen frei von Osteomalazie sind, wenn sie einen Blutspiegel von 25(OH)D über 20 ng/ml haben. Es liegt zu 100 % keine Osteomalazie vor, wenn der 25(OH)D-Blutspiegel über 30 ng/ml liegt [25]. Das Institute of Medicine empfahl kürzlich, dass Kinder im ersten Lebensjahr 400 IE Vitamin D pro Tag erhalten sollen. Alle Kinder, die älter als 1 Jahr sind, und alle Erwachsenen bis zu 70 Jahren sollen 600 IE Vitamin D pro Tag erhalten, alle Erwachsene über 70 Jahre 800 IE Vitamin D pro Tag. Allerdings muss man davon ausgehen, dass Kinder im ersten Lebensjahr bis 1000 IE Vitamin D pro Tag benötigen, um einen Blutspiegel von 25(OH)D von über 30 ng/ml zu erreichen. Über 1 Jahr alte Kinder brauchen 1000 IE Vitamin D täglich, Kinder über 10 Jahre und Erwachsene brauchen 2000 IE Vitamin D pro Tag, um einen 25(OH) D-Blutspiegel von 30 ng/ml zu erreichen und zu halten [21, 26].

Das Institute of Medicine (IOM) empfiehlt als obere Sicherheitsgrenze für Kinder und Erwachsene 4000 IE Vitamin D pro Tag. Einige Studien bei Erwachsenen haben gezeigt, dass auch 10.000 IE Vitamin D pro Tag ohne unerwünschte Wirkungen vertragen werden (◘ Tab. 5.2, ▶ Abschn. 5.4) [26].

Wir empfehlen unseren Patienten, einen 25(OH)D-Spiegel von 40–60 ng/ml zu haben. Ein Vitamin-D-Blutspiegel bis 100 ng/ml ist auf alle Fälle außerhalb des Intoxikationsbereichs [21]. Es liegen viele Hinweise vor, dass bei einem Vitamin-D-Spiegel über 30 ng/ml das Risiko für Dickdarm-, Prostata- und Ovarialkrebs, Herz-Kreislauf-Erkrankungen, Diabetes mellitus Typ 1 und 2, multiple Sklerose und rheumatoide Arthritis ebenso wie für Infektionskrankheiten verringert ist. Deshalb wird der Vitamin-D-Mangel heute definiert als Blutspiegel von 25(OH)D unter 20 ng/ml und die Vitamin-D-Insuffizienz bei einem Spiegel von 21–29 ng/ml. Ein Erwachsener, der sich in Badebekleidung der Sonne exponiert hat und 24 h später eine leichte Hautrötung entwickelt, erreicht damit 1 MED (minimale Erythemdosis). Diese ist vergleichbar mit der oralen Aufnahme von 10.000–20.000 IE Vitamin D (◘ Abb. 5.7).

Wenn man gesunde Erwachsene mit verschiedenen Hauttypen 3-mal pro Woche über 3 Monate mit 0,5 MED exponiert, ist dies effektiver, einen konstanten Blutspiegel von 30 ng/ml aufrechtzuerhalten, als wenn 1000 IE Vitamin D mit der Nahrung aufgenommen werden (◘ Abb. 5.8).

5.1.9 Zusammenfassung

Vitamin-D-Mangel ist eine der häufigsten medizinischen Vorkommen weltweit mit schleichenden, aber schwerwiegenden Folgen für die Gesundheit. Vitamin-D-Mangel kann nicht nur dazu führen, dass Kinder ihr genetisch vorgesehenes Längenwachstum und ihre Knochendichte nicht erreichen, sondern dass sie im späteren Leben frühzeitiger an Osteoporose erkranken. Es gibt keine bessere Möglichkeit, den Vitamin-D-Status eines Menschen zu verbessern als eine regelmäßige und wohldosierte Sonnenexposition im Vergleich mit der Vitamin-D-Aufnahme über Nahrungsmittel oder über Substitution mit synthetischen Vitamin-D-Präparaten (◘ Abb. 5.9).

Tab. 5.2 Empfehlungen des Institute of Medicine 2011 zur Vitamin-D-Dosierung [23]

IOM-Empfehlungen					Empfehlungen für Patienten mit Risiko für Vitamin-D-Mangel	
Lebensphase	AI	EAR	RDA	UL	Täglicher Bedarf (IE/d)	UL (IE)
Kleinkinder						
0–6 Monate	400 IE (10 µg)	–	–	1000 IE (25 µg)	400–1000	2000
6–12 Monate	400 IE (10 µg)	–	–	1500 IE (38 µg)	400–1000	2000
Kinder						
1–3 Jahre	–	400 IE (10 µg)	600 IE (15 µg)	2500 IE (63 µg)	600–1000	4000
4–8 Jahre	–	400 IE (10 µg)	600 IE (15 µg)	3000 IE (75 µg)	600–1000	4000
Männer						
9–13 Jahre	–	400 IE (10 µg)	600 IE (15 µg)	4000 IE (100 µg)	1000	4000
14–18 Jahre	–	400 IE (10 µg)	600 IE (15 µg)	4000 IE (100 µg)	600–1000	4000
19–30 Jahre	–	400 IE (10 µg)	600 IE (15 µg)	4000 IE (100 µg)	1500–2000	10.000
31–50 Jahre	–	400 IE (10 µg)	600 IE (15 µg)	4000 IE (100 µg)	1500–2000	10.000
51–70 Jahre	–	400 IE (10 µg)	600 IE (15 µg)	4000 IE (100 µg)	1500–2000	10.000
>70 Jahre	–	400 IE (10 µg)	800 IE (20 µg)	4000 IE (100 µg)	1500–2000	10.000
Frauen						
9–13 Jahre	–	400 IE (10 µg)	600 IE (15 µg)	4000 IE (100 µg)	600–1000	4000
14–18 Jahre	–	400 IE (10 µg)	600 IE (15 µg)	4000 IE (100 µg)	600–1000	4000
19–30 Jahre	–	400 IE (10 µg)	600 IE (15 µg)	4000 IE (100 µg)	1500–2000	10.000
31–50 Jahre	–	400 IE (10 µg)	600 IE (15 µg)	4000 IE (100 µg)	1500–2000	10.000
51–70 Jahre	–	400 IE (10 µg)	600 IE (15 µg)	4000 IE (100 µg)	1500–2000	10.000
>70 Jahre	–	400 IE (10 µg)	800 IE (20 µg)	4000 IE (100 µg)	1500–2000	10.000
Schwangere						
14–18 Jahre	–	400 IE (10 µg)	600 IE (15 µg)	4000 IE (100 µg)	600–1000	4000
19–30 Jahre	–	400 IE (10 µg)	600 IE (15 µg)	4000 IE (100 µg)	1500–2000	10.000
31–50 Jahre	–	400 IE (10 µg)	600 IE (15 µg)	4000 IE (100 µg)	1500–2000	10.000
Stillende						
14–18 Jahre	–	400 IE (10 µg)	600 IE (15 µg)	4000 IE (100 µg)	600–1000	4000
19–30 Jahre	–	400 IE (10 µg)	600 IE (15 µg)	4000 IE (100 µg)	1500–2000	10.000
31–50 Jahre	–	400 IE (10 µg)	600 IE (15 µg)	4000 IE (100 µg)	1500–2000	10.000

AI empfohlene tägliche Dosis, *EAR* geschätzter mittlerer Tagesbedarf, *RDA* empfohlene Tagesdosis in der Nahrung, *UL* obere empfohlene Tagesgrenze

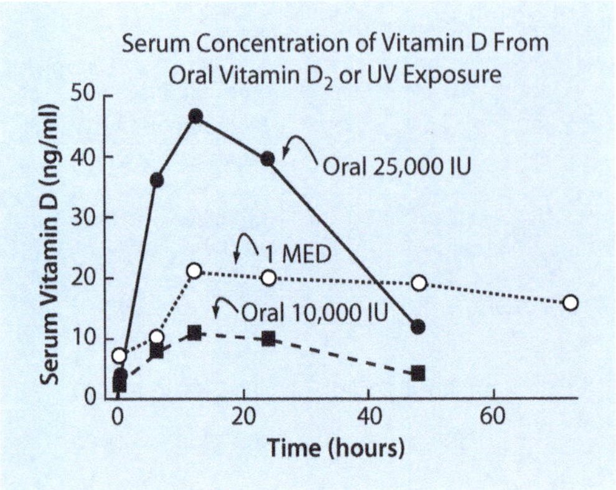

■ **Abb. 5.7** Vergleich von UV-B-Exposition und oraler Vitamin-D-Aufnahme. 1 MED entspricht einer oralen Cholecalciferol-Substitution von 10.000–25.000 IE. (aus [27])

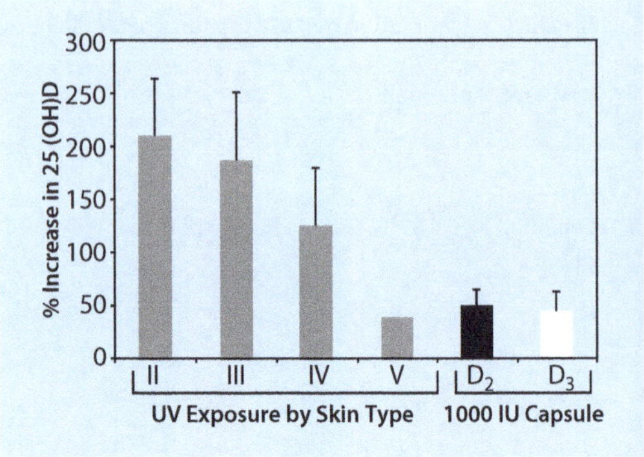

■ **Abb. 5.8** Vergleich der Anstiege von 25(OH)Vitamin D nach UV-Exposition und oraler Substitution von 1000 IE Vitamin D2 oder Vitamin D_3. Links nach Ganzkörperexposition (Badebekleidung) von je 0,5 MED natürlicher Sonnenstrahlung 1-mal wöchentlich über 3 Monate im Sommer in Abhängigkeit vom Hauttyp, rechts nach oraler Substitution von je 1000 IE Vitamin D2 bzw. Vitamin D3 täglich über 11 Wochen im Winter und Frühjahr. (aus [27])

5.2 Dermatologische Indikationen

Erhard Hölzle

5.2.1 Einführung

Als der Begründer der modernen UV-Therapie mit künstlichen Strahlenquellen in der Dermatologie gilt Nils Ryberg-Finsen, der epochale Erfolge in der Phototherapie des Lupus vulgaris mit Kohlebogenlampen erzielte (Finsen & Forchhammer 1904) und für diese Leistung 1903 den Nobelpreis für Medizin zuerkannt bekam. Während der folgenden Jahrzehnte spielte die Phototherapie von Hauterkrankungen eher eine untergeordnete Rolle, und Kimmig und Wiskemann nennen lediglich Acne vulgaris, Psoriasis vulgaris, Parapsoriasis, Pityriasis versicolor, Pityriasis rosea, die Hauttuberkulose und andere bakterielle Erkrankungen als Indikationen (Kimmig & Wiskemann 1959).

Die Einführung der systemischen Photochemotherapie mit oralem Psoralen und nachfolgenden Breitbrand-UV-A-Bestrahlungen durch die Arbeitsgruppe um Fitzpatrick in Boston 1974 (Parrish et al. 1974) war eine meisterliche und bahnbrechende Arbeit und hat nicht nur damals die Behandlung der Schuppenflechte revolutioniert, sondern nachfolgend die gesamte Dermatologie bereichert. Waren auch die beiden aktiven Komponenten dieser Therapieform – Furocumarine und Sonnenlicht – seit dem Altertum bekannt, so musste daraus eine wirksame, sichere und ständig verfügbare moderne Behandlungsmethode geschaffen werden. Die Pharmakologie von Methoxypsoralen und insbesondere die photosensibilisierende Wirkung auf die menschliche Haut waren seit langem gut untersucht, und die Substanz stand auch chemisch synthetisiert zur Verfügung. Als zweite Komponente mussten jedoch leistungsfähige UV-A-Strahler entwickelt und hergestellt werden, um die Behandlung unabhängig von dem so variablen Sonnenlicht zu gestalten. Erst mit der Entwicklung dieser Fluoreszenzstrahler Anfang der 1970er-Jahre konnte die Photochemotherapie in großem Stil durchgeführt werden.

Aber die Einführung der Photochemotherapie mit Psoralen und UV-A (PUVA) bewirkte auch eine Renaissance der konventionellen Phototherapie, insbesondere der Psoriasis, wobei zunehmend UV-B-Breitband-Fluoreszenzstrahler eingesetzt wurden (Wiskemann 1978). In Konkurrenz zur hochwirksamen PUVA-Behandlung, deren potenzielles Karzinomrisiko bereits in vitro und aus Tierexperimenten bekannt war, wurde während der folgenden Jahre versucht, die Effektivität der UV-B-Phototherapie durch Modifikation der Lampenspektren zu verbessern. Ein Schritt auf diesem Weg war die Einführung der SUP-Therapie (selek-

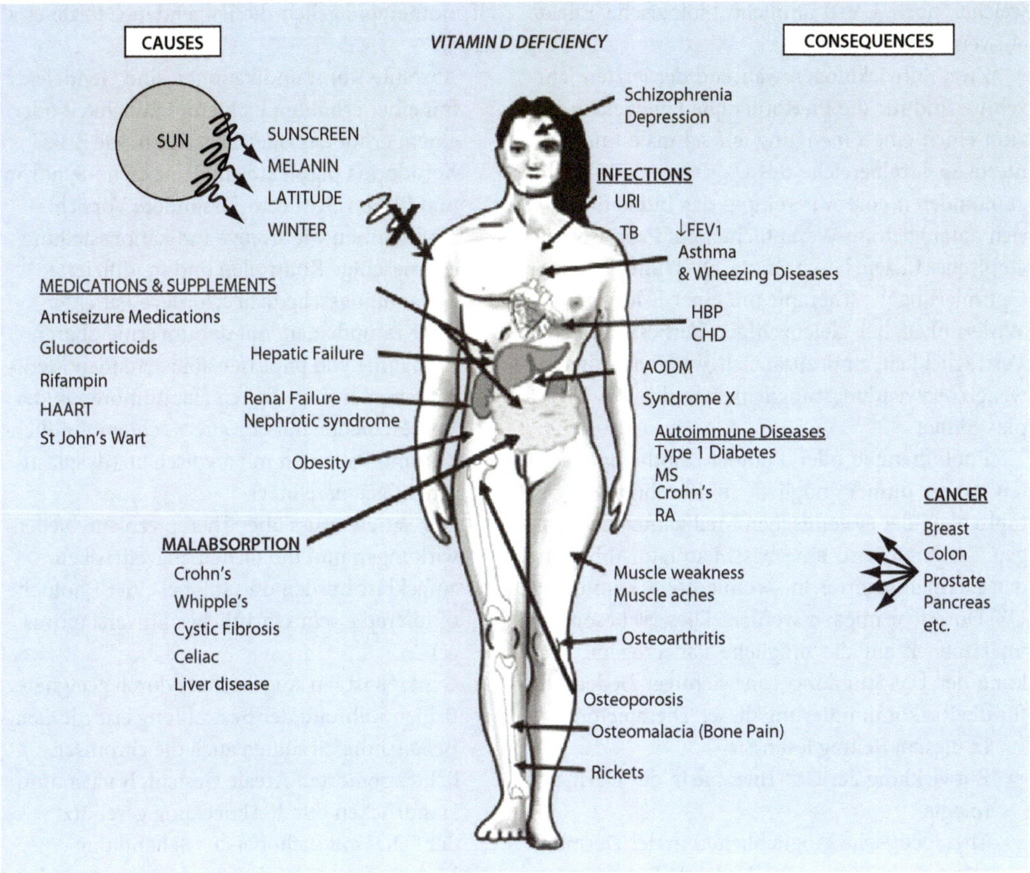

Abb. 5.9 Ursachen für Vitamin-D-Mangel und mögliche gesundheitliche Folgen. (aus [27])

tive UV-Phototherapie; Schröpl 1977). Die dabei verwendeten Hochdruckstrahler waren so konzipiert, dass sie besonders hohe Intensitäten im Übergangsbereich zwischen UV-B und UV-A entwickelten. Empirisch konnte damit eine verbesserte Wirkung auf die Rückbildung der Psoriasisläsionen gezeigt werden.

Mit der näherungsweisen Bestimmung des Aktionsspektrums für die Phototherapie der Psoriasis durch Parrish & Jaenicke (1981) wurde bestätigt, dass in dem schon durch die SUP bevorzugt genutzten spektralen Bereich eine Dissoziierung der Erythemwirksamkeit und der therapeutischen Wirkung auf die Schuppenflechte vorhanden war. Das Maximum des Aktionsspektrums für die Psoriasisrückbildung wurde bei 312 nm gefunden; wogegen die maximale Erythemwirksamkeit bei etwa 300 nm liegt. Dies veranlasste die Firma Philips, einen auf 311–312 nm abgestimmten Schmalspektrum-Fluoreszenzstrahler (TL-01) zu entwickeln, der sich mittlerweile weltweit als Standard für die Phototherapie der Psoriasis etabliert hat (Van Weelden et al. 1988).

Parallel zu diesem Fortschritt gelang es 1981 Mutzhas, durch Modifikation eines Hochdruck-Halogenidstrahlers eine Strahlenquelle herzustellen, die hohe Intensitäten des ausschließlich langwelligen UV-A-Bereiches (340–400 nm) erzeugt. Dieser Strahler wurde durch die Arbeitsgruppe um Plewig zunächst für Phototestungen (Mutzhas et al. 1981), später dann therapeutisch zur Behandlung akuter Exazerbationen des atopischen Ekzems eingesetzt. Nachfolgend wurde das Indikationsspektrum erheblich ausgedehnt. Heute nennen wir den Spektralbereich von 340–400 nm UV-A1 und unterscheiden diesen von UV-A2 (320–340 nm), welcher noch UV-B-ähnliche biologische Effekte aufweist.

Zwei Entwicklungen während der letzten Jahrzehnte sind für die Phototherapie kennzeichnend: zum einen eine Einengung auf schmale und definierte Spektralbereiche des UV-B oder UV-A und zum anderen eine Ausweitung der Indikation, die sich anfänglich im Wesentlichen auf Psoriasis und atopisches Ekzem beschränkte. Dies führte zu einer Optimierung der Therapie mit einer Erhöhung der Wirksamkeit bei gleichzeitiger Verbesserung der Verträglichkeit, und zusätzlich wurden vielfältige weitere Anwendungsmöglichkeiten der UV-Therapie eröffnet.

Phototherapie oder Photochemotherapie sollten, wenn immer möglich, in Kombination mit topischen oder systemischen Medikamenten erfolgen. Dadurch wird eine beschleunigte Abheilung der Dermatose erreicht, womit hohe kumulative UV-Dosen vermieden werden. Dies ist besonders im Hinblick auf die mögliche kanzerogene Wirkung der UV-Strahlung von wichtiger Bedeutung für die Risikominimierung dieser Therapieform.

In diesem Beitrag lesen Sie

- Entwicklung der UV-Therapie in der Dermatologie
- Therapeutische Möglichkeiten in der Dermatologie mit Breitband-UV-B, UV-B-311-nm, UV-A1 und Photochemotherapie
- unterschiedliche dermatologische Indikationen zur UV-Therapie
- Durchführung der UV-Therapie sowie ihre Wirkmechanismen und potentielle Nebenwirkungen

5.2.2 Phototherapie

Bei einer Phototherapie wird UV-Strahlung alleine, ohne Zusatz eines Photosensibilisators, angewandt. Derzeit gebräuchlich sind UV-A1 (320–400 nm) und Breitband-UV-B (280–320 nm) sowie Schmalspektrum-UV-B (311 nm). Im Gegensatz dazu wird bei einer Photochemotherapie 8-Methoxypsoralen als Photosensibilisator in Verbindung mit Breitband-UV-A eingesetzt.

Als allgemeine Richtlinien für eine sichere und wirksame Durchführung einer Photo- oder Photochemotherapie gelten die Folgenden (Hölzle et al. 2003):

- Absolute Kontraindikationen sind Gendefekte mit einer erhöhten Lichtempfindlichkeit oder einem erhöhten Hautkrebsrisiko, wie z. B. Xeroderma pigmentosum, Cockayne-Syndrom und Bloom-Syndrom. Besondere Vorsichtsmaßnahmen wie strenge Indikationsstellung, engmaschige Kontrollen und modifizierte Behandlungsschemata erfordern Patienten mit Krampfleiden, mit der unvermeidbaren Einnahme von photosensibilisierenden Medikamenten, mit malignen Hauttumoren in der Vorgeschichte, mit erhöhter Lichtempfindlichkeit und Patienten mit atypischen, (dysplastischen) Nävuszellnävi.
- Der Patient muss über Therapieablauf, Nebenwirkungen und mögliche Langzeitrisiken aufgeklärt werden und soll bei einer Photochemotherapie sein schriftliches Einverständnis geben.
- Generell ist ein Augenschutz durch geeignete Brillen während der Bestrahlung erforderlich. Bei Nichtbefall sollten auch die chronisch-lichtexponierten Areale Gesicht, Nacken und Handrücken durch Abdeckung geschützt werden. Dies gilt nicht bei der Behandlung einer Mycosis fungoides, bei der auch an klinisch erscheinungsfreier Haut einer Manifestation vorgebeugt werden soll.
- Eine Phototherapie bei Kindern ist grundsätzlich möglich, solange das Kind den Augenschutz toleriert und sein Verhalten so angepasst ist, dass es die Bestrahlungsprozedur erträgt. Allerdings ist eine strenge Indikationsstellung erforderlich. PUVA-Therapie ist nur für Ausnahmen vorgesehen. Möglich sind Breitband- und Schmalspektrum-UV-B sowie UV-A1 im niedrigen und mittleren Dosisbereich bis 50 J/cm². In jedem Fall erfordert die Behandlung eine individuelle Abwägung von Nutzen und Risiken. Die Dosierung muss vorsichtig sein und möglichst im Suberythembereich liegen. Niedrige kumulative Dosen sind anzustreben.

5.2.3 UV-A1-Phototherapie

Nach der Entwicklung der UV-A1-Strahlenquelle durch Mutzhas 1981 gelang es der Arbeitsgruppe von Schöpf und Krutmann erstmals (Krutmann et al. 1992) mit hochdosierten Ganzkörperbestrahlungen (130 J/cm²) akute generalisierte Schübe einer atopischen Dermatitis zu durchbrechen (Krutmann et al. 1992). Weitere Untersuchungen bestätigten die Ergebnisse (Krutmann et al. 1998), untersuchten die Dosis-Wirkungs-Beziehung und Wirkmechanismen, und es wurde eine Fülle von weiteren Indikationen erschlossen. Damit waren erstmals auch sklerosierende Erkrankungen wie Morphaea, Lichen sclerosus et atrophicus und sklerodermiforme Graft-versus-host-Erkrankung einer Phototherapie zugänglich.

Generell unterscheidet sich UV-A von UV-B durch eine höhere Eindringtiefe, sodass Dermis, Gefäße und zirkulierende Leukozyten von der Strahlung erreicht werden können. Im Vergleich zu UV-B besitzt es eine geringere Toxizität, da aufgrund der fehlenden akuten Schädigung der Keratinozyten keine Sonnenbrandreaktion entsteht und auch die karzinogene Wirkung im Vergleich zu UV-B abgeschwächt ist. Allerdings muss eine photoinduzierte Hautalterung durch Schädigung der Fibroblasten in der Dermis als Nebenwirkung in Kauf genommen werden.

Dermatologische Indikationen

Atopisches Ekzem

Nach der Einführung der Hochdosistherapie des atopischen Ekzems wurde in Dosisfindungsstudien dargestellt, dass auch mittlere Dosen (50 J/cm²) (von Kobyletzki et al. 1999, Tzaneva et al. 2001) und in Kombination mit einer topischen Therapie auch niedrige Dosen (15 J/cm²) ebenfalls eine Wirksamkeit bei atopischem Ekzem zeigten. Bei weiteren Dosisvergleichsstudien wurde festgestellt, dass im Bereich von 10 J/cm² über 35 J/cm² bis 50 J/cm² die Dosis signifikant mit der klinischen Wirksamkeit korrelierte (Kowalzick et al. 1995, Kowalzick 2001). Werden Einzeldosen von 65 J/cm² mit 130 J/cm² verglichen, so ist die Wirksamkeit der höheren Dosierung zwar deutlich besser, zeigt aber keinen statistisch signifikanten Unterschied (Dittmar et al. 2001). Als Dosisoptimum wird derzeit der mittlere Dosisbereich von 50–60 J/cm² angesehen.

Wenige Untersuchungen haben sich mit der Dauer des Therapieeffekts nach UV-A1-Therapie des atopischen Ekzems beschäftigt. Dabei zeigte sich, dass 4–6 Wochen nach Therapieende noch eine signifikante Befundbesserung vorhanden war (Kowalzick et al. 1998, von Kobyletzki et al. 1999, Abeck et al. 2000), die jedoch 12 Wochen nach Therapieende kaum mehr nachweisbar war (Abeck et al. 2000).

Es ist festzustellen, dass nicht alle Patienten von einer UV-A1-Therapie profitieren. Es gibt einen Anteil von 19–30 % von Patienten, die auf eine Mitteldosistherapie nicht ansprechen (von Bohlen et al. 1994, Kowalzick1997, Meffert et al. 1992) und etwa 25 % Patienten, die auf eine Hochdosistherapie als »non-responder« reagieren (Schemp et al. 1997).

Derzeit gilt als Indikation für die UV-A1-Phototherapie vor allem die akut exazerbierte generalisierte atopische Dermatitis (Krutmann et al. 1998). Chronische Verlaufsformen sind eher für eine UV-B-Schmalspektrumtherapie geeignet (George et al. 1993, Hudson-Peacock et al. 1996)

Dyshidrosiformes Handekzem

Es wurde wiederholt beobachtet, dass eine UV-A1-Phototherapie ein dyshidrosiformes Handekzem günstig beeinflussen kann. Eine offene Pilotstudie zeigte an 12 Patienten eine signifikante Besserung innerhalb einer 3-wöchigen Behandlung (Schmidt et al. 1998). In einer randomisierten, doppelblinden und placebokontrollierten Studie an 28 Patienten konnte dies bestätigt werden (Polderman et al. 2003). Beim Vergleich einer Hochdosis-UV-A1-Bestrahlung mit einer Creme-PUVA-Behandlung fanden sich beide Therapiemodalitäten wirksam und ohne signifikanten Unterschied (Petering et al. 2004).

Sklerosierende Erkrankungen

UV-A1 findet derzeit Anwendung bei zirkumskripter Sklerodermie (Morphaea), akraler Sklerose im Rahmen einer systemischen Sklerodermie, Lichen sclerosus et atrophicus und sklerodermiformer Graft-versus-host-Erkrankung.

Erstmals zeigte die Düsseldorfer Arbeitsgruppe um Krutmann 1997, dass eine Hochdosistherapie

(130 J/cm²) zu einer signifikanten Rückbildung sklerotischer Plaques einer Morphaea führte (Stege et al. 1997). Beim Vergleich mit einer niedrigen Dosis (20 J/cm²) fanden diese Autoren eine geringere Wirksamkeit. Eine Vielzahl von Studien konnte mittlerweile belegen, dass sowohl niedrige als auch mittlere Dosen von UV-A1 zu einer erheblichen Verbesserung der disseminierten zirkumskripten Sklerodermie und in Einzelfällen auch einer pansklerotischen Morphaea oder einer linearen Morphaea führen (Kerscher et al. 1995, 1998, Gruss et al. 1997a, 1997b, 2001, de Rie et al. 2003). Auch Veränderungen eines Lichen sclerosus et atrophicus konnten durch längerfristige Anwendungen einer UV-A1-Behandlung günstig beeinflusst werden (Kreuter et al. 2002). Eigene, unveröffentlichte Erfahrungen zeigen, dass neben dem extragenitalen Lichen sclerosus et atrophicus insbesondere auch genitale Läsionen sehr gut auf eine UV-A1-Therapie ansprechen.

Ebenso wurde UV-A1 erfolgreich zur Behandlung einer akralen Sklerose bei Patienten mit systemischer Sklerodermie eingesetzt (Morita et al. 2000, Kobyletzki et al. 2000), und auch Patienten mit sklerodermiformer Graft-versus-host-Erkrankung können von einer UV-A1-Therapie erheblich profitieren (Grundmann-Kollmann et al. 2000, Ständer et al. 2002).

Mycosis fungoides (kutanes T-Zell-Lymphom)

Die therapeutische Wirkung des UV-A1 bei der atopischen Dermatitis gründet sich wahrscheinlich auf eine UV-A1-induzierte Apoptose der die Haut infiltrierenden T-Zellen. Daraus ergibt sich die theoretische Möglichkeit, auch T-Zell-Lymphome der Haut effektiv mit UV-A1 zu therapieren. Plettenberg und Koautoren waren 1999 die ersten, die den Erfolg dieser Behandlung an 3 Patienten zeigen konnten. Sowohl mit mittleren als auch mit hohen Dosen konnte bei diesen Patienten nach 18–20 Behandlungen eine vollständige Abheilung erzielt werden (Plettenberg et al. 1999). In weiteren Untersuchungen konnten diese Ergebnisse auch bei weiter fortgeschrittenen Stadien des kutanen T-Zell-Lymphoms (CTCL) bestätigt werden (von Kobyletzki et al. 1999, Zane et al. 2001). Weitere kontrollierte Studien an größeren Patientenkollektiven sind notwendig, um den tatsächlichen Stellenwert dieser Behandlung zu bestimmen.

Psoriasis

Die Wirksamkeit einer UV-A1-Behandlung bei Psoriasis konnte an kleinen Patientengruppen gezeigt werden (Kowalzick et al. 1999, Dawe 2003), wobei sich jedoch beim Vergleich mit Schmalspektrum-UV-B dieses sich als wirksamer erwies. Die Anwendung von UV-A1 bei der Behandlung der Psoriasis bei HIV-positiven Patienten ist von theoretischem Interesse, da UV-A1 im Gegensatz zu UV-B-Strahlung das HIV-Promotorgen nicht aktiviert (Beer et al. 1994). Bislang fand jedoch die Behandlung der Psoriasis durch UV-A1-Bestrahlung auch bei HIV-Patienten keine weitere Verbreitung. Auch konnte bei HIV-positiven Patienten keine kurzzeitige Veränderung der Immunfunktion nach UV-B-Bestrahlung festgestellt werden (Meola et al. 1993).

Kutane Mastozytose (Urticaria pigmentosa)

Ausgehend von der Beobachtung, dass bei der Behandlung der atopischen Dermatitis mit UV-A1-Strahlung die Dichte der dermalen Mastzellen abnahm (Grabbe et al. 1996), wurde versucht, diese Behandlung auch bei Mastozytosen der Haut einzusetzen. In Pilotuntersuchungen konnte bei Patienten mit Urticaria pigmentosa sowohl mit mittleren als auch mit hohen UV-A1-Dosen eine rasche Rückbildung der kutanen Symptome wie auch eine Reduktion der erhöhten Histaminausscheidung im Urin nachgewiesen werden (Stege et al. 1996). Bemerkenswert ist, dass die Wirkung im Vergleich zu einer PUVA-Therapie, die meist nur einen Effekt von wenigen Wochen Dauer erzielt, mehrere Monate bis zu 2 Jahre anhalten. Diese Ergebnisse wurden zwar von einer italienischen Arbeitsgruppe bestätigt (Gobello et al. 2003), allerdings gibt es hierzu auch kritische Anmerkungen von anderen Autoren (Kowalzick et al. 1999, Wallenfang & Stadler 2001), die keine vergleichbaren Langzeiteffekte erzielen konnten.

Weitere Erkrankungen

Erstmals wurde 1920 von einer amerikanischen Arbeitsgruppe über die Therapie des systemischen (SLE) und des subakut-kutanen Lupus erythematodes (SCLE) durch Anwendung von niedrig dosierter UV-A1-Strahlung berichtet. Unter Verwendung eines klinischen Score-Systems besserten sich die Symptome bei 9 von 10 Patienten um durchschnittlich 39 %. Eine signifikante Verbesserung der Hauterscheinungen konnte jedoch nicht festgestellt werden (McGrath 1994). Ähnliche Ergebnisse wurden auch in 2 weiteren Studien berichtet (McGrath et al. 1996, Poldermann et al. 2001). Trotzdem hat sich die Behandlung nicht weiter etabliert, und es existieren keinerlei Berichte aus europäischen Zentren. Ergänzend ist zu bemerken, dass UV-Strahlung akute Schübe eines systemischen LE auslösen wie auch Hautveränderungen bei kutanem LE provozieren kann. Letzteres trifft insbesondere auch auf UV-A1 zu (Kuhn et al. 2001).

Weiterhin dokumentieren Fallberichte und unkontrollierte Studien an kleineren Patientengruppen eine Wirksamkeit von UV-A1 bei der Behandlung weiterer T-Zell-vermittelter Erkrankungen wie follikulärer Muzinose (von Kobyletzki et al. 2000), Granuloma anulare (Muchenberger et al. 1997), Pityriasis lichenoides (Pinton et al. 2002), Pityriasis rubra pilaris (Herbst et al. 2000) und Sarkoidose (Graefe et al. 2001, Mahnke et al. 2003). Nach unserer eigenen Erfahrung hat sich die UV-A1-Behandlung auch zur Dämpfung des Juckreizes, insbesondere bei Prurigoerkrankungen, bewährt. Empfehlungen zur UV-A1-Therapie bei verschiedenen Diagnosen gibt ◘ Tab. 5.3. Nicht empfohlen wird die Behandlung des Lichen ruber planus, der Acne vulgaris, der Alopecia areata und der Vitiligo.

Praktische Durchführung

Die Patienten sollten über die Natur der Behandlung aufgeklärt und Kontraindikationen beachtet werden.

Vor Beginn der Therapie empfehlen sich Testbestrahlungen mit ansteigenden Dosen an kleineren Testfeldern in erscheinungsfreier, nicht lichtgewöhnter Haut, beginnend mit 10 J/cm² und stufenweise um 10–20 J/cm² gesteigert bis zur geplanten Therapiehöchstdosis, meist 60–80 J/cm². Falls diese Testbestrahlungen nicht erfolgen, empfiehlt sich ein Beginn der Behandlung mit langsam ansteigenden Dosen. Bei der Urticaria pigmentosa ist es sinnvoll, zunächst nur einzelne Körperareale zu bestrahlen, um der Möglichkeit einer systemisch wirksamen Histaminliberation aus den Hautinfiltraten Rechnung zu tragen.

◘ Tab. 5.3 Indikationen für UV-A1-Phototherapie

UV-A1-Empfehlung	Indikationen
Erwiesen wirksam	Atopische Dermatitis Dyshidrosiformes Hand- und Fußekzem Morphaea (zirkumskripte Sklerodermie) Chronische Graft-versus-host-Erkrankung
Wahrscheinlich wirksam	Lichen sclerosus et atrophicus Mycosis fungoides Psoriasis Pruritus, Purigo Urticaria pigmentosa
Möglicherweise wirksam	Granuloma anulare Sarkoidose Akrale Sklerose bei systemischer Sklerodermie
Nicht empfohlen	Lichen ruber planus Acne vulgaris Alopecia areata Vitiligo

Das Standardtherapieschema zur Behandlung einer akut exazerbierten atopischen Dermatitis besteht aus täglichen Bestrahlungen, 5-mal wöchentlich über 3 Wochen. Die Behandlung der Morphaea und anderer sklerotischer Hautzustände sowie der Urticaria pigmentosa erfordert individuelle und längerfristige Behandlungsprotokolle, die sich meist über mehrere Wochen erstrecken.

5.2.4 UV-B-Phototherapie

Auch die Anwendung von UV-B-Strahlung zur Behandlung von Hautkrankheiten leitet sich letztlich von der Heliotherapie der Antike ab. Goeckerman war 1925 der erste, der die Therapie der Psoriasis durch Teeranwendungen und Sonnenlicht standardisierte (Goeckerman 1925). Die dann rasant einsetzende Entwicklung künstlicher Lichtquellen erlaubte eine Behandlung von Hautkrankheiten unabhängig vom variablen Sonnenlicht.

Ein Therapieschema, kombiniert aus künstlicher UV-B-Bestrahlung, Cignolinanwendungen und Teerbädern wurde 1953 von Ingram eingeführt (Ingram 1953). Mit der weiteren technischen Entwicklung der Strahlenquellen wurden metalldotierte Halogenid-Hochdruckstrahler eingesetzt, deren Emissionsmaximum zwischen 300 und 320 nm lag (selektive UV-Therapie [SUP]; Schröpl 1977). Der gleichzeitig emittierte erhebliche Anteil an kurzwelliger UV-B-Strahlung limitierte jedoch durch seine starke Erythemwirksamkeit die Behandlung. Ein Durchbruch gelang mit der Entwicklung der Schmalspektrum-Fluoreszenzstrahler mit einem Emissionsmaximum von 311–313 nm (Philips TL-01; Van Weelden et al. 1988). Diese Therapieform wird mittlerweile als »311-nm-Schmalspektrum-Therapie« bezeichnet. Diese Strahler haben die konventionelle Breitband-UV-B-Therapie nicht nur bei der Behandlung der Psoriasis, sondern auch bei allen anderen Indikationen zur UV-B-Phototherapie aufgrund ihrer besseren Wirksamkeit bei gleichzeitig geringerer Erythemerzeugung weitgehend verdrängt.

Tab. 5.4 Wesentliche Indikationen zur UV-B-Phototherapie

Indikation	UV-B	
	Breitband	311 nm
Psoriasis	+	++
Atopische Dermatitis	+	++
Pruritus	+	+
Prurigo	+	+
Parapsoriasis en plaques	+	+
Mycosis fungoides (Patch-Stadium)	+	+
Prophylaxe der polymorphen Lichtdermatose	+	++
Vitiligo	–	++
Pityriasis lichenoides	+	0
Lymphomatoide Papulose	+	0
Seborrhoische Dermatitis	+	+
HIV-assoziierte pruritische Eruptionen	+	0

++ überlegen, + empfehlenswert, – gering wirksam, 0 keine Erfahrungsberichte

Indikationen

Neben der Psoriasis als wichtigste Indikation für die UV-B-Phototherapie ist die Wirksamkeit der Anwendung bei atopischer Dermatitis, renalem und hepatischem Pruritus, Parapsoriasis en plaques und den Frühstadien der Mycosis fungoides belegt. Auch für die Prophylaxe der polymorphen Lichtdermatose ist sie die am häufigsten eingesetzte Methode. In Tab. 5.4 sind darüber hinaus weitere Indikationen genannt (Fotiades et al. 1985, Meola et al. 1993, Ortel et al. 1986, Pirkhammer et al. 2000, Schwarz et al. 2001). Grundsätzlich können sowohl Breitband- als auch Schmalspektrumstrahler verwendet werden.

Hinsichtlich Wirksamkeit und Sicherheit wird die UV-B-311-nm-Bestrahlung als Therapie der ersten Wahl für die Psoriasis angesehen (Hölzle et al. 2003, Ibbotson et al. 2004). Der Vergleich in kontrollierten Studien zeigte eine signifikant bessere Wirkung der Schmalspektrum-UV-B- gegenüber der Breitband-UV-B-Therapie (Storbeck et al. 1993, Coven et al. 1997), auch bei Kindern (Pasic et al. 2003). Auch im Vergleich mit einer PUVA-Therapie zeigte sich die Schmalspektrumbehandlung zumindest ebenbürtig. Lediglich bei schwerer Psoriasis erscheint die Schmalspektrumanwendung einer PUVA-Therapie unterlegen (Tanew et al. 1999).

Auch bei der Behandlung der atopischen Dermatitis besitzt die Schmalspektrum-UV-B-Therapie einen hohen Stellenwert. In einer ersten randomisierten, doppelblinden, kontrollierten Studie zeigte UV-B-311-nm die gleiche Wirkung wie eine Bade-PUVA-Behandlung (Der-Petrossian et al. 2000). Ferner stellte sich UV-B-311-nm einer Breitband-UV-A-Therapie überlegen (Reynolds et al. 2001) und einer Mitteldosis-UV-A1-Therapie ebenbürtig dar (Legat et al. 2003). Neben der Behandlung im akuten Schub ist die UV-B-Schmalspektrum-Therapie besonders geeignet, im chronisch-stationären Stadium einer atopischen Dermatitis eingesetzt zu werden (George et al. 1993, Hudson-Peacock et al. 1996).

Bei der Behandlung der Vitiligo ist die Wirksamkeit der Schmalspektrumtherapie belegt (Scherschun et al. 2001). Sie zeigt eine Überlegenheit zur konventionellen Breitspektrum-UV-B-Bestrahlung, auch bei Kindern (Njoo et al. 2000). Die Kombination mit äußerlichen Kortikosteroiden oder Calcineurininhibitoren zeigt eine günstige Wirkung. Auch die zusätzliche topische Anwendung von Vitamin-D_3-Analoga scheint die Wirksamkeit der Bestrahlung zu verstärken.

Mehrere Studien belegen den Nutzen der Schmalband-UV-B-Therapie für das Patch- und Plaques-Stadium der Mycosis fungoides und die Parapsoriasis en plaques (Gathers et al. 2002, Herzinger et al. 2005). Es wurden Vollremissionen nach 20–30 Sitzungen berichtet. Allerdings sind die Remissionszeiten, wie auch bei anderen Therapiemodalitäten, begrenzt. UV-B-311-nm scheint der systemischen PUVA-Therapie fast gleichwertig zu sein und ist damit eine gute Therapieoption, insbesondere im Initialstadium der Mycosis fungoides. Auch dabei empfehlen sich, entsprechend den individuellen Erfordernissen, Kombinationen mit äußerlichen Kortikosteroiden, systemischen Retinoiden oder Interferonen.

Als Therapie der ersten Wahl bei ausgeprägter kutaner Graft-versus-host-Erkrankung gilt die systemische PUVA-Therapie. Aber auch mit UV-B-311-nm-Therapie wurden Vollremissionen erzielt (Grundmann-Kollmann et al. 2002). Möglicherweise stellt die Schmalspektrum-UV-B-Therapie eine weniger aggressive nebenwirkungsärmere und logistisch einfachere Therapie bei Patienten mit milder GvHD im Vergleich zur PUVA-Therapie dar. Weitere kontrollierte Studien sind hierzu jedoch erforderlich.

Die polymorphe Lichtdermatose wird meist durch UV-A-Strahlung ausgelöst. Trotzdem ist eine Lichtgewöhnung durch Bestrahlung mit Schmalspektrum-UV-B möglich und erweist sich als ebenso wirksam wie die Anwendung von UV-A1, PUVA- oder Breitband-UV-B (Bilsland et al. 1993). Möglicherweise ist sie der Breitband-UV-B-Behandlung sogar überlegen (Dummer et al. 2003).

Es ist bekannt, dass UV-B-Phototherapie Pruritus lindern kann, was erstmals bei urämischem (Gilchrest et al. 1977) und später cholestatischem Pruritus (Rosenthal et al. 1994) beschrieben wurde. Diese Ergebnisse wurden mit Breitband-UV-B erzielt. Schmalband-UV-B scheint zumindest beim urämischen Pruritus weniger wirksam zu sein (Hsu & Yang 2003). Beim fehlenden Ansprechen auf eine bestimmte Wellenlänge empfiehlt es sich durchaus, diese zu wechseln und versuchsweise Breitband-, Schmalspektrum-UV-B oder die Kombination aus UV-A und UV-B einzusetzen (Berneburg et al. 2005).

Eine UV-Phototherapie der Akne ist obsolet. Es steht eine Fülle von äußerlichen und auch systemischen hochwirksamen Therapieoptionen zur Verfügung. Dem gegenüber besitzt die UV-Therapie nur einen geringen, überwiegend kosmetischen Effekt und führt an der ohnehin chronisch lichtexponierten Gesichtshaut zu einer Verstärkung des kumulativen Lichtschadens. Darüber hinaus kann UV-Strahlung per se komedogen wirken und damit die Akne verstärken.

Praktische Durchführung

Wann immer möglich, und dies gilt besonders für die Behandlung der Psoriasis und des atopischen Ekzems, empfehlen sich Kombinationsbehandlungen mit Externa oder auch Systemtherapeutika als Ergänzung zur Phototherapie, um die Wirksamkeit zu verbessern, die UV-Belastung des Patienten zu minimieren und damit das UV-Risiko zu reduzieren (Mahrle 1987). Möglich sind Kombinationen mit topischen Anwendungen wie Kortikosteroiden oder Calcineurininhibitoren bei Neurodermitis und Vitiligo sowie Kortikosteroiden, Cignolin und Vitamin-D-Analoga bei Psoriasis.

Als systemische Begleittherapie zur Behandlung der Psoriasis wird Acitretin empfohlen. Die Kombination einer Phototherapie mit Methotrexat ist möglich (Asawanonda & Nateetongrungsak 2006). Auf seltene Reaktivierungen von UV-induzierten Erythemen nach Sonnenexposition oder Phototherapie durch nachfolgende MTX-Einnahme ist zu achten (Okamoto et al. 1994). Über die Kombination mit Fumaraten existieren keine systematischen Erfahrungsberichte, sie ist jedoch möglich. Bei der Kombination mit Cyclosporin ist allerdings

Tab. 5.5 Empfehlungen für die Anfangsdosis bei UV-B-Phototherapie

Photohauttyp[a]	UV-B-Breitband [mJ/cm²]	UV-B-311-nm [mJ/cm²]
I	20	200
II	30	300
III	50	500
IV	60	600

[a] Nach Fitzpatrick (1988)

Vorsicht geboten. Dies trifft in besonderem Maße für die Photochemotherapie (s. unten) zu (Marcil & Stern 2001, Van de Kerkhof & De Rooij 1997).

Die erste Bestrahlungsdosis vor Beginn der Phototherapie wird vorzugsweise entsprechend dem Photohauttyp nach einem standardisierten Schema festgelegt (Tab. 5.5). Alternativ kann auch die individuelle Erythemempfindlichkeit (minimale Erythemdosis, MED) ermittelt werden. Zur Ermittlung der MED wird auf die Testanleitungen in den Empfehlungen zur Phototherapie (Hölzle et al. 2003) oder auf Handbücher (Hölzle 2005) verwiesen.

Beim Wechsel zwischen verschiedenen Strahlertypen, z. B. zwischen Breitspektrum- und Schmalspektrumgeräten, sind erhebliche Dosiskorrekturen, am besten auf der Basis einer neuen Bestimmung der MED, notwendig.

Die UV-B-Behandlung sollte 3- bis 5-mal wöchentlich durchgeführt werden. Wird täglich bestrahlt, so sollte aber die Dosis aus Gründen der Vorsicht nur bei jeder zweiten Behandlung gesteigert werden. Die Steigerungsrate hängt von der Wirkung der vorausgegangenen Bestrahlung ab und kann zwischen 10 und 30 % variieren. Grundsätzlich sollte höchstens bis zur Erythemgrenze bestrahlt werden, wobei als Indikator für die optimale Therapieeinstellung ein gerade noch erkennbares symptomloses Erythem dient. Tab. 5.6 zeigt ein in der Praxis bewährtes Behandlungsschema (Hölzle et al. 2003).

Nach Erreichen der Erscheinungsfreiheit ist eine langfristig angelegte Erhaltungstherapie nicht angezeigt. Eine Ausnahme bildet die Mycosis fungoides, bei der – je nach klinischem Verlauf – weiter therapiert werden kann.

Ziel der Phototherapie ist das schnelle Erreichen der Erscheinungsfreiheit unter Anwendung von Kombinationsschemata. Eine langfristige Erhaltungstherapie ist wegen der hohen kumulierenden UV-Dosen nicht sinnvoll.

Beim Auftreten von Rezidiven wird die Bestrahlungsfrequenz bis zum Erreichen der Erscheinungsfreiheit gesteigert. Dabei kann auch die UV-Dosis der Einzelbestrahlung gesteigert werden. Zur Vermeidung hoher Kumulativdosen kann jedoch der Wechsel zu anderen Therapieformen sinnvoll sein.

Excimer-Laser

Seit einigen Jahren steht der Excimer-Laser mit einer kohärenten Strahlung von 308 nm auch zur Behandlung der Psoriasis zur Verfügung. Behandelt werden können isolierte Plaques einer sonst therapieresistenten Psoriasis. In mehreren, meist kleineren Studien wurde ein unterschiedliches Ansprechen der behandelten Areale (<50 % bis >90 %) mit Remissionszeiten von 4 Monaten bis zu 2 Jahren gefunden (Trehan & Taylor 2002, Gerber et al. 2003). Neuere technische Entwicklungen ermöglichen eine gezielte Therapie von Einzelläsionen mit inkohärenter kurzwelliger UV-B-Strahlung. Der letztendliche Stellenwert dieser zielgerichteten topischen Behandlung bezüglich Nutzen und Risiken muss in größeren kontrollierten Studien und in Langzeitbeobachtungen ermittelt werden.

Lichtkämme

Sogenannte Lichtkämme sind seit vielen Jahren in vielen dermatologischen Praxen und Kliniken zur Phototherapie der behaarten Kopfhaut in Gebrauch. Die wichtigste Indikation für die Anwendung von Lichtkämmen ist die Psoriasis der Kopfhaut. Möglich ist auch die Behandlung von Kopfhautekzemen. Es stehen unterschiedliche Produkte von verschiedenen Herstellern zur Verfügung. Grundsätzlich sind Breitband-UV-B- oder

■ **Tab. 5.6** Dosisschema für die UV-B-Phototherapie (UV-Breitband und UV-B-311-nm)

Schritt		Befund	Dosissteigerung
1 (optional)	Bestimmung der MED	Ablesung nach 24 h	–
2	Beginn der Therapie	Erste Dosis	Standarddosis nach Hauttyp oder 70 % der MED
3	Folgende Behandlung 3- bis 6-mal pro Woche	Kein Erythem	Steigerung um 30 %
		Minimales Erythem	Steigerung um 20 % (15 % nach 2 Behandlungen)
		Persistierendes asymptomatisches Erythem	Keine Steigerung
		Schmerzhaftes Erythem mit oder ohne Ödem oder Blasenbildung	Keine Bestrahlung bis zum Abklingen der Symptome
4	Wiederaufnahme der Therapie	Nach Abklingen der Symptome	Reduktion der letzten Dosis um 50 %, weiter Steigerungen um 10 %

auch Schmalspektrum-(311-nm-)Strahler geeignet. Systematische wissenschaftliche Untersuchungen über die therapeutische Wirksamkeit gibt es bislang nicht. Die Anwendung ist aber eine nützliche Ergänzung zur Therapie mit Externa, und es wurde bislang weder über akute noch über chronische Nebenwirkungen berichtet, solange die Anwendung sachgemäß erfolgte.

Photosoletherapie

Sie ist eine Umsetzung der Balneoklimatherapie, wie sie z. B. in den Heilbädern der Nord- und Ostsee und am Toten Meer durchgeführt wird. Große Erfahrungen mit der Photosolebehandlung bestehen in der dermatologischen Rehabilitation (Ständer et al. 2002). Meist wird im Anschluss an ein Vollbad in einer Salzlösung mit UV-B bestrahlt. Auch die synchrone Bestrahlung während des Badens ist möglich. Es wird angenommen, dass durch die Einwirkung der Salzlösung die optischen Eigenschaften der Hornschicht verändert und zusätzlich Entzündungsmediatoren eluiert werden, wodurch die Abheilung beschleunigt wird. Die wichtigsten Indikationen sind die Psoriasis, bei der konzentrierte Lösungen bis 25 % verwendet werden, und die atopische Dermatitis, bei der die Konzentration maximal 5 % betragen soll. Verwendet wird NaCl, zum Teil auch mit weiteren Zusätzen (Magnesiumionen) bis hin zur Nachahmung der Zusammensetzung des Toten Meeres. Bei hohen Salzkonzentrationen empfiehlt sich die Anwendung der Folienmethode. Dabei werden 5 l der verwendeten Sole in eine Plastikfolie, die den in einem Vollbad mit Wasser liegenden Patient vollständig umschließt, gegossen und so in engen Kontakt zur Haut des Patienten gebracht. Die Durchführung der UV-Bestrahlung folgt den oben genannten Richtlinien.

5.2.5 Photochemotherapie

Sicherlich war das Prinzip der Photochemotherapie mit Verwendung von photosensibilisierenden Pflanzen und Sonnenlicht bereits im Altertum bekannt. El Mofty (1948) beschrieb die in der ägyptischen Volksmedizin ausgeübte Behandlung und erkannte die Furocumarine als das phototoxisch wirksame Agens in den Pflanzen. Oberste-Lehn experimentierte als erster mit topischen 8-Methoxypsoralen-Zubereitungen und UV-A-Bestrahlungen mittels Fluoreszenzröhren (Mortazawi & Oberste-Lehn 1973).

Fitzpatrick und Wolff entwickelten 1974 die systemische Photochemotherapie (PUVA), die dann in den USA und Mitteleuropa zur Standardtherapie wurde (Parrish et al. 1974, Wolff et al. 1975). Das

Verdienst der Arbeitsgruppe in Boston ist es auch, von Anfang an alle Patienten in eine großangelegte Kohortenstudie über 2 Jahrzehnte einbezogen zu haben. Wichtige epidemiologische Daten, besonders zum karzinogenen Risiko der Photochemotherapie, konnten daraus gewonnen werden.

In den skandinavischen Ländern wurde jedoch schon von Anfang an die PUVA-Bad-Methode unter Verwendung von Trimethylpsoralen (TMP) eingeführt (Fischer & Alsins 1976). Mittlerweile hat die PUVA-Bad-Behandlung wegen ihrer besseren Verträglichkeit in den mitteleuropäischen Ländern eine Renaissance erlebt und die systemische PUVA-Therapie in vielen Bereichen ersetzt. Sie wird außerhalb von Skandinavien jedoch mit 8-Methoxypsoralen (8-MOP) als Photosensibilisator durchgeführt.

Tab. 5.7 Unterschiedliche Verfahren der Photochemotherapie

Verfahren	Photosensibilisator	Dosis oder Konzentration
PUVA oral	8-Methoxypsoralen	0,6 mg/kgKG
PUVA-Bad	8-Methoxypsoralen Trimethylpsoralen	0,5–1,0 mg/l 0,33 mg/l
Creme-PUVA	8-Methoxypsoralen	0,0006 %[a]

[a] Bei großflächiger Anwendung ist mit systemischen Effekten durch Resorption zu rechnen. Nach Vorschrift des neuen Rezepturformulariums (NRF) 11.96 (hydrophile Methoxsalen-Creme 0,0006 %) oder nach anderen standardisierten Vorschlägen (z. B. Methoxsalen-Rezepturkonzentrat, Unguentum Cordes®, Sorbinsäure und 30 % Wasseranteil)

Photosensibilisatoren und Verfahren

Grundsätzlich werden die systemische orale Photochemotherapie und die topische Photochemotherapie unterschieden. Die topischen Anwendungen gliedern sich in Vollbäder, Teilbäder (meist für Hände und/oder Füße) und Creme-Anwendungen. Der am häufigsten verwendete Photosensibilisator ist 8-Methoxypsoralen (Meladinine®, Oxsoralen®). Daneben findet insbesondere in Skandinavien für die topische Anwendung Trimethylpsoralen (Tripsos®) Verwendung. Die jeweils gebräuchlichen Dosierungen und Konzentrationen sind in Tab. 5.7 zusammengestellt.

Indikationen

Die Photochemotherapie wurde zunächst zur Behandlung der Psoriasis konzipiert. Jedoch schon 2 Jahre später waren Gilchrest et al. (1976) und Hönigsmann et al. (1976) die ersten, die auch Patienten mit Mycosis fungoides (kutanes T-Zell-Lymphom) behandelten. Es folgten eine Vielzahl von Studien, und derzeit hat sich die PUVA-Behandlung in der Standardtherapie der Mycosis fungoides in frühen, auf die Haut beschränkten Stadien etabliert. Sie wird ergänzt durch topische Steroide, bei Bedarf können systemische Retinoide (Acitretin, Bexaroten) oder auch Interferon-α hinzugefügt werden. Sehr bald wurde die Behandlung auch für Patienten mit Vorstadien der Mycosis fungoides, der Parapsoriasis en plaques, eingesetzt (Rosenbaum et al. 1985). Auch für die Behandlung der lymphomatoiden Papulose, einer Variante des kutanen T-Zell-Lymphoms, ist die PUVA-Behandlung geeignet (Lange-Wantzin & Thomsen 1982)

Seit 1978 fand die Photochemotherapie auch Anwendung zur Behandlung des atopischen Ekzems (Morison et al. 1978) und hat sich mittlerweile zu einer wichtigen Ergänzung neben Schmalspektrum-UV-B und UV-A1 bei schweren Formen des atopischen Ekzems entwickelt (Atherton et al. 1988).

Ein Durchbruch bei der Behandlung der zirkumskripten Sklerodermie ist mit dem Einsatz der PUVA-Bad-Therapie 1994 gelungen (Kerscher et al. 1994). Die Behandlung gilt heute als Mittel der Wahl bei unterschiedlichen Formen der zirkumskripten Sklerodermie, einschließlich der »disabling pansclerotic morphea of childhood« (Scharffetter-Kochanek et al. 1995). Zusammen mit der UV-A1-Bestrahlung ist die PUVA-Bad-Behandlung eine wichtige therapeutische Säule zur Behandlung der zirkumskripten Sklerodermie.

Die Beobachtung, dass neben der Psoriasis und der Mycosis fungoides auch der Lichen ruber planus auf eine PUVA-Therapie mit einer Besserung ansprach (Ortonne et al. 1978) führte zu einem Therapieversuch bei der lichenoiden Variante der chronischen kutanen Graft-versus-host-Erkrankung

Tab. 5.8 Die häufigsten Indikationen für die Photochemotherapie

Diagnose	PUVA		
	Oral	Vollbad	Hand- oder Fußbad
Psoriasis vulgaris	+	+	
Palmoplantare Psoriasis			+
Atopisches Ekzem	+	+	
Dyshidrosiformes und hyperkeratotisches Hand- und Fußekzem			+
Parapsoriasis en plaques	+	+	
Mycosis fungoides	+	+	
Lymphomatoide Papulose	+	+	
Morphaea	+	+	
Akute und chronische Graft-versus-host-Erkrankung	+	+	
Lichen ruber planus	+	+	+
Photodermatosen[a]	+		

[a] Polymorphe Lichtdermatose, Lichturtikaria, chronische aktinische Dermatitis, Hydroa vacciniformia, aktinische Prurigo

(Hymes et al. 1985). Seither wurde vielfach über den Therapieerfolg einer PUVA-Therapie bei therapieresistenten Formen der lichenoiden GvhD berichtet. Die Erfolge bei der sklerodermiformen Graft-versus-host-Reaktion sind weniger eindrucksvoll, und es bedarf längerfristiger Therapieprotokolle.

Auch die akute GvhD wurde erfolgreich mit Photochemotherapie behandelt, wie mehrere Studien, allerdings an kleinen Fallzahlen, belegen (Reinauer et al. 1993, Aschan 1994, Aubin et al. 1995).

Die häufigsten Indikationen für die Photochemotherapie sind in Tab. 5.8 gelistet. Weitere Erkrankungen, für die PUVA eine therapeutische Option darstellt, sind alphabetisch ohne Gewichtung in der Übersicht genannt. Wann immer praktisch durchführbar, ist eine topische Anwendung (Voll- oder Teilbad) der systemischen vorzuziehen. Lediglich für eng umschriebene Hautveränderungen empfiehlt sich eine Creme-Anwendung.

Wegen der potenziellen akuten und chronischen Risiken einer Photochemotherapie ist die Indikation besonders streng zu stellen. Auch stellt die Therapie besondere Anfordernisse an die Mitwirkung des Patienten.

Weitere Indikationen für PUVA als Option

- Allergisches Kontaktekzem, z. B. Prophylaxe bei Handekzemen
- eosinophile Pustulose (Ofuji)
- Granuloma anulare
- Histiozytosis X
- HIV-assoziierte Dermatosen
- Keratosis lichenoides chronica
- Lichen sclerosus et atrophicus
- Morbus Grover
- Papuloerythroderma (Ofuji)
- Pityriasis lichenoides
- Puritus, Prurigo
- Purpura pigmentosa
- seborrhoische Dermatitis
- Skleroedema adultorum
- Skleromyxödem
- systemische Sklerodermie
- Vitiligo

Kontraindikationen

Neben den bereits genannten allgemeinen Richtlinien (s. oben) gelten die in Tab. 5.9 genannten Kontraindikationen.

Praktische Durchführung

Bei der oralen PUVA-Behandlung mit 8-MOP wird der Photosensibilisator 1–2 h vor der UV-A-Bestrahlung eingenommen. Bei der PUVA-Bad-Behandlung werden die 8-MOP-Konzentrationen im Badewasser mithilfe einer alkoholischen Stammlösung hergestellt. Die Badedauer beträgt 15 min, die Temperatur des Wassers 30°C. Unmittelbar nach Voll- oder Teilbädern muss die UV-A-Bestrahlung erfolgen, da die Sensibilisierung der Haut rasch ab-

Tab. 5.9 Kontraindikationen der Photochemotherapie

Absolut	Relativ
Vorbehandlung mit Arsen, Cyclosporin A oder Röntgenstrahlen Schwangerschaft	Leberschädigung (PUVA oral) Katarakt (PUVA oral) hohe kumulative UV-A-Dosen Krampfleiden

Tab. 5.10 Empfehlungen für die Anfangsdosis bei Photochemotherapie

Photohauttyp	PUVA oral (8-MOP) [J/cm²]	PUVA-Bad (1,0 mg/l 8-MOP) [J/cm²]
I	0,3	0,2
II	0,5	0,3
III	0,8	0,4
IV	1,0	0,6

nimmt und nach 1–2 h kaum mehr nachweisbar ist. Die 8-MOP-Creme soll nach dem Auftragen 1 h einwirken. Danach erfolgt unmittelbar die Bestrahlung.

Die Patienten sind auf den konsequenten Lichtschutz der Haut während der Sensibilisierungsphase hinzuweisen, und bei PUVA oral auch der Augen. Sie beträgt nach oraler Einnahme von 8-MOP etwa 8–10 h, nach der PUVA-Bad-Behandlung 1–2 h und nach einer 8-MOP-Creme-Anwendung etwa 2–3 h.

Die UV-A-Erstdosis richtet sich aus praktischen Gründen meist nach dem Hauttyp (Tab. 5.10). Die Lichtempfindlichkeit und das Ausmaß der phototoxischen Reaktion nehmen von Hauttyp IV zu Hauttyp I zu. Genauer und wünschenswert wäre die Bestimmung der individuellen UV-A-Empfindlichkeit durch die minimale Phototoxizitätsdosis (MPD). Zur Ermittlung der MPD wird auf die Testanleitungen in den Empfehlungen zur Phototherapie (Hölzle et al. 2003) oder auf Handbücher (Hölzle 2005) verwiesen.

Die initiale Behandlungsphase reicht bis zur klinischen Erscheinungsfreiheit. Die Bestrahlungen erfolgen in der Regel 4-mal pro Woche, mindestens aber 2-mal wöchentlich. Dosissteigerungen sollten nicht häufiger als 2-mal pro Woche und mindestens im Abstand von 72 h vorgenommen werden (Europäisches PUVA-Protokoll, Henseler et al. 1987). Es existiert kein fixes Schema für Dosissteigerungen, die wesentlichen Parameter sollten das Ansprechen der behandelten Hauterkrankung und die individuelle Empfindlichkeit gegenüber der Photochemotherapie sein. Ein gerade noch erkennbares subjektiv symptomloses Erythem wird als klinischer Indikator für eine optimale UV-A-Dosierung angesehen. Die in Tab. 5.11 dargestellte Vorgehensweise hat sich in der Praxis bewährt.

Wegen der Gefahr einer Kumulation des phototoxischen Effekts durch aufeinander folgende PUVA-Behandlungen ist nach 2 Bestrahlungstagen ein bestrahlungsfreier Ruhetag vorgesehen. So ergibt sich ein Schema, nach dem die Patienten am Montag, Dienstag, Donnerstag und Freitag behandelt werden und Mittwoch sowie Samstag und Sonntag als Ruhe- und Beobachtungstage zur Verfügung stehen. Wünschenswert sind in der Initialphase mindestens 3 Behandlungen pro Woche.

> **Dosissteigerungen in Intervallen von weniger als 72 h können zur Kumulation der phototoxischen Wirkung und damit zu starken überschießenden phototoxischen Reaktionen führen.**

Ist der Patient klinisch erscheinungsfrei, so wird die Therapie bei gleichbleibender UV-A-Dosis, entsprechend der letzten effektiven Dosis der Initialtherapie, als Intervallbehandlung fortgesetzt. Dabei erhält der Patient einen Monat lang 2 Behandlungen pro Woche und einen weiteren Monat lang eine Behandlung pro Woche. Bleibt weiterhin Erscheinungsfreiheit bestehen, so wird die Therapie beendet. Wie auch bei der UV-B-Therapie ist der Nutzen dieser Intervalltherapie nicht hinreichend dokumentiert. Eine längerfristige Erhaltungstherapie ist, abgesehen von einzelnen Patienten mit Mycosis fungoides, wegen der damit verbundenen hohen kumulativen UV-A-Dosen nicht sinnvoll.

Bei Rezidiven kann während der Intervallphase die Bestrahlungsfrequenz vorübergehend bis zur Erscheinungsfreiheit gesteigert werden. Bei Thera-

■ Tab. 5.11 Dosisschema für die Photochemotherapie

Schritt			PUVA oral	PUVA-Bad
1	Bestimmung der minimalen phototoxischen Dosis (MPD)		Ablesung nach 48–72 h	Ablesung nach 72–96 h
2	Behandlungsbeginn	Erste Behandlungsdosis	50–70 % der MPD (bei Hauttyp I–II max. 0,5 J/cm²)	30 % der MPD (bei Hauttyp I–II max. 0,3 J/cm²)
3	Fortsetzung der Behandlung 2- bis 4-mal pro Woche	Kein Erythem, gutes Ansprechen	Steigerung um 30 % einmal wöchentlich (max. 1,0–1,5 J/cm²)	Steigerung um 30 % einmal wöchentlich (max. 0,5–1,0 J/cm²)
		Kein Erythem, kein Ansprechen	Steigerung um 30 % nach 72 h (max. 1,0–1,5 J/cm²)	Steigerung um 30 % einmal wöchentlich (max. 0,5–1,0 J/cm²)
		Minimales Erythem	Keine Steigerung	Keine Steigerung
		Persistierendes asymptomatisches Erythem	Keine Steigerung	Keine Steigerung
		Schmerzhaftes Erythem mit oder ohne Ödem oder Blasenbildung	Keine Behandlung bis zum Abklingen	Keine Behandlung bis zum Abklingen
4	Wiederaufnahme der Behandlung	Nach Abklingen der Symptome	Reduktion der letzten Dosis um 50 %, weitere Steigerungen um 10 %	Reduktion der letzten Dosis um 50 %, weitere Steigerungen um 10 %

pieresistenz sind Kombinationsbehandlungen oder andere Therapieschemata zu wählen. Neben dem zusätzlichen Einsatz von topischen Medikamenten ist insbesondere die Kombination mit systemischen Retinoiden oder bei der Mycosis fungoides Interferon-α sinnvoll.

Extrakorporale Photoimmunmodulation

Das Verfahren wurde von Edelson 1987 entwickelt und ursprünglich nur zur Behandlung kutaner T-Zell-Lymphome eingesetzt (Edelson et al. 1987). Im Prinzip handelt es sich um eine extrakorporale Photochemotherapie, früher als extrakorporale Photopherese bezeichnet. Es werden Leukozyten aus dem peripheren Blut separiert, mit dem Photosensibilisator 8-Methoxylpsoralen versetzt und mit UV-A bestrahlt, um anschließend dem Patienten zurückinfundiert zu werden. Bei einem Behandlungszyklus werden ungefähr 10–15 % der gesamten zirkulierenden Leukozyten erreicht. Die verabreichte UV-A-Dosis pro Zelle beträgt etwa 2 J/cm². Im Allgemeinen erfolgt die Behandlung an 2 aufeinander folgenden Tagen und wird in 2- bis 4-wöchigen Abständen wiederholt; bei besonderen Indikationen können die Intervalle verkürzt werden.

Als Therapie der Wahl dient die extrakorporale Photoimmunmodulation bei den erythrodermischen Varianten der Mycosis fungoides. Die Behandlung ist auch wirksam bei anderen Formen des kutanen T-Zell-Lymphoms, wird dort aber meist in Kombination mit Interferon-α oder Zytostatika angewandt. Weitere Indikationen betreffen andere T-Zell-mediierte Erkrankungen, wie z. B. Pemphigus vulgaris, systemische Sklerodermie, rheumatoide Arthritis und andere Arthritiden, Abstoßungsreaktionen nach Organtransplantationen und Graft-versus-host Erkrankungen. In ■ Tab. 5.12 sind weitere, zum Teil noch experimentelle Indikationen genannt (Knobler 2009).

Hervorzuheben ist die außerordentlich gute Verträglichkeit des Verfahrens, das praktisch keine Toxizität besitzt und weder akute noch chronische Nebenwirkungen zeigt. Lediglich eine geringe hypotone Kreislaufregulationsstörung kann mit der Entnahme des peripheren Blutes in 6 Zyklen von

Tab. 5.12 Indikationen für die extrakorporale Photoimmunmodulation

Etablierte Indikationen	Mögliche Indikationen
Kutanes T-Zell-Lymphom – Sezary-Syndrom – Mycosis fungoides Abstoßungsreaktion nach Organtransplantation (Herz, Niere, Dünndarm, Lunge) Graft-versus-host-Erkrankung	Multiple Sklerose Pemphigus vulgaris systemische Sklerodermie systemischer Lupus erythematodes rheumatoide Arthritis Psoriasisarthropathie Lyme-Arthritis

jeweils 400 ml mit dem damit einhergehenden vorübergehenden Volumenverlust verbunden sein.

Die Wirkung der extrakorporalen Photopherese beruht wahrscheinlich auf der Eliminierung von Tumor-T-Zellen bei T-Zell-Lymphomen und von autoreaktiven T-Zellen bei Organabstoßungen oder Autoimmunerkrankungen. Es wird angenommen, dass die Antigenität der Tumorzellen oder der autoreaktiven Zellen durch die extrakorporale Photoimmunmodulation erhöht und damit eine verstärkte immunologische Reaktion gegen diese T-Zellen induziert wird. Neuere Arbeiten verweisen auf die Induktion von regulatorischen T-Zellen.

5.2.6 Risiken und Nebenwirkungen der Phototherapie und Photochemotherapie

UV-A1-Phototherapie

Bei hellhäutigen Patienten (Photohauttyp I und II) treten neben den obligat zu erwartenden Wärmeerythemen abhängig von eingestrahlter Dosis und Photohauttyp über mehrere Tage persistierende UV-A-Erytheme auf. Dies ist in den meisten Fällen nicht mit subjektiven Missempfindungen vergesellschaftet. Sollte aber störendes Brennen der Haut auftreten, so ist die Dosis bis zur subjektiven Verträglichkeit zu erniedrigen.

Bei gleichzeitiger Einnahme photosensibilisierender Medikamente oder der Anwendung potenziell photosensibilisierender Externa können schwerwiegende phototoxische oder photoallergische Reaktionen ausgelöst werden. Ebenso ist auf die mögliche Provokation genuiner Photodermatosen, besonders einer polymorphen Lichtdermatose, zu achten.

Die wichtigste chronische Nebenwirkung ist die Induktion von Hautalterung und möglicherweise auch von Hautkrebs. Zumindest in Tierexperimenten können durch UV-A1 Hautkarzinome erzeugt werden (Sterenborg & van der Leun 1990). Der Beitrag der UV-A1-Bestrahlung zur Erstehung von malignen Melanomen ist umstritten. Zwar gibt es Evidenz dafür, dass UV-A bei der Entstehung des malignen Melanoms beteiligt sein könnte (Setlow et al. 1993, Wang et al. 2001), allerdings wurde dies bislang durch keine klinische Studie bestätigt. Lediglich eine Kasuistik (Wallenfang & Stadler 2001) berichtet über die Entstehung eines malignen Melanoms in Verbindung mit UV-A1- und PUVA-Bad-Behandlung.

UV-B-Phototherapie

Die häufigsten akuten Nebenwirkungen nach UV-B-Bestrahlung umfassen sonnenbrandähnliche Erytheme. Bei fehlendem Augenschutz können akut Konjunktivitis und Keratitis auftreten. Möglich, wenn auch selten, ist die Provokation von Photodermatosen, vorwiegend der polymorphen Lichtdermatose.

Als chronische Schäden einer UV-B-Phototherapie können UV-induzierte Lentigines, eine lichtinduzierte Hautalterung und – theoretisch – die Entwicklung von aktinischen Keratosen und invasiven Plattenepithelkarzinomen auftreten (Sterenborg et al. 1988, Stern & Laird 1994). Statistisch wurde allerdings bislang nach einer UV-B-Phototherapie keine sichere Erhöhung des Risikos für Basaliome oder Hautkarzinome beobachtet (Larkö & Swanbeck 1982). Neuere Arbeiten bestätigen dies auch für die Schmalspektrumanwendung (Weischer et al. 2004, Hearn et al. 2008, Patel et al. 2009) und stehen damit im Gegensatz zu tierexperimentellen Beobachtungen, bei denen Schmalspektrum-UV-B im Vergleich zu Breitband-UV-B eine erhöhte Tumorrate erzeugte (Flindt-Hansen et al. 1991, Gibbs et al. 1995).

Photochemotherapie mit Psoralen und UV-A

Die häufigsten akuten Nebenwirkungen umfassen sonnenbrandähnliche Erytheme als Auswirkung überschießender phototoxischer Reaktionen bei Überdosierung der Bestrahlung. Sie können schwerwiegend und sogar lebensbedrohlich sein. Bei fehlendem Augenschutz können akut Konjunktivitis und Keratitis, chronisch eine Katarakt auftreten (Cox et al. 1987). Unter den Bedingungen einer lege artis durchgeführten Therapie wurde diese jedoch nicht beobachtet (Malanos & Stern 2007). Werden unbeabsichtigt phototoxische Substanzen oder Medikamente äußerlich bzw. systemisch zugeführt, so können überschießende phototoxische Hautreaktionen entstehen.

Gelegentlich kommt es zum Auftreten des PUVA-Juckreizes, der therapeutisch kaum beeinflussbar ist und manchmal zur Aufgabe der Therapie zwingt. Selten treten unter der PUVA-Behandlung akrale Blasen infolge einer Lockerung der dermoepidermalen Grenzzone bei starker mechanischer Belastung auf (Hofmann et al. 1977). Die mögliche systemische Toxizität durch Photochemotherapie, verursacht durch den Photosensibilisator, umfasst Übelkeit nach der Tabletteneinnahme und gelegentlich Kopfschmerzen oder Schwindelgefühl.

Als chronische Schäden einer Photochemotherapie treten UV-induzierte Lentigines, eine lichtinduzierte Hautalterung und insbesondere die Entwicklung von aktinischen Keratosen und invasiven Plattenepithelkarzinomen auf (Stern & Laird 1994).

Statistisch gesichert ist der Zusammenhang der Entwicklung von spinozellulären Karzinomen nach systemischer PUVA-Behandlung mit hohen kumulativen UV-A-Dosen bzw. mit einer hohen Anzahl von Einzelbehandlungen (Henseler et al. 1987, Stern et al. 1998, Stern & Lunder 1998). Bei der modernen PUVA-Therapie ist das Karzinomrisiko wahrscheinlich viel geringer als bei der prospektiv geführten amerikanischen PUVA-Kohorte aus den 1970er-Jahren, da heutzutage eine viel sorgfältigere Patientenselektion erfolgt und verbesserte Bestrahlungsprotokolle mit nur seltenen überschießenden phototoxischen Reaktionen und dem konsequenten Einsatz von Kombinationstherapien sowie der Vermeidung von Erhaltungstherapien zu einer deutlich geringeren phototoxischen Belastung der Haut führen.

Nach PUVA-Bad-Behandlungen wurde ein erhöhtes Karzinomrisiko bislang nicht beobachtet (Hannuksela-Svahn et al. 1999a, Hannuksela-Svahn et al. 1999b). Allerdings ist bis zur abschließenden Klärung des Karzinomrisikos einer PUVA-Bad-Behandlung auch für diese Therapieform eine strenge Indikationsstellung zu fordern. Basalzellkarzinome werden wahrscheinlich nicht durch die Photo(chemo)therapie induziert; umstritten ist die Induktion von Melanomen durch PUVA (Stern et al. 1997) oder höher dosierte UV-A-Bestrahlungen (Tab. 5.13).

Tab. 5.13 Risiken und Nebenwirkungen der UV-Phototherapie und Photochemotherapie

	UV-B	UV-A1	PUVA
Sonnenbrand oder phototoxische Reaktion bei Überdosierung	++	–	++
Photoxische Reaktion durch unbeabsichtigte Zufuhr eines Photosensibilisators	±	++	++
Konjunktivitis und Keratitis (bei fehlendem Augenschutz)	++	–	++
Provokation von Photodermatosen	+	++	±
UV-Lentigines	+	+	++
Lichtalterung der Haut	++	++	++
Aktinische Keratosen und spinozelluläres Karzinom	+	±	++
Melanome	?	?	?

++ hohes Risiko, + mäßiges Risiko, ± geringes Risiko, – aufgrund bekannter Wirkmechanismen nicht wahrscheinlich, ? prinzipiell möglich, aber es existieren keine Daten

5.2.7 Wirkungsmechanismen der Phototherapie und Photochemotherapie

Apoptose

UV-A1-induzierte Apoptose findet nicht nur in den Keratinozyten der Epidermis, sondern insbesondere auch in den die Dermis oder Epidermis infiltrierenden T-Zellen statt. Die Reduktion der T-Zellen kann die Zerstörung des Tumorinfiltrats bei Mycosis fungoides und auch die Reduktion des entzündlichen Infiltrats bei Psoriasis, atopischer Dermatitis und weiteren T-Zell-mediierten Erkrankungen der Haut erklären (Yoo et al. 1996, Godar 1999).

Auch bei der PUVA-Behandlung findet Apoptose in den Keratinozyten der Epidermis und in den infiltrierenden T-Zellen statt. Die Reduktion der T-Zellen kann die Zerstörung des Tumorinfiltrats bei Mycosis fungoides und auch die Reduktion des entzündlichen Infiltrats bei Psoriasis und atopischer Dermatitis erklären (Yoo et al. 1996).

Kollagenstoffwechsel

UV-A1-Phototherapie und die Photochemotherapie können wirksam in den Kollagenstoffwechsel dermaler Fibroblasten eingreifen. Die Kollagensynthese wird einerseits durch direkten Einfluss auf die Fibroblasten gebremst (Gruss et al. 1997), andererseits werden Kollagenasen (Matrix-Metalloproteinasen) induziert, welche das überschüssige Kollagen abbauen (Wlaschek et al. 1994). Durch diese Vorgänge, möglicherweise im Zusammenwirken mit einer Immunsuppression, kann die Wirkung auf die Sklerodermie der Haut, den Lichen sclerosus et atrophicus und die sklerodermiforme Variante der Graft-versus-host-Erkrankung erklärt werden.

Immunmodulation

Als die wesentlichen Wirkmechanismen einer UV-B-Phototherapie werden derzeit immunmodulatorische Einflüsse mit Überwiegen einer Immunsuppression angenommen (Duthie et al. 1999). UV-B unterdrückt die Expression des interzellulären Aktionsmoleküls (ICAM-1), die Langhans-Zell-Dichte der Haut und ihre Wanderung zum Lymphknoten nimmt ab. Weiterhin wird die Expression von Interferon-γ, der Interleukine IL-2 und IL-12 gesenkt, während die Interleukine IL-4 und IL-10 ansteigen, sodass es zu einem Shift der Immunantwort in Richtung TH2-Antwort kommt (TH = T-Helferzellen). Die Modulation der TH1/TH2-Balance scheint ein wesentlicher Faktor bei der Behandlung zu sein (Ghoreschi et al. 2003). Für die PUVA-Behandlung werden sehr ähnliche Mechanismen angenommen.

Mitosehemmung

Bei der PUVA-Behandlung trägt wahrscheinlich eine Bremsung der beschleunigten Proliferation der Keratinozyten durch Replikationshemmung zur therapeutischen Wirkung bei Psoriasis bei, da der Photosensibilisator zwischen den beiden Strängen der DNS-Doppelhelix interkaliert und durch UV-A-Strahlung beide Stränge sodann kovalent miteinander vernetzt werden.

5.2.8 Zusammenfassung

Zur dermatologischen UV-Therapie werden die Spektralbereiche UV-A1, Breitband-UV-B und Schmalspektrum UV-B (311 nm) eingesetzt. Bei der Photochemotherapie wird 8-Methoxypsoralen als Photosensibilisator in Verbindung mit Breitband-UV-A verwendet.

Die wichtigsten Indikationen für eine Phototherapie oder Photochemotherapie sind die Psoriasis vulgaris, das atopische Ekzem, die Mycosis fungoides sowie sklerosierende Erkrankungen, die besonders die zirkumskripte Sklerodermie und die chronische Graft-versus-host-Erkrankung umfassen. Daneben sind die kutane Mastozytose sowie eine Vielzahl weiterer immunologisch bedingter und T-Zell-vermittelter Erkrankungen einer Phototherapie oder Photochemotherapie zugänglich.

Spezielle Anwendungen der Phototherapie sind die Photosoletherapie sowie die extrakorporale Photoimmunmodulation.

Die wesentlichen Risiken und Nebenwirkungen einer Phototherapie oder Photochemotherapie umfassen sonnenbrandähnliche Erytheme und bei fehlendem Augenschutz Konjunktivitis und Keratitis. Als Langzeitrisiken gelten eine photoinduzierte Hautalterung und besonders UV-induzierte maligne Tumoren der Haut.

Die wesentlichen Wirkungsmechanismen einer UV-Therapie sind die Induktion von Apoptose in Keratinozyten und hautinfiltrierenden T-Zellen, Eingriffe in den Kollagenstoffwechsel und eine Immunmodulation mit vorwiegend immunsuppressiven Effekten.

5.3 Osteologische und muskuläre Indikationen

Michael Pfeifer und Helmut Walter Minne

»Die güld'ne Sonne
voll Freud und Wonne
bringt unsern Grenzen
mit ihrem Glänzen
ein herzerquickendes, liebliches Licht«

5.3.1 Einführung

Diese Liedverse von Paul Gerhardt (1607–1676) bilden den zentralen Punkt des letzten Kapitels aus dem weltbekannten Kinder- und Jugendroman »Heidis Lehr- und Wanderjahre«, den Johanna Spyri 1880 erstmals in Zürich veröffentlichte [1–3]. Das Waisenkind Heidi wird ihrer Tante Dete bei deren eigener Karriere lästig und wird deshalb zu seinem Großvater, dem »kauzigen Alm-Öhi« abgeschoben. Dieser will das aufgeweckte Naturkind von der Bosheit der Welt abschirmen und schickt es mit dem »Geißenpeter« und den Ziegen auf die Alpweiden statt in die Schule. Diese harmonische Idylle findet ein jähes Ende, als Tante Dete wieder auftaucht und Heidi nach Frankfurt bringt, wo sie der gelähmten Klara Gesellschaft leisten und gleichzeitig etwas lernen soll.

Im zweiten Band »Heidi kann brauchen, was es gelernt hat« wird der Gegenbesuch der gelähmten Klara aus Frankfurt bei Heidi in den Schweizer Alpen beschrieben. Nach einem sechswöchigen Aufenthalt zur Kur in Bad Ragaz reist Klara zusammen mit ihrer Großmutter auf die Alphütte zu Heidi und dem »Alm-Öhi«. Klara wird nun jeden Morgen aus der Alphütte in ihrem Rollstuhl in die Morgensonne herausgefahren, wobei sich bereits nach drei Wochen die ersten Wirkungen dieser Sonnenbehandlung bemerkbar machen. Mithilfe des Großvaters werden die ersten zum Teil noch schmerzhaften Steh- und Gehversuche unternommen. In der vierten Woche stößt der inzwischen auf Klara eifersüchtig gewordene »Geißenpeter« in einem unbeobachteten Moment den leeren Rollstuhl die Alm hinab ins Tal, wobei er zerschellt. Klara muss und kann nun auch wieder gehen lernen: »Ich kann, Heidi! Oh, ich kann! Sieh! Sieh! Ich kann Schritte machen, einen nach dem anderen.«

In der Tat kann es einem Wunder gleichkommen, wenn durch Vitamin-D-Mangel und der dadurch verursachten »Kraftlosigkeit«, vor allem der unteren Extremitäten, ein im Rollstuhl sitzender Mensch durch Vitamin-D-Gabe plötzlich wieder gehen kann.

Heilung an Körper, Geist und Seele in der heilen Alpenwelt – Ende gut, alles gut: Das Paradebeispiel einer erfolgreichen Licht- und Klimatherapie.

Das 19. Jahrhundert war eine Zeit gewaltiger gesellschaftlicher und politischer Umwälzungen. Ausgehend von der beginnenden Industrialisierung in England Mitte des Jahrhunderts kommt es auch in Zentraleuropa zu einer allgemeinen Landflucht in die schnell wachsenden Großstädte mit Verarmung breiter Schichten, Hungersnöten, Kinderarbeit, Lohndruck und Arbeitslosigkeit.

Mitte des 19. Jahrhunderts machten Ärzte in Großbritannien die Entdeckung, dass Vitamin-D-Mangel bei Kindern und Jugendlichen zu Wachstumsstörungen der Knochen führte, einhergehend mit Verbiegungen insbesondere der langen Röhrenknochen und auffallenden Ganganomalien (»Watschelgang«). Diese Erkrankung wurde dann als die »Englische Krankheit« auch bei deutschen Kindern beschrieben, insbesondere, wenn sie in sonnenarmen Hinterhöfen von Berliner Häusern aufwuchsen. Bereits damals wurde auch gleichzeitig die Wirkung auf Parameter der Muskelfunktion, wie z. B. Kraft und Koordination, beobachtet: Die Kinder waren zum Teil unfähig, Treppen zu steigen oder sich aus der Hocke aufzusetzen. Auch konnten sie nicht entlang einer geraden Linie gehen.

Schon früh wurde erkannt, dass die Heilung von dieser Kinderseuche durch regelmäßige Einnahme von Lebertran erreicht werden konnte. Und dies führte in England dazu, dass jedes Schulkind an jedem Schultag von seinem Lehrer einen Esslöffel Lebertran verabreicht bekam. Durch milden Zwang wurde damit verhindert, dass die Kinder der Einnahme dieses Heilmittels wegen seines wenig attraktiven Geschmacks auswichen. Diese Gabe von Lebertran wurde zum Teil bis in die Nachkriegszeit auch in Deutschland durchgeführt.

Später gelang es, Vitamin D synthetisch herzustellen. Es ergab sich dann die Frage, wie viel Vitamin D einem Kind gegeben werden müsse, um es sicher vor dem Mangel an Vitamin D, der in Großstadtbevölkerungen bis zu 30 % der Kinder bedrohte (etwa in Berlin zur Zeit der Wende des 19. zum 20. Jahrhunderts) zu schützen.

Die Lösung des Problems war sehr pragmatisch: Es wurde einfach gemessen, wie viel Vitamin D durchschnittlich in einem Löffel Lebertran enthalten war, und als Antwort ergaben sich 400 IE. Und so wurde diese Dosis von Vitamin D bei der routinemäßigen Versorgung von Säuglingen und Kleinkindern festgelegt.

An sich ist schon immer bekannt gewesen, dass der Vitamin-D-Mangel nicht nur zu Verformungen von Knochen führt, weil das Knochenwachstum fehlgesteuert verläuft, sondern dass die an der »Englischen Krankheit« oder, wie inzwischen der Fachname lautete, an der Rachitis leidenden Kinder durch Muskelschwäche geplagt waren. In den Vordergrund der Wahrnehmung traten jedoch immer die Skelettverformungen.

Auch beim Erwachsenen kann ein Mangel an Vitamin D Krankheit erzeugen. Dabei tritt beim Erwachsenen der Mangel an Vitamin D dadurch in Erscheinung, dass mit zunehmendem Lebensalter die Haut an Fähigkeit einbüßt, die Vorstufe des Vitamin D (Calciferol) zu bilden, das dann in Leber und Niere bis zum fertigen Hormon noch weiter verstoffwechselt werden muss. Das Krankheitsbild beim Erwachsenen unterscheidet sich jedoch von dem des Kindes unter anderem deshalb, weil sich die Knochen des Erwachsenen nach dem Abschluss des Längenwachstums nicht mehr verbiegen können, sondern im Zweifel dann brechen. Dieser Unterschied der Symptome führt auch dazu, dass die Vitamin-D-Mangelkrankheit des Erwachsenen nicht wie beim Kind als Rachitis, sondern als Osteomalazie bezeichnet wird.

Auch beim Erwachsenen, der nur an beginnender Osteomalazie leidet, ist zu erkennen, dass Vitamin-D-Mangel nicht nur den Knochenstoffwechsel stört, sondern offensichtlich auch die Muskelfunktion beeinträchtigt. Dies ließ sich klar bei Patienten beobachten, die wegen einer Epilepsie Antiepileptika erhielten, die in den Vitamin-D-Stoffwechsel eingreifen und dadurch einen Mangel hervorrufen.

Bei diesen Patienten, die an Störungen des Vitamin-D-Stoffwechsels leiden, stehen oft auch muskuläre Beschwerden, wie beispielsweise Muskelschmerzen, Muskelschwäche und Koordinationsstörungen, im Vordergrund. Sie können in Einzelfällen so sehr beeinträchtigend sein, dass aus früher lebhaften und gesunden Menschen Rollstuhlfahrer werden.

Bei diesen Patienten ist es dann immer besonders eindrucksvoll zu erleben, wie durch eine angemessene Behandlung mit Vitamin D das Vollbild der Krankheit mit all seinen Qualen innerhalb von Tagen zum Schwinden gebracht wird und im wahrsten Sinne des Wortes »Lahme wieder gehen können«. Insofern ist es in Spyris Roman auch durchaus plausibel, dass die Vitamin-D-Wirkung durch sonnenabhängige Synthese in der Haut typischerweise bereits nach 3 Wochen einsetzte, um dann nach 4 Wochen einen solchen Effekt zu entfalten, dass das Kind Klara wieder gehen konnte.

Seit vielen Jahren werden auch Menschen, bei denen das Krankheitsbild einer Rachitis oder einer Osteomalazie nicht im voll ausgeprägten Ausmaß vorliegt, mit Vitamin D behandelt. Für viele Ärzte galt schon immer, dass z. B. bei der Therapie der Osteoporose die Gabe von Vitamin D in gleichem Maße zur Behandlungsbasis gehört, wie die Sicherstellung eine angemessenen Versorgung mit Kalzium.

5.3.2 Klinische Studien in der allgemeinen Bevölkerung

In letzter Zeit sorgten vor allem 2 sehr große Untersuchungen zum Thema Supplementation mit Vitamin D und Kalzium für erhebliches Aufsehen [4, 5]: In der ersten Untersuchung teilte die Arbeitsgruppe um Prof. Leif Mosekilde von der Universität in Aarhus in Dänemark die dänische Kleinstadt

Randers in 2 Hälften, wobei alle Einwohner von Randers, die älter als 66 Jahre waren, automatisch in die Untersuchung einbezogen wurden. Die eine Hälfte der Stadt erhielt 400 IE Vitamin D und zusätzlich 1000 mg Kalzium regelmäßig zusätzlich zu ihrer normalen Ernährung. Die andere Hälfte erhielt Besuch von einer Gemeindeschwester, die die Teilnehmer in ihrer Wohnung zu Hause aufsuchte, um mögliche Stolperfallen und Risiken für Stürze zu erkennen und abzubauen, denn es ist bekannt, dass die überwiegende Mehrzahl der Stürze und Knochenbrüche älterer Menschen in der eigenen Wohnung passieren.

Die Untersuchung in Randers wurde über 4 Jahre durchgeführt, und das Ergebnis war beeindruckend: Unter den 5771 Frauen über 66 Jahre, die an der Untersuchung teilnahmen, ergab sich für diejenigen Frauen, die 400 IE Vitamin D und 1000 mg Kalzium pro Tag einnahmen, eine Senkung des Risikos für schwere Stürze um 12 %. Dabei bedeutete ein schwerer Sturz immer eine so schwere Verletzung durch den Sturz, dass die betroffene Patientin in ein Krankenhaus eingeliefert werden musste [4]. Es leuchtet ein, dass diese Verringerung des Risikos für Stürze auch mit einer Verringerung des Risikos für Knochenbrüche einherging. Entsprechend hatten die Frauen aus der Gruppe, die mit Vitamin D und Kalzium versorgt wurden, sogar ein um 16 % geringeres Risiko, sich einen Knochenbruch zuzuziehen. Dabei erklärt sich der noch bessere Erfolg im Hinblick auf das Risiko für Knochenbrüche aus der Tatsache, dass manche Frauen so stark stürzten, dass sie sich gleich mehrere Knochenbrüche zuzogen.

Die andere Untersuchung, die aufgrund ihrer hohen Teilnehmerzahl für erhebliches Aufsehen sorgte, war ein 2006 im »New England Journal of Medicine« veröffentlichte Arbeit zu den Ergebnissen des »Women's Health Initiative Trial« [5]. Diese Studie war bereits im Mai 2002 unter dem Titel »WHI-Studie« in Deutschland bekannt geworden und wurde heftig diskutiert, da sie unter den 36.282 Frauen zwischen 50 und 79 Jahren, die an der Studie teilnahmen, ein erhöhtes Risiko für Brustkrebs sowie für Herzinfarkte und Schlaganfälle nach längerer Einnahme einer hormonersetzenden Behandlung in Deutschland dokumentierte und damit dazu führte, dass die hormonersetzende Behandlung generell weder zur Vorbeugung noch zur Behandlung der Osteoporose weiter empfohlen wurde.

Diese Studie untersuchte aber noch eine weitere Fragestellung in einem anderen Studienarm: Die eine Hälfte der Frauen erhielt zusätzlich zur normalen Ernährung noch die Empfehlung, 400 IE Vitamin D und 1000 mg Kalzium einzunehmen, während die andere Hälfte nur mit einem Placebo behandelt wurde. Nach einer Behandlungszeit von durchschnittlich nicht ganz 4 Jahren (3,9 ± 2,9 Jahre) ergab sich in der Gruppe, die zu mehr als 80 % auch regelmäßig ihre Medikamente einnahmen, eine signifikante Absenkung des Risikos für Schenkelhalsfrakturen um 29 % (RR 0,79; 95 %-Konfidenzintervall 0,52–0,97). Vor dem Hintergrund, dass sich in der gesamten Gruppe die am Schenkelhals gemessene Knochendichte nur um 1 % erhöhte, erscheint es doch sehr wahrscheinlich, dass dieser Effekt der Verminderung der Frakturrate am Schenkelhals nur durch eine geringere Sturzrate erklären lässt [5].

Die Ergebnisse dieser zweiten Untersuchung wurden allerdings durch die Presse an manchen Stellen missverstanden, weil sich in der Gesamtgruppe aller an der Studie beteiligten Frauen kein Effekt auf das Risiko für Schenkelhalsfrakturen ergeben hatte. Dies ist aber schon allein deshalb nicht verwunderlich, da das Durchschnittsalter aller an der Studie beteiligten Frauen mit 62 Jahren relativ niedrig war. Schenkelhalsfrakturen haben bei Frauen ihren Häufigkeitsgipfel etwa zwischen 75 und 80 Jahren. Deshalb ist die Grundaussage dieser Studie eine ganz andere: Es soll darauf hingewiesen werden, dass die alleinige Einnahme von Kalzium und Vitamin D bei Frauen nach den Wechseljahren das Auftreten einer Osteoporose mit oder ohne Knochenbrüche 25 Jahre später nicht verhindern kann.

Diese Aussage ist vor allem vor dem Hintergrund der Situation auf dem amerikanischen Gesundheitsmarkt zu verstehen, auf dem sehr viele gesunde Menschen in großen Mengen alle möglichen Nahrungsergänzungsmittel in der Hoffnung zu sich nehmen, spätere Krankheiten damit verhindern zu können. Dieses Vorgehen ist in den allermeisten Fällen wenig sinnvoll, da man sich am Besten durch eine ausgewogene und vitaminreiche Ernährung zusammen mit körperlicher Bewegung im Freien unter Einfluss des natürlichen Sonnenlichts gesund erhält, und der Vitamin-D-Mangel in aller Regel erst beim älteren Menschen ab dem 70. Lebensjahr durch die zusätzliche Gabe von Vitamin D zu behandeln ist [5].

Während in den bisher zur Verfügung stehenden Solarien der für die Vitamin-D-Bildung in der Haut verantwortliche UV-B-Anteil weitgehend herausgefiltert wird, da UV-B in höheren Dosen auch für das gehäufte Auftreten von Hautkrebs mit verantwortlich gemacht wird, steht inzwischen ein neues System der Firma Ergoline zur Verfügung. Bei diesen Solarien, die allerdings nur unter ärztlicher Aufsicht eingesetzt werden sollten, findet eine Vitamin-D-Bildung in der Haut statt. Entsprechend einer Untersuchung von Prof. Holick aus Boston kann eine tägliche Vitamin-D-Zufuhr von 1000 IE dadurch erreicht werden, dass eine Besonnung im Solarium alle 4 Tage durchgeführt wird.

Eine übermäßige Besonnung in Solarien mit dem für die Vitamin-D-Bildung in der Haut verantwortlichen Licht der Wellenlänge 280–320 nm stellt leider gleichzeitig vor allem bei hellhäutigen Personen einen Risikofaktor für die Entwicklung von Hautkrebs dar, weshalb die Dermatologie einer Lichttherapie tendenziell eher zurückhaltend gegenübersteht. Als einen Kompromiss, allerdings ohne ausreichende experimentelle Grundlage, wird in den letzten S3-Leitlinien von 2009 des Dachverbands wissenschaftlicher osteologischer Fachgesellschaften des deutschsprachigen Raums (DVO) eine Sonnenexposition von Kopf und entblößten Unterarmen über etwa 30 min pro Tag empfohlen [6].

5.3.3 Ergebnisse eines Cochrane-Reviews

Diese Ergebnisse stehen in Einklang mit einem Ende 2005 veröffentlichten Cochrane-Review, das ergab, dass es durch eine Supplementation von Vitamin D und Kalzium gegenüber der Gabe von Placebo sowohl zu einer signifikanten Senkung des Risikos für Schenkelhalsfrakturen um 19 % (RR: 0,81; 95 % KI: 0,68–0,96) als auch zu einer Senkung anderer sog. »nicht vertebraler« Frakturen um 13 % (RR: 0,87; 95 % KI: 0,78–0,97) kam [7]. Dabei wurden für die Cochrane-Analyse 7 Studien mit insgesamt 10.376 Teilnehmern herangezogen [7].

Diese Studienergebnisse und Analysen entsprechen im Wesentlichen auch dem Fazit eines Editorials, das wir 2006 im Deutschen Ärzteblatt veröffentlichten [8]. Wir versuchten in diesem Editorial, die Entwicklung des Themas Supplementation von Kalzium und Vitamin D zur Sturz- und Frakturprophylaxe bei älteren Menschen bis zu der ersten und bahnbrechenden Veröffentlichung von Chapuy und Mitarbeitern 1992, ebenfalls im »New England Journal of Medicine« erschienen, zurückzuverfolgen [9].

5.3.4 Kontrollierte, prospektive Studien zum Einfluss einer Supplementation von Vitamin D und Kalzium auf das Frakturrisiko bei älteren Menschen

Zusammen mit der Arbeit von Dawson-Hughes und Mitarbeitern von 1997 [10] und der früheren Veröffentlichung von Chapuy und Mitarbeitern aus dem Jahr 1992 [9] erlangte die Supplementation von Vitamin D und Kalzium zur Primärprävention von nicht vertebralen Frakturen beim älteren Menschen eine völlig neue Bedeutung. In beiden prospektiven, placebokontrollierten Doppelblindstudien (»randomized controlled trial«, RCT) konnte nachgewiesen werden, dass durch eine Supplementation von 800 IE Vitamin D_3 und 1200 mg Kalzium pro Tag sowohl das Risiko für Schenkelhalsfrakturen bei über 80-jährigen Altenheimbewohnerinnen [9] als auch durch die Gabe von 700 IE Vitamin D_3 und 500 mg Kalzium pro Tag das Risiko für andere nicht vertebrale Frakturen bei über 65-Jährigen sich selbst versorgenden Frauen und Männern [10] signifikant gesenkt werden konnte.

Dabei wurden in der ersten Studie unter 877 Teilnehmerinnen der Verumgruppe 21 Schenkelhalsfrakturen (2,4 %) beobachtet, während in der Kontrollgruppe unter 888 Teilnehmerinnen 37 Frakturereignisse (4,2 %) auftraten. Dies entspricht einer relativen Risikoreduktion (RRR) von 43 %, einer absoluten Risikoreduktion (ARR) von 1,8 % und einer »number needed to treat« (NNT) von 56.

Für die zweite Studie zur Verminderung nicht vertebraler Frakturen bei 389 über 65-jährigen Männern und Frauen betrugen die Werte für RRR 54 % und für ARR 7,0 %, was eine NNT von 14 ergab.

Die Wirkung der Supplementation wurde von beiden Autoren zunächst auf eine Verbesserung/Erhaltung der Knochenqualität durch Vitamin D und Kalzium zurückgeführt, und dies obgleich in der zweiten Studie der Einfluss der 3-jährigen Behandlung auf die Knochendichte am proximalen Femur mit +0,50 ± 4,80 % ähnlich der WHI-Studie [5] und auf die Wirbelsäule mit +2,12 ± 4,06 % eher gering war. Zudem trat in der ersten Studie der Effekt bereits nach 18 Monaten auf, was für eventuelle Veränderungen der Knochenqualität ein eher kurzer Zeitraum ist.

5.3.5 Wirkung einer Supplementation von Vitamin D und Kalzium auf Stürze und Muskelfunktion

Hinweise auf neue Aspekte in der Wirkungsweise ergaben sich durch die Veröffentlichung des RCT von Pfeifer und Mitarbeitern aus dem Jahr 2000 [11], da in dieser Arbeit zum ersten Mal nachgewiesen wurde, dass durch eine 8-wöchige Behandlung mit 800 IE Vitamin D_3 und 1200 mg Kalzium pro Tag das Risiko für einen Sturz bei 148 ambulanten, sich selbst versorgenden über 70-jährigen Frauen mit einem verminderten 25-Hydroxy-Vitamin-D_3-Spiegel im Serum (<50 nmol/l) in der Nachbeobachtungsphase von einem Jahr signifikant vermindert wird (RRR: 46 %; ARR: 20,5 %; NNT: 5). Zusätzlich konnte in dieser Studie eine signifikante Verminderung der Körperschwankung (»body sway«) um 9 % erreicht werden, sodass eine Verbesserung der neuromuskulären Koordination durch die Gabe von Vitamin D und Kalzium für das verringerte Sturzrisiko verantwortlich zu sein scheint [11].

Drei Jahre später wurden diese Ergebnisse durch ein RCT von Bischoff und Mitarbeitern bei im Mittel 85-jährigen Patientinnen einer stationären, langzeitgeriatrischen Abteilung bestätigt [12]. In dieser Studie ergab sich während einer 3-monatigen Behandlung mit 800 IE Vitamin D_3 und 1200 mg Kalzium pro Tag ein Effekt sowohl im Hinblick auf eine reduzierte Sturzrate (RRR: 56 %; ARR: 51,3 %; NNT: 2) als auch im Hinblick auf eine signifikant verbesserte Muskelfunktion (Kraft im M. quadriceps femoris, »grip-strength«, und »timed up & go test«). Dabei profitierten diese Patientinnen aufgrund eines noch niedrigeren 25-Hydroxy-Vitamin-D_3-Spiegels im Serum (<30 nmol/l) besonders deutlich [11].

Eine erste bevölkerungsbezogene Studie zu diesem Thema, an der alle Einwohner der Stadt Randers in Dänemark teilnahmen, wurde 2004 von Larsen und Mitarbeitern [13] veröffentlicht. Hierbei wurden alle 9605 Einwohner über 66 Jahre, die sich noch selbst versorgen konnten, entweder über 3 Jahre mit 400 IE Vitamin D_3 und 1000 mg Kalzium pro Tag behandelt oder erhielten eine Schulung zum Gesundheitsverhalten und zur Sturzvermeidung. Im Hinblick auf das Risiko für nicht vertebrale Frakturen ließ sich zwar unter den 3834 teilnehmenden Männern kein Vorteil der Vitamin-D- und Kalziumsupplementation gegenüber der Gesundheitsschulung erkennen, bei den 5771 Frauen hingegen, die an der Studie teilnahmen, konnte eine umso deutlichere Senkung des Risikos für nicht vertebrale Frakturen signifikant nachgewiesen werden (RRR: 22 %; ARR: 2,4 %; NNT: 41).

Mit dieser Arbeit wurde somit zum ersten Mal bestätigt, dass eine Supplementation von Vitamin D (400 IE) und Kalzium (1000 mg) zur Prävention von Frakturen bevölkerungsweit und unabhängig vom Vitamin-D-Status wirksam sein kann, wenngleich der in einer kleinen Subgruppe bestimmte Serumspiegel für das 25-Hydroxy-Vitamin D_3 in über 80 % der Fälle unter 50 nmol/l lag [11]. In einem 2005 veröffentlichten zweiten Teil dieser dänischen Studie von Larsen und Mitarbeitern konnte erstmals auch in einer großen bevölkerungsbezogenen Stichprobe nachgewiesen werden, dass zumindest bei den 5771 an der Studie teilnehmenden Frauen das Risiko auch für Stürze um signifikante 12 % (RR: 0,88; KI: 0,79–0,98; NNT 9) durch die alleinige Gabe von 400 IE Vitamin D plus 1000 mg Kalzium erreicht werden konnte [13].

Demgegenüber erschienen 2005 auch 2 britische Arbeiten, die durch eine Supplementation von Kalzium und Vitamin D keinen positiven Effekt auf Sturz- und/oder Frakturrisiko fanden. Dies mag vielleicht auch an folgenden studienspezifischen Besonderheiten gelegen haben:

Grant und Mitarbeiter ordneten 5292 über 70-jährige Frauen und Männer 4 Gruppen zu, die entweder 1000 mg Kalzium, 800 IE Vitamin D_3, 1000 mg Kalzium und 800 IE Vitamin D_3 pro Tag oder Placebo erhielten [14]. Nach einer Behandlungsdauer von 24 Monaten ergab sich zwischen den Gruppen keinerlei Unterschied bezüglich Frakturen oder Stürze. Dabei muss allerdings beachtet werden, dass in diese Studie nur Patienten nach erster gering traumatischer Fraktur eingeschlossen wurden und die Stürze im Verlauf nur alle 4 Monate mit der einzigen Frage erfasst wurden: »Sind Sie in der letzten Woche gestürzt?« Hieran wird deutlich, dass die alleinige Supplementation von Vitamin D und Kalzium zur Sekundärprävention von Frakturen bei möglicherweise vorliegender Osteoporose unzureichend ist und aufgrund mangelnder Dokumentation vielleicht zahlreiche Stürze nicht erfasst wurden.

In der zweiten Studie von Porthouse und Mitarbeitern erhielten 3314 Frauen über 70 Jahre entweder 800 IE Vitamin D_3 und 1000 mg Kalzium pro Tag oder ein Informationsblatt zur nutritiven Kalziumzufuhr und Sturzprophylaxe [15]. Nach 2 Jahren wurde den Teilnehmerinnen ein Fragebogen zugesandt, den noch 69 % beantworteten. Nur die Informationen aus diesem Fragebogen wurden zur Studienauswertung herangezogen, die keine Unterschiede im Hinblick auf Stürze und Frakturen ergab. Auch diese Studie hat damit methodische Mängel, da Stürze über einen längeren Zeitraum nur durch Tagebücher mit regelmäßiger telefonischer Erinnerung [14, 15] oder kontinuierlicher Betreuung [16, 17] zuverlässig erfasst werden können. Trotzdem sind beide britischen Studien unter den 7 Studien als Grundlage der Analyse im oben genannten Cochrane-Review enthalten [4].

Zum Einfluss von Vitamin D auf das Sturzrisiko bei älteren Menschen erstellten Bischoff-Ferrari und Mitarbeiter 2004 eine erste Metaanalyse der bis zu diesem Zeitpunkt veröffentlichten Studien [16]. Basierend auf 5 RCT mit insgesamt 1237 Studienteilnehmern verminderte Vitamin D das Sturzrisiko um 22 % (95 %-KI: 0,64–0,92). Aus der gemittelten Risikodifferenz errechnete sich eine NNT von 15 (95 %-KI: 8–53).

Zusammenfassend gibt es damit für die Wirkung einer Supplementation von Vitamin D und Kalzium sowohl zur Primärprävention nicht vertebraler Frakturen bei älteren Menschen (etwa ab 65 Jahren) als auch zur Sturzprävention eine Evidenzstärke Grad Ia, wobei die Wirkung bei älteren Frauen mit einem 25-Hydroxy-Vitamin-D_3-Serumspiegel unter 50 nmol/l besonders gut dokumentiert ist.

5.3.6 Molekulare Wirkungsweise

Das 1,25-Dihydroxy-Cholecalciferol [$1,25(OH)_2D$] übt seine Wirkung ähnlich den anderen Vitamin-D-Metaboliten über genomische und nicht genomische Effekte aus [18]. Dabei betreffen die genomischen Wirkungen die klassischen Zielorgane, wie z. B. Knochen, Skelettmuskulatur, Nebenschilddrüse, Darm und Nieren, und sind seit Jahrzehnten bekannt. Am Knochen unterstützt das $1,25(OH)_2D$ die Mineralisation der Knochenmatrix und erhöht die intestinale Absorption von Kalzium und Phosphat sowie die Rückresorption von Kalzium in der Niere. Zusätzlich zu dieser lebenswichtigen Regulation des Kalziumhaushalts führte die Entdeckung des nukleären Vitamin-D-Rezeptors (VDR) zur Eröffnung der Möglichkeit, dass $1,25(OH)_2D$ auch andere Funktionen steuern könnte, die weit über den Kalziumhaushalt hinausgehen [19].

Zwischenzeitlich wurden Vitamin-D-Rezeptoren auch in den meisten »nicht klassischen« Zielorganen im Organismus wie in der glatten Gefäßmuskulatur, dem Herzmuskel, der Schilddrüse, dem Gehirn sowie in Leber, Lunge, Darm, Gonaden, Prostata und insbesondere im Immunsystem identifiziert [20].

Die genomischen Wirkungen werden durch Bindung von $1,25(OH)_2D$ an den Rezeptor im Zellkern ausgelöst, was dann zu einer Veränderung der Gentranskription von mRNA führt und unmittelbar mit der Synthese neuer Proteine verknüpft ist [21]. Seit einiger Zeit werden auch die Polymorphismen dieses Rezeptors mit der Entstehung von Osteoporose in Verbindung gebracht [19], wenngleich sich die bei der Entdeckung dieser Zusammenhänge aufgetretene Euphorie nicht in vollem Umfang bestätigte.

Allerdings gelang es Geusens und Mitarbeitern nachzuweisen, dass die Polymorphismen des VDR auch die Muskelfunktion beeinflussen [22]. So zeigte sich beispielsweise eine 23%ige Differenz in der Kraft im M. quadriceps zwischen den »bb«- und »BB«-Varianten bei nicht übergewichtigen, über 70 Jahre alten Frauen [23]. Die nicht genomischen Effekte von Vitamin D sind schnell und werden über einen membranständigen VDR vermittelt [24], was entweder über eine Kaskade zur Freisetzung eines »second messengers« führt (cAMP, Diacylglycerol, Inositoltriphosphat, Arachidonsäure) oder zur Phosphorylierung eines intrazellulären Proteins. Nicht genomische Effekte wurden sehr gut im Muskelgewebe untersucht, wenngleich ihre klinische Signifikanz immer noch umstritten ist [25].

5.3.7 Osteomalazische Myopathie

Insbesondere bei Kindern wurden Muskelschwäche und Hypotonie im Rahmen einer Rachitis bei Vitamin-D-Mangel schon sehr früh beschrieben [26]. Beim Heranwachsen kann die Schwäche dann als proximale Myopathie und beim Erwachsenen als diffuse, unspezifische Skelettbeschwerden bestehen bleiben. Schmerzen kommen am häufigsten im Bereich der Hüften vor und führen dann zu einem typischen Watschelgang [27].

Außer den Veränderungen im Gangbild stehen bei der osteomalazischen Myopathie Zeichen einer proximalen Muskelschwäche bevorzugt bei Extension, Flexion und Abduktion im Hüftgelenk und bei Flexion und Extension der Kniegelenke im Vordergrund. Dies bedingt dann beispielsweise Schwierigkeiten, von einem Stuhl aufzustehen, die Unfähigkeit, Treppen zu steigen [28] und diffuse Muskelschmerzen [29]. Skaria und Mitarbeiter berichtete 1975, dass bei 25 von 30 Patienten mit nachgewiesener Osteomalazie ein auffälliges Elektromyogramm mit den Zeichen einer sowohl bestehenden Myopathie als auch einer verminderten Leitfähigkeit der Nerven vorlag [30]. Dabei besserten sich die Zeichen der Myopathie unter Vitamin-D-Behandlung über mehrere Monate bei 14 Patienten, während die Nervenleitfähigkeit unverändert blieb [31]. Die Beteiligung der peripheren Nerven bei diesem Krankheitsbild wird durch die Mehrzahl der Autoren unterstützt [32, 33], während sie allerdings nicht immer beschrieben wurde [34].

Die bei Patienten mit Osteomalazie durchgeführten Muskelbiopsien zeigen typischerweise eine Atrophie der Typ-II-Fasern mit verbreiterten Zwischenräumen und Infiltration von Fett, Bindegewebe und Glykogen [35]. Bei der neuropathisch bedingten Atrophie hingegen sind beide Fasertypen I und II betroffen, während nach Immobilisation überwiegend Typ-I-Fasern reduziert sind. Bei plötzlichen Bewegungen, wie z. B. nach Ausrutschen, werden zuerst die schnellen und starken Typ-II-Fasern rekrutiert, um einen Sturz zu verhindern [36]. Diese Tatsache, dass insbesondere Typ-II-Fasern vom Vitamin-D-Mangel betroffen sind, könnte dann auch erklären, warum ältere Menschen mit Vitamin-D-Mangel häufiger stürzen, da bei bestehendem Vitamin-D-Mangel die psychomotorische Funktion beeinträchtigt wird [37–39]. Hinzu kommt, dass die Zahl der Vitamin-D-Rezeptoren in der Muskulatur mit zunehmendem Lebensalter abnimmt [38].

Einen entscheidenden Beitrag zum Verständnis von Vitamin D in der Muskelfunktion kam von Curry und Mitarbeitern, die zeigten, dass die ATP-abhängige Aufnahme von Kalzium in isolierte Vesikel des sarkoplasmatischen Retikulums (SR) in der Muskulatur bei Kaninchen mit Vitamin-D-Mangel reduziert ist, wobei diese Beobachtung durch Vorbehandlung mit Vitamin D verhindert werden konnte [39].

Kurze Zeit später zeigten Birge und Haddad, dass der intrazelluläre Gehalt von ATP und Phosphat und sogar die intrazelluläre Eiweißsynthese der Muskelzelle durch Vitamin D erhöht wird [40]. $1{,}25(OH)_2D$ scheint für den aktiven Transport von Kalzium durch eine Ca-ATPase in das SR verantwortlich zu sein [43, 44]. Dabei stimuliert $1{,}25(OH)_2D$ die Phosphorylierung von Eiweißen in der Membran des SR und steuert dadurch die Ca-ATPase. In den Muskelzellen Vitamin D unterversorgter Kaninchen ist der Gehalt der kontraktilen Elemente Aktin und Troponin C deutlich vermindert, was allerdings durch eine adäquate Vitamin-D-Versorgung wieder normalisiert werden kann [45, 46].

Diese Mechanismen zeigen, welch wichtige Rolle Vitamin D in der Steuerung von Kalziumtransport und Eiweißsynthese in der Muskelzelle spielt. Insbesondere erhöht Vitamin D die Menge an Kalzium, die im Rahmen der elektromechanischen Koppelung nach Ankunft des Aktionspotenzials freigesetzt wird, und beeinflusst damit entscheidend die Entwicklung von Kraft durch Rekrutierung kontraktiler Elemente. Vermittelt werden diese Wirkungen durch den nukleären VDR, wie er vor mehr als 20 Jahren bereits beschrieben wurde [40], sowie durch eine Vielzahl nicht genomischer Effekte, deren Bedeutung im Einzelnen bisher allerdings noch unklar ist.

5.3.8 Offene Fragen

Sowohl der oben bereits ausführlich besprochene Cochrane-Review aus dem Jahr 2005 [5] als auch eine erneute von Boonen und Mitarbeitern 2007 veröffentlichte Metaanalyse [46] kommen übereinstimmend zu dem Ergebnis, dass die alleinige Gabe von Vitamin D ohne Kalzium keinen Effekt insbesondere im Hinblick auf das Risiko für Schenkelhalsfrakturen hat [46]. Entsprechend der Metaanalyse von Boonen und Mitarbeitern ergab sich auf der Basis von 4 RCT mit insgesamt 9083 Patienten für die alleinige Behandlung mit Vitamin D ein Risiko für Hüftfrakturen von 1,10 (95 %-KI: 0,89–1,36), während sich bei den 6 RCT mit 45.509 Teilnehmern, die zusammen mit Vitamin D auch Kalzium erhielten, ein relatives Risiko von 0,82 (95 %-KI: 0,71–0,94) ergab.

Dies legt den Schluss nahe, dass die zusätzliche Gabe von Kalzium, in welcher Form auch immer, zur Vermittlung der Wirkung von Vitamin D essenziell notwendig ist [47]. Allerdings gibt es mittlerweile ganz neue Hinweise darauf, dass die Supplementation von Kalzium durchaus mit Nebenwirkungen im Hinblick auf das Herz-Kreislauf-System einhergehen kann. So berichteten beispielsweise Boland und Mitarbeiter, dass im Rahmen einer prospektiven, randomisierten, Doppelblindstudie bei 1471 postmenopausalen Frauen mit einem Durchschnittsalter von 74 Jahren, von denen 732 täglich 1000 mg Kalzium bzw. 739 täglich Placebo erhielten, das Risiko für Herzinfarkte sowie Schlaganfälle und der plötzliche Herztod signifikant erhöht waren [48].

Nach einer Behandlungsdauer von insgesamt 5 Jahren wurden bei 31 Frauen unter Behandlung mit Kalzium 45 Herzinfarkte beobachtet, während in der Kontrollgruppe, die nur Placebo erhielt, bei 14 Frauen insgesamt 19 Herzinfarkte auftraten ($p<0{,}01$). Signifikant unterschiedlich war auch der kombinierte Endpunkt bestehend aus Herzinfarkt, Schlaganfall und plötzlichem Herztod: Hiervon wurden 101 Ereignisse bei 69 Frauen aus der Kalziumgruppe gegenüber 54 Fälle unter 42 Frauen der Placebogruppe beobachtet ($p=0{,}008$).

Bei der Interpretation dieser Ergebnisse ist allerdings zu berücksichtigen, dass es sich bei den untersuchten Frauen nicht um Patientinnen mit Osteoporose handelte, die naturgemäß eher an einer Minderversorgung mit Kalzium leiden. Dies war in dem vorliegenden Untersuchungskollektiv nicht der Fall, denn die durchschnittliche und per Ernährungsfragebogen ermittelte tägliche Kalziumaufnahme mit der Nahrung lag in beiden Behandlungsgruppen bei bereits 861 bzw. 853 mg pro Tag. Die Studie ergibt allerdings doch Hinweise darauf, dass auch bei Patientinnen mit Osteoporose, die sich bewusst sehr kalziumreich ernähren, die zusätzliche Empfehlung zur Supplementation von Kalzium sehr vorsichtig gehandhabt werden sollte [48].

Möglicherweise könnte Vitamin D von großen Teilen der Bevölkerung auch durch eine ausreichende Sonnenexposition gedeckt werden. Dies gilt insbesondere für Jugendliche und Erwachsene bis etwa 60 Jahre. Die derzeit gültigen S3-Leitlinien des Dachverbands osteologischer Fachgesellschaften empfehlen auch eine »mindestens 30-minütige tägliche Sonnenlichtexposition von Gesicht und Armen« zur Vermeidung eines schweren Vitamin-D-Mangels. Es fehlen hierzu aber noch genauere Informationen aus klinischen Studien, inwiefern differenziert nach Alter und Hauttyp der 25-Hydroxy-Vitamin-D-Spiegel, der ja die Vitamin-D-Versorgung des Körpers widerspiegelt, durch Sonnenlichtexposition beeinflusst werden kann.

Eine weitere offene Frage ergibt sich im Hinblick auf die Wirksamkeit einer Gabe von Vita-

Tab. 5.14 Optimale Vitamin-D-Aufnahme und optimaler 25(OH)D-Serumspiegel aufgrund einer Umfrage unter den Mitgliedern einer Expertenkommission (Paris 2008) auf der Basis des derzeit zur Verfügung stehenden Wissens aus klinischen Studien

Zielgruppe	Optimale tägliche Zufuhr an Vitamin D		Optimaler 25(OH)D-Serumspiegel	
		[IE]	[nmol/l]	[ng/ml]
Gesunde Erwachsene	Mittel	871	72	29
	Median	800	75	30
	Spannweite	400–2000	50–130	20–50
Patienten mit Osteoporose	Mittel	1068	75	30
	Median	1000	75	30
	Spannweite	800–2000	50–130	20–50

min D und Kalzium bei Männern. So zeigte eine über 3 Jahre durchgeführte, randomisierte, prospektive Studie keinen Effekt einer Gabe von 700 IE Cholecalciferol plus 500 mg Kalzium bei Männern im Vergleich zu einer 46 % igen Reduktion des Sturzrisikos bei Frauen durch das gleiche Behandlungsschema [49]. Teilgenommen hatten 199 Männer und 246 Frauen über 65 Jahre, die entweder Vitamin D plus Kalzium oder Placebo (doppelblind) erhielten. Dabei waren allerdings die Ausgangswerte des 25-Hydroxy-Cholecalciferols für Frauen mit 26,6 ± 12,7 ng/ml etwas niedriger als bei Männern (33,2 ± 14,2 ng/ml), sodass vermutlich die Männer in einem geringeren Umfang von Vitamin-D-Mangel betroffen waren als die Frauen, da sie den anzustrebenden und von einem unabhängigen Expertengremium auf der Basis evidenzbasierter Kriterien festgelegten und zu erreichenden Mindestwert von 30 ng/ml (=75 nmol/l) mehrheitlich erreichten [50]. Insgesamt gesehen gibt es hier gerade für Männer zu wenige Untersuchungen und auch unsere in Zusammenarbeit mit der Universität Graz durchgeführte Untersuchung konnte aufgrund eines zu geringen Anteils an Männern (22 %) hierzu keine Aussage treffen [17].

5.3.9 Schlussfolgerungen

Die Optimierung der Aufnahme von Vitamin D und Kalzium mit der Nahrung steht im Vordergrund der Behandlung jedes Patienten mit Osteoporose. Das Wissen hierüber spielt sowohl unter Ärzten als auch Patienten eine entscheidende Rolle, wenn es darum geht, durch die Behandlung mit Vitamin D nicht nur die Compliance, sondern auch die dadurch erreichbaren Behandlungsergebnisse zu optimieren [6].

Eine im Februar 2008 in Paris tagende europaweite Expertengruppe, zu der auch die Autoren der vorliegenden Arbeit zählten, stellten im Rahmen einer »roundtable discussion« auf der Basis des zurzeit zur Verfügung stehenden Wissens aus systematischen klinischen Studien die folgenden evidenzbasierten Empfehlungen zusammen [51].

- Zur Sicherung der Knochengesundheit sollten die optimalen 25(OH)D-Konzentrationen im Serum bei allen Menschen mindestens 20 ng/ml (50 nmol/l) betragen. Dies impliziert einen Mittelwert in der gesamten Bevölkerung von 30 ng/ml (75 nmol/l). Um diesen Spiegel im Serum zu erreichen, ist eine tägliche Zufuhr von ungefähr 800 IE (20 µg) erforderlich.
- Die Teilnehmer an der Expertendiskussion empfahlen für die meisten postmenopausalen Frauen und Männer ab dem Alter von 65 Jahren eine tägliche Einnahme von 800 IE Vitamin D (20 µg). Diese Empfehlung wurde unabhängig von Jahreszeit und Sonnenexposition gegeben (Tab. 5.14).

- Aufgrund neuer wissenschaftlicher Daten zur Supplementation von Kalzium und Vitamin D sollten viele Empfehlungen zur Kalziumsupplementation bei postmenopausalen Frauen überprüft werden (s. oben, [47]).
- Weitere Studien zur Definition einer optimalen Dosis und Wirkung von Vitamin D im Hinblick auf andere extraskelettale Effekte sind erforderlich. Epidemiologische Beobachtungen zwischen einer Minderversorgung mit Vitamin D und anderen Gesundheitsstörungen (kardiovaskuläre Erkrankungen, metabolisches Syndrom, Krebs und Erkrankungen des Immunsystems) legen entsprechende Zusammenhänge nahe. Ein optimaler 25(OH)D-Spiegel im Serum für diese Erkrankungen ist nicht bekannt. Viele Schätzungen gehen jedoch dahin, dass hierfür ein deutlich höherer Spiegel erforderlich sein könnte.
- Die gegenwärtige, als sicher eingestufte Vitamin-D-Zufuhr von 2000 IE (50 µg) pro Tag stellt eine konservative Schätzung dar und ist möglicherweise zu niedrig. Allerdings stehen derzeit noch keine Langzeitstudien zur Verfügung, die die Sicherheit höherer Dosen belegen könnten.
- Im Hinblick auf Messungen des 25(OH)D-Spiegels im Serum werden keine routinemäßigen Kontrollen in der allgemeinen Bevölkerung für erforderlich gehalten. In besonderen Fällen jedoch, wie beispielsweise bei Patienten mit vermuteter Malabsorption, sollte hiervon abgewichen werden.

Zur Vorbeugung einer Osteoporose und zum Erhalt der Knochenmasse bei ausreichender Vitamin-D-Versorgung ist möglicherweise auch eine kontinuierliche, lebenslange und tägliche Sonnenexposition, vor allem in den Monaten März bis September, in Deutschland denkbar, die idealerweise mit Bewegungstherapie verknüpft wird. Allerdings fehlen hierzu entsprechende klinische Langzeitstudien.

5.4 Systemische Wirkungen von Heliotherapie und UV-B-Strahlung

Rolfdieter Krause, Larissa Meier und Michael F. Holick

5.4.1 Einführung

Die systemischen oder pleiotropen, nicht dermatologischen Wirkungen der ultravioletten Strahlung werden ganz überwiegend durch den kurzwelligen UV-B-Anteil bewirkt (Heliotherapie). Unter dem Einfluss dieser Strahlung werden 80–90 % des natürlichen Vitamin D gebildet. Hierbei hat die Aktivierung des Vitamin-D-Metabolismus in der Haut die größte gesundheitliche Bedeutung.

Der aktive Vitamin-D-Metabolit Calcitriol [1,25$(OH)_2$D] gehört zur Gruppe der Steroidhormone. Fast alle Körperzellen besitzen Vitamin-D-Rezeptoren (VDR; ▶ Abschn. 5.1) sowie CYP27B1 (1-α-Hydroxylase). Somit sind sie in der Lage, autochthon und autokrin aus Calcidiol [25(OH)D] Calcitriol [1,25$(OH)_2$D] zu bilden (= extrarenale Synthese). Dazu ist ein ausreichend hoher Blutspiegel von Calcidiol Voraussetzung.

Der Vitamin-D-Stoffwechsel bzw. ein Vitamin-D-Mangel hat über die Niereninsuffizienz hinaus Bedeutung bei vielen (chronischen) Krankheiten, wie z. B. Hypertonie, Herzinsuffizienz, Diabetes mellitus Typ 1 und 2, immunologische, rheumatische und neurologische Erkrankungen, verschiedene Organkrebsformen und Infektionskrankheiten (Bakterien einschließlich Mycobacterium tuberculosis und Viren).

Der Vitamin-D-Mangel ist definiert mit einem Calcidiol-Blutspiegel <20 ng/ml (50 nmol/L) [1]. Demnach haben 57–85 % der erwachsenen Deutschen (über 18 Jahre) und 62 % der Kinder und Jugendlichen (zwischen 3 und 17 Jahren) einen Vitamin-D-Mangel [2–4].

5.4.2 Extrarenale Synthese von Calcitriol

Die Niere ist das Organ, das physiologischerweise Calcidiol [25(OH)D] in den hormonell aktiven Metaboliten Calcitriol [1,25$(OH)_2$D] mithilfe des Enzyms CYP27B1 (=1-α-Hydroxylase) umwandelt [5]. Untersuchungen zeigten, dass auch die Plazenta in der Lage ist, Calcidiol in Calcitriol umzuwandeln [6, 7]. Nach Verbesserung der Labornachweismethoden konnte zunächst an nephrektomierten Ratten [8, 9] und später auch an anephrischen Patienten [10, 11] nachgewiesen werden, dass bei ausreichend hohem Wirkspiegel von Calcidiol, z. B. nach oraler 25(OH)D-Substitution, Calcitriol in der Zirkulation nachweisbar war. In der Folgezeit stellten dann verschiedene Untersucher fest, dass auch Osteoblasten [12], Melanozyten [13], aktivierte Makrophagen [14] und Keratinozyten [15] Calcitriol bilden können.

Gewebe, die CYP27B1 enthalten
(Mod. nach [16])

- **Gewebe und Zellen:**
  - Epidermis
  - Prostata
  - Kolon
  - Mamma
  - Zervix
  - Endometrium
  - Decidua
  - Trophoblast
  - Lungenalveolen
  - Peritonealzellen
  - Synovialzellen
  - Monozyten
  - Lymphknoten
  - dendritische Zellen
  - Osteoblasten
  - Chondrozyten
- **endokrine Organe:**
  - Nebenschilddrüsen
  - Nebennierenmark
  - Langerhans-Inseln
  - Schilddrüse
  - Hoden
  - Ovarien
- **Tumoren:**
  - Lymphome
  - Lunge
  - Glioblastome
  - Nebenschilddrüse
  - Basaliom
  - Spinaliom
  - Pankreas
  - papilläres Schilddrüsenkarzinom
  - Mamma
  - Kolon
  - Prostata
  - Endometrium
  - Zervix
  - Dysgerminome
- **Leber**
- **Gehirn**

Die Umwandlung von Calcidiol zu Calcitriol in der Niere wird gegenreguliert durch den Calcitriolspiegel selbst, durch Parathormon (PTH) und durch den Fibroblast-Growth-Factor (FGF23). Die extrarenale Calcitriolsynthese hat nach dem derzeitigen Kenntnisstand folgende Aufgaben: die Regulation von Zellproliferation und -differenzierung, die Regulation von Hormonsekretion (z. B. Renin) sowie die Regulation von Immunfunktionen, sowohl der adaptiven Immunantwort über T- und B-Lymphozyten als auch die angeborene Immunantwort mit Aktivierung des Toll-like-Rezeptors (TLR) (◘ Abb. 5.10).

5.4.3 Chronische Niereninsuffizienz

Im Verlauf der chronischen Niereninsuffizienz wird infolge des Rückgangs der glomerulären Filtrationsrate (GFR) und des Gehalts an Megalin in der proximalen Tubuluszelle die Aufnahme von Calcidiol in die Tubuluszelle vermindert, sodass weniger 25(OH)D für die residuale 1-α-Hydroxylase-Kapazität zur Verfügung steht [18]. Es konnte jedoch bereits Mitte der 1980er-Jahre gezeigt werden, dass Patienten mit CKD (»chronic kidney disease«) im Stadium 4 (GFR <25 ml/min) bei supraphysiologischen Blutspiegeln von Calcidiol ausreichend 1,25$(OH)_2$D konvertieren können [19]. Dies konn-

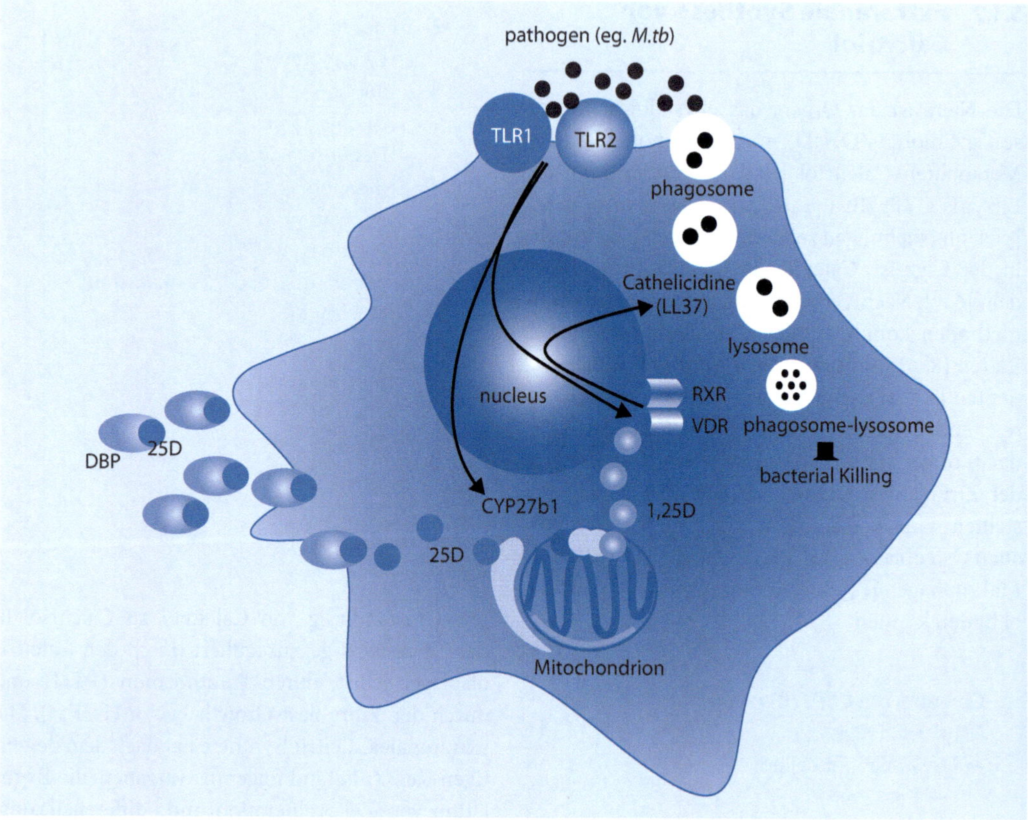

Abb. 5.10 Angeborene Immunantwort: Induktion der autokrinen Calcitriolsynthese durch pathogene Erreger (z. B. M. tuberculosis) und Vermittlung über Toll-like-Rezeptoren (TLR), Expression von Cathelicidine (LL37) als antimikrobielles Peptid. (aus: [17])

te 10 Jahre später auch für anephrische Patienten nachgewiesen werden (Abb. 5.11) [10, 18]. Neuere Studien mit Bolusgaben von Ergocalciferol und Cholecalciferol von 50.000–100.000 IE an Patienten mit CKD im Stadium 2 und 3 konnten diese frühen Daten bestätigen [20, 21].

Die aktuell gültigen KDIGO-Leitlinien (Kidney Disease Improving Global Outcoms) von 2009 empfehlen deshalb auch für chronisch Nierenkranke den Vitamin-D-Status, gemessen am Blutspiegel von 25(OH)-Vitamin D, den Empfehlungen für die Allgemeinbevölkerung anzupassen, d. h. >30 ng/ml [22]. In einer retrospektiven Analyse des Vitamin-D-Status einer repräsentativen Subgruppe von deutschen terminal nierenkranken Patienten wurden typische saisonale Veränderungen festgestellt, mit den niedrigsten Werten im Februar und März sowie den höchsten zwischen Juli und September [23]. Dies weist darauf hin, dass auch die urämische Haut bei ausreichender Sonnen- bzw. UV-Exposition den Vitamin-D-Stoffwechsel aktivieren kann.

Unsere Berliner Heliotherapie-Arbeitsgruppe führte über viele Jahre Untersuchungen bei Dialysepatienten mit serieller UV-B-Bestrahlung zur Verbesserung des renalen Vitamin-D-Mangels sowohl mit Ganzkörper- als auch mit Teilkörperexposition durch [24]. Dabei konnten sowohl eine hochsignifikante Korrelation zwischen Vitamin-D-wirksamer UV-Dosis (Hvd) und Anstieg des 25(OH)-Vitamin-D-Spiegels als auch die typischen Sättigungs- und Blutspiegelverläufe für die 3 Vitamin-D-Metaboliten Cholecalciferol, Calcidiol und Calcitriol (Abb. 5.12) [24] gezeigt werden. Auch in Langzeitbeobachtungen über bis zu 10 Jahre fiel auf, dass ab Calcidiol-Blutspiegeln von >30 ng/ml

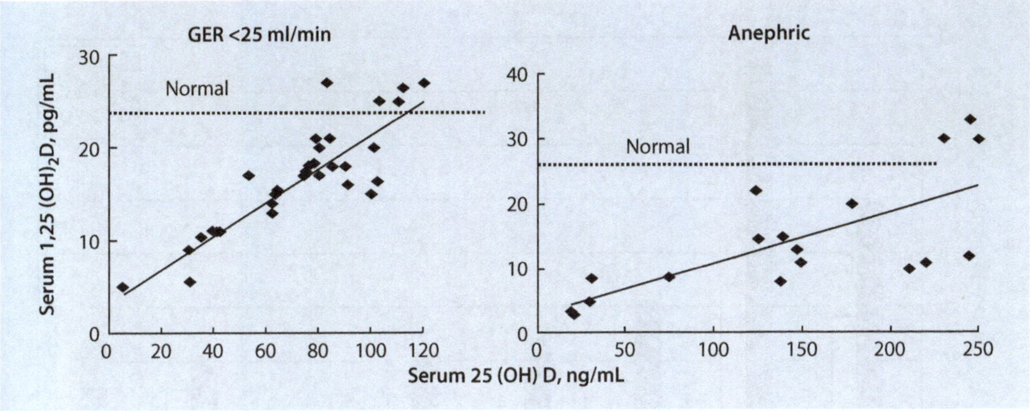

Abb. 5.11 Konversion von Calcidiol zu Calcitriol bei eingeschränkter GFR und anephrischem Status. (aus [18])

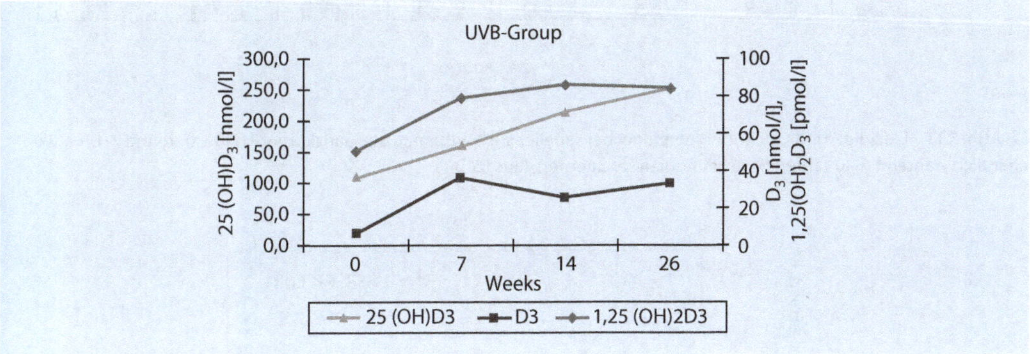

Abb. 5.12 Blutspiegelverläufe der 3 Vitamin-D-Metaboliten Cholecalciferol, Calcidiol und Calcitriol bei 6-monatiger Ganzkörper-UV-Bestrahlung. (aus [24])

die Calcitriol-Spiegel dann in den Normalbereich anstiegen (Abb. 5.13) [24].

5.4.4 Herz-Kreislauf-Erkrankungen

Herz-Kreislauf-Erkrankungen sind mit ca. 30 % die mit Abstand häufigste Todesursache nicht nur in den Industrieländern [25, 26]. Eine Reihe von Risikofaktoren wie Nikotinabusus, Bewegungsmangel, Adipositas und Stress sind bereits bekannt [27]. Der Vitamin-D_3-Mangel gehört nach aktuellen Forschungsberichten auch zu diesen Risikofaktoren; so konnte eine exponentielle Zunahme der Gesamtmortalität mit abnehmender Vitamin-D-Serumkonzentration nachgewiesen werden (Abb. 5.14) [4, 28–30].

Unabhängig von körperlichem Training können natürliche Sonnenexposition [31] oder serielle UV-Exposition bei Gesunden [32], Koronarkranken [33] und Dialysepatienten [34] die Ausdauerleistungsfähigkeit verbessern.

In epidemiologischen Studien wurden Zusammenhänge zwischen Vitamin-D-Blutspiegel und Herz-Kreislauf-Erkrankungen bzw. -Mortalität festgestellt. So besteht eine negative Korrelation zwischen dem Vitamin-D-Blutspiegel und dem Blutdruck: Ist die 25(OH)D-Konzentration im Optimum (≥30 ng/ml) [35], sind die Blutdruckwerte im Normbereich (systolisch <120 mmHg). Fällt die 25(OH)D-Konzentration ab, ist dies mit einem Blutdruckanstieg verbunden. So untersuchten Judd et al. [36] kaukasische Studienteilnehmer des NHANES-III-Survey (1988–1994), die keine

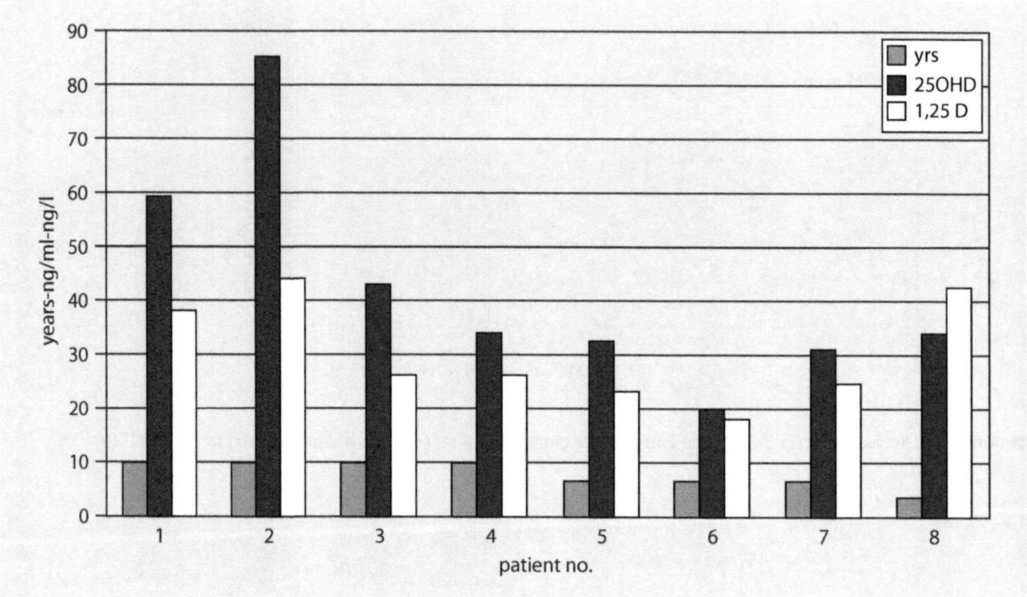

Abb. 5.13 Calcidiol- und Calcitriol-Blutspiegel bei serieller suberythematöser Ganzkörper-UV-Bestrahlung 2- bis 3-wöchentlich während 6–10 Jahren bei 8 Hämodialysepatienten. (aus [24])

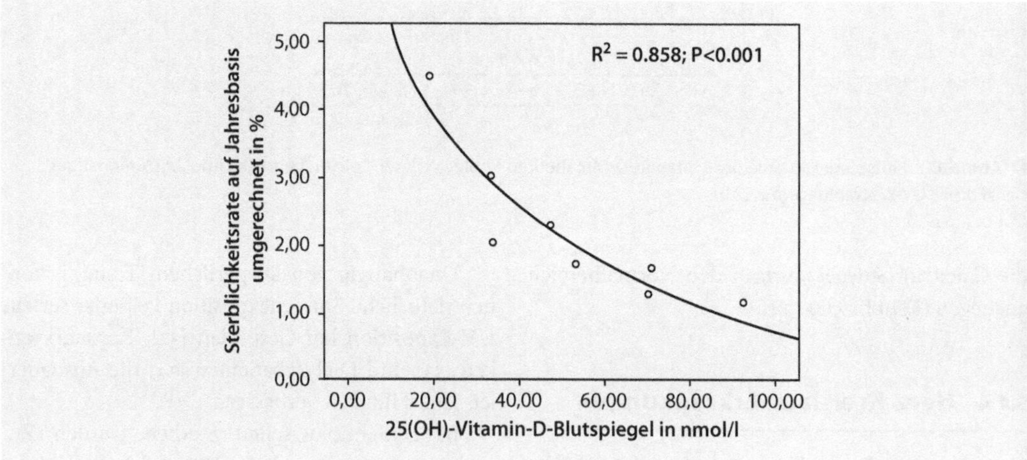

Abb. 5.14 Zusammenhang zwischen den Vitamin-D-Serumkonzentrationen und der jährlichen Mortalitätsrate bei Erwachsenen. Es zeigt sich eine exponentielle Zunahme der Gesamtmortalität mit abnehmender Vitamin-D-Serumkonzentration. (aus [4])

blutdrucksenkenden Medikamente einnahmen, und teilten sie je nach Vitamin-D-Serumkonzentration in 3 Gruppen ein. Es zeigten sich signifikante Wechselwirkungen ($p<0{,}05$) zwischen Vitamin-D-Blutspiegel, Lebensalter und Blutdruck. Ein ausreichender Vitamin-D-Blutspiegel (>80 nmol/l bzw. >32 ng/ml) reduziert den erwarteten altersbedingten Blutdruckanstieg um 20 % im Vergleich zu einem Vitamin-D-Defizit (<50 nmol/l bzw. <20 ng/ml, $p<0{,}001$) und um 16 % im Vergleich zu Studienteilnehmern mit Vitamin-D-Insuffizienz (50,1–79,9 nmol/l bzw. 20–30 ng/ml).

Bei Menschen mit einem optimalen 25(OH) Vitamin-D-Blutspiegel von mindestens 30 ng/ml (>75 nmol/l) ist das Myokardinfarktrisiko um 50 % geringer als bei Menschen mit einem niedrigeren 25(OH)Vitamin-D-Blutspiegel (<15 ng/ml), unabhängig von allen anderen bekannten Risikofaktoren [37]. Die Inzidenz kardiovaskulärer Erkrankungen ist bei Personen mit deutlichem 25(OH)Vitamin-D-Mangel erhöht. Treffen Vitamin-D-Defizit und arterielle Hypertension zusammen, so steigt die kardiovaskuläre Neuerkrankungsrate weiter an [37, 38].

Der Blutdruck variiert nicht nur in Abhängigkeit von der Jahreszeit, also saisonal [39, 40], sondern auch in Abhängigkeit vom Breitengrad. So nimmt die Inzidenz der arteriellen Hypertonie mit zunehmendem Breitengrad und somit mit abnehmender UV(B)-Strahlung zu [41]. Diese epidemiologischen Beobachtungen korrelieren mit den Ergebnissen von Krause et al. [42], dass unter serieller UV-B-Bestrahlung (Heliotherapie) sowohl systolische als auch diastolische Blutdruckwerte nach in den oberen Normalbereich angestiegenen Vitamin-D-Blutspiegeln abfallen (▫ Abb. 5.15).

In einer nachfolgenden Studie an Patienten mit milder essenzieller Hypertonie konnten diese Daten von unserer Berliner Heliotherapie-Arbeitsgruppe bestätigt werden. Darüber hinaus fand sich, dass die kutane Aktivierung des Vitamin-D-Metabolismus der oralen Gabe von Cholecalciferol überlegen war. Obwohl nach der 10-wöchigen Interventionsphase in beiden Probandengruppen die Calcidiol-Blutspiegel um den Faktor 1,6 bzw. 1,7 angestiegen waren, fand sich mittels der 24-Stunden-Blutdruckmessungen ein deutlicher Unterschied zugunsten der mit UV-B bestrahlten Gruppe, insbesondere bei den diastolischen Werten [43, 44]. Dies gilt besonders für eine Prävention von Hypertonie während der sonnenarmen Wintermonate [43].

Nach dem aktuellen Forschungsstand verhält sich die Mortalität für Herz-Kreislauf-Erkrankungen in gleicher Weise, d. h. sie nimmt mit zunehmendem Breitengrad, in den Wintermonaten und somit mit abnehmender Sonnenintensität zu [37].

Vitamin D reguliert das Herz-Kreislauf-System und den Blutdruck über verschiedene Angriffspunkte. Dabei spielen die nahezu ubiquitär im menschlichen Körper vorhandenen Vitamin-D-Rezeptoren (VDR) eine wichtige Rolle.

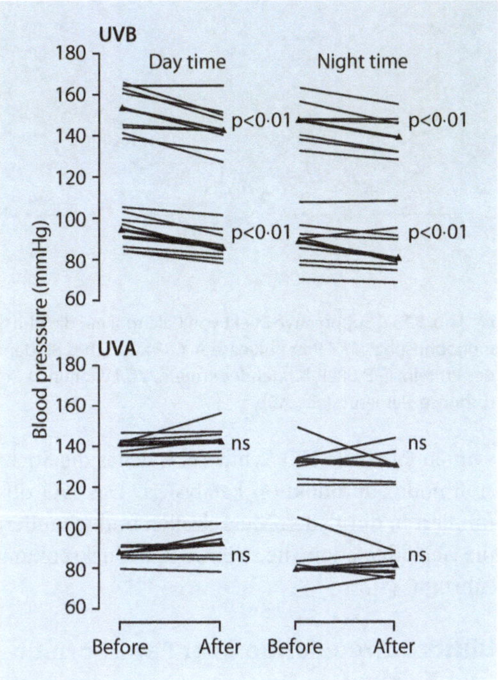

▫ **Abb. 5.15** Wirkung von serieller UV-B- bzw. UV-A-Bestrahlung auf den Blutdruck (24-Stunden-Messung): Nur UV-B-Bestrahlung bewirkt Vitamin-D-Anstieg und Blutdrucksenkung, UV-A nicht. (aus: [42])

Blutdruckregulation über das Renin-Angiotensin-II-Aldosteron-System (RAAS) und Gefäßdilatation über Aktivierung des Enzyms NO-Synthase (eNOS)

In Tierexperimenten mit Mäusen wurde festgestellt, dass Calcitriol, die aktive Form des Vitamin D, über den Vitamin-D-Rezeptor die Renin-Genexpression direkt unterdrücken und so den Blutdruck senken kann [38]. Bei Patienten mit chronischer Niereninsuffizienz konnte der suppressive Effekt von Calcitriol auf die Blutspiegel von Renin und Angiotensin II auch beim Menschen nachgewiesen werden (▫ Abb. 5.16) [46, 47].

Sowohl Endothelzellen als auch glatte Muskelzellen der Gefäße exprimieren Vitamin-D-Rezeptoren und 1-α-Hydroxylase. So kann Vitamin D direkt auf Gefäßzellen wirken. Es aktiviert das En-

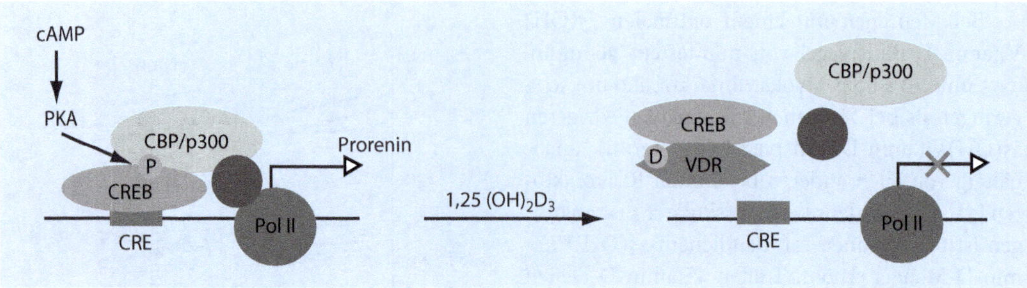

Abb. 5.16 Suppressive Effekt von Calcitriol auf die Blutspiegel von Renin und Angiotensin II. *cAMP* zyklisches Adenosinmonophosphat, *PKA* Proteinkinase A, *CBP* zyklisches Bindeprotein, *p300* Strukturprotein p300, *CREB* zyklisches AMP-bindendes Protein, *CPB* CREB-bindendes Protein, *VDR* Vitamin-D-Rezeptor, *pol II* Ribonukleinsäure-(RNA-)Polymerase II, CRE cAMP response elements. (aus [46])

zym endotheliale NO-Synthase, welches die Stickstoffmonoxidproduktion katalysiert. Das NO diffundiert in die glatten Muskelzellen und stimuliert die Gefäßdilatation, die zu einer Blutdrucksenkung führt [51, 52].

Blutdruckregulation über Parathormon und Kalzium

Der sekundäre Hyperparathyreoidismus ist Folge eines Vitamin-D-Mangels. Ein erhöhter Parathormon-(PTH-)Spiegel beeinflusst die Herz-Kreislauf-Funktion und -Struktur durch Erhöhung der intrazellulären Kalziumkonzentration in glatten Gefäßmuskelzellen und verursacht eine Zunahme der Ventrikelmasse durch Hypertrophie der Kardiomyozyten. Aus klinischen Beobachtungen ist bekannt, dass PTH-Infusion den arteriellen Blutdruck erhöht [48]. Tierexperimentell und klinisch wurde nachgewiesen, dass nach einer operativen Parathyreoidektomie bzw. Therapie des sekundären Hyperparathyreoidismus erhöhte Blutdruckwerte sich normalisierten [49].

Atheroskleroseprotektion über Interaktion mit TH-Lymphozyten

Vitamin D unterdrückt einerseits die TH1-Lymphozyten, die proinflammatorische Zytokine (IL-2, IFN-γ) ausschütten und so die Atherogenese fördern. Andererseits stimuliert Vitamin D die TH2-Lymphozyten, die über IL-10 antiinflammatorisch wirken und die Produktion der Atheroplaques hemmen. Neuere Studien deuten darauf hin, dass Lymphozyten und Makrophagen die initiale Rolle in der Atherombildung spielen. Es wird vermutet, dass TH1-Zellen den IFN-γ-Überschuss verursachen. IFN-γ ist ein starker Makrophagenaktivator. Aktivierte Makrophagen sezernieren IL-1β, IL-6 und TNF-α. Diese Zytokine aktivieren weitere Monozyten, erhöhen die LDL-Oxidation und produzieren Matrixmetalloproteasen (MMP), was zu Atheroplaquedestabilisierung und so zu Plaqueruptur und Thrombose führen kann. Im Gegensatz dazu gehören die TH2-Lymphozyten zu dem antiatherogenen Phänotyp. Die TH2-Zellen produzieren IL-10, ein Zytokin, das die Makrophagenaktivierung und TH1-Proliferation unterdrückt. [28, 50] (Abb. 5.17)

5.4.5 Diabetes mellitus

Bereits Anfang der 1990er-Jahre wurde in Tierexperimenten an NOD-Mäusen (»non obese diabetic«) nachgewiesen, dass Gabe von $1{,}25(OH)_2D_3$ einer Insulitis und dem autoimmunologischen Typ-1-Diabetes vorbeugen kann [53, 54]. Ebenso konnte bereits Mitte der 1990er-Jahre auch eine Saisonalität des insulinabhängigen Diabetes mellitus festgestellt werden [55]. Darüber hinaus scheint die Prävelenz des Typ-1-Diabetes auch von der geographischen Breite und damit vom Wohnort abhängig zu sein [56]. In einer großen Zahl von Studien konnte nachgewiesen werden, dass Vitamin-D-Mangel das Risiko für Typ-1- und Typ-2-Diabetes erhöht. Inzwischen konnte auch gezeigt werden, dass die β-Zellen der Langerhans-Inseln Vitamin-D-Rezeptoren besitzen und in der Lage sind, extrarenal 1-α-Hydroxylase zu aktivieren. Vi-

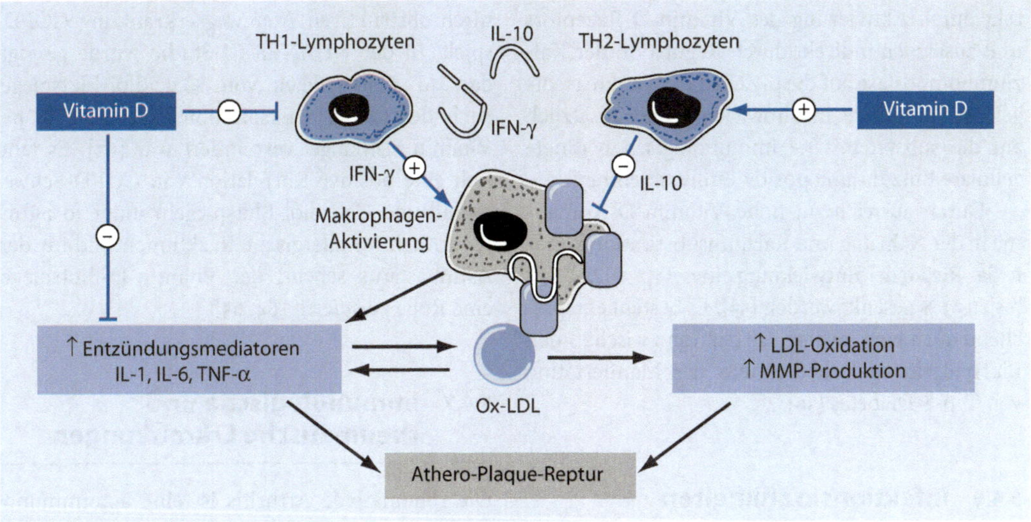

Abb. 5.17 Vitamin D, Lymphozyten und Makrophagen und deren Beteiligung an Atherosklerose. (Mod. nach [28])

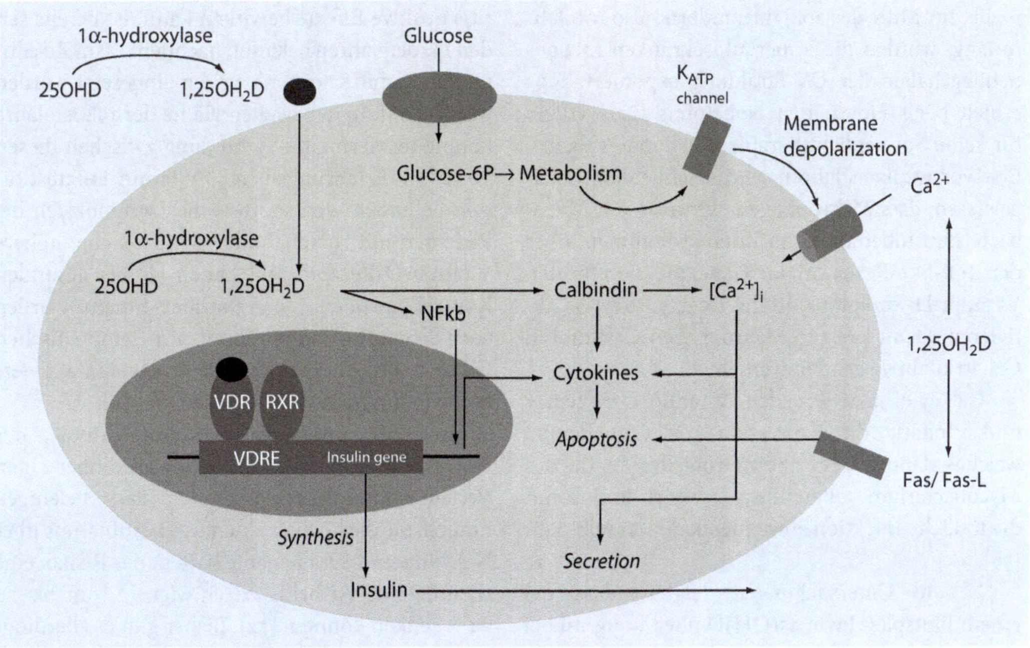

Abb. 5.18 Vitamin D und β-Zell-Funktion des Pankreas. (aus [56])

tamin D stimuliert die Insulinrezeptorexpression und erhöht somit den Glukosetransport in die Zelle. Außerdem normalisiert Vitamin D die extrazelluläre Kalziumkonzentration, was die Insulinsekretion fördert (Abb. 5.18) [56].

In der »Finnish Birth Cohort Study« [57] wurde gezeigt, dass durch Cholecalciferol-Substitution bei Schwangeren die Inzidenzrate von Typ-1-Diabetes signifikant gesenkt wird, ebenso bei Kindern, die 2000 IE regelmäßig erhielten. Das Gleiche gilt auch für den Typ-2-Diabetes. Hier kann Vitamin D direkt durch Aktivierung des Vitamin-D-Rezeptors und zusätzlich indirekt durch Regulation der Kalziumhomöostase auf die β-Zellen des Pankreas, die gestörte periphere Insulinwirkung und zusätzlich auf die subsystemische immunologisch bedingte zelluläre Entzündung positiv Einfluss nehmen.

Durch ausreichend hohe Vitamin-D-Aufnahme in der Nahrung und Kalziumsubstitution konnte das Risiko der Entwicklung eines Typ-2-Diabetes bis zu 33 % gesenkt werden [53]. Es besteht entsprechend auch eine inverse Korrelation zwischen den Blutspiegeln an Calcidiol und der Manifestation von Typ-2-Diabetes [58].

5

5.4.6 Infektionskrankheiten

Die bekannteste Indikation für die Heliotherapie ist die Behandlung der Tuberkulose. Von der Mitte des 19. bis zur Mitte des 20. Jahrhunderts, also 100 Jahre lang, wurden die Tuberkulosekranken in Sonnenliegehallen der UV-Strahlung exponiert. 1903 erhielt Niels Finsen den Nobelpreis für Medizin für seine Sonnenlichttherapie des Lupus vulgaris. Erst vor wenigen Jahren wurde schließlich nachgewiesen, dass Makrophagen, wenn sie mit Mycobacterium tuberculosis in Kontakt kommen, über den Toll-like-Rezeptor eine Genexpression für den Vitamin-D-Rezeptor und die 1-α-Hydroxylase aktivieren. Dann kann in Makrophagen Calcidiol in Calcitriol umgewandelt werden.

Calcitriol aktiviert den Vitamin-D-Rezeptor und verstärkt die Expression von Cathelicidin, welches dann als ein antimikrobielles Peptid das Mycobacterium tuberculosis zerstört und somit die tödliche Infektion abwenden kann (▣ Abb. 5.10) [59].

Neuere Untersuchungen zeigten, dass bei einem Blutspiegel von 25(OH)D über 30 ng/ml bei Erwachsenen ein bis zu 50 % erniedrigtes Risiko von Infektionen des oberen Respirationstrakts besteht [60]. Bei Kindern konnte durch eine Einnahme von 1200 IE Cholecalciferol pro Tag in den 4 Wintermonaten November bis Februar das Risiko, eine Influenza-A-Infektion zu entwickeln, um bis zu 42 % gesenkt werden [61].

Darüber hinaus wurde gefunden, dass der Calcidiol-Blutspiegel auch eine Rolle bei der chronisch-obstruktiven Atemwegserkrankung COPD) spielt. In der NHANES-III-Studie wurde gezeigt, dass in Abhängigkeit vom Calcidiol-Blutspiegel auch der forcierte Exspirationsstoß (FEV 1) bei Vitamin-D-Mangel vermindert war [62]. Es fand sich eine positive Korrelation von COPD-Schweregrad und Calcidiol-Blutspiegeln unter 10 ng/ml [63]. Auch für allergische Reaktionen und für den Asthmastatus scheint der Vitamin-D-Blutspiegel eine Rolle zu spielen [64, 65]

5.4.7 Immunologische und rheumatische Erkrankungen

Die rheumatoide Arthritis ist eine autoimmunologische Erkrankung; das Krankheitsbild selbst ist schon vor über 1000 Jahren beschrieben worden [66]. Dass Vitamin D auch bei rheumatoider Arthritis positive Effekte bewirken kann, ist bereits seit den 1940er-Jahren bekannt, nachdem es im Zusammenhang mit Knochenbrüchen eingesetzt worden war [67, 68]. In der zweiten Hälfte der 1980er-Jahre konnte insofern eine Verbindung zwischen diesen positiven Erfahrungen mit Vitamin-D-Substitution gefunden werden, dass die Lymphozyten bei Patienten mit rheumatoider Arthritis eine höhere Vitamin-D-Rezeptorzahl hatten als bei gesunden Kontrollpersonen [69]. Darüber hinaus wurden auch Vitamin-D-Rezeptoren im lymphatischen Gewebe und im Thymusgewebe sowie in aktivierten Lymphozyten nachgewiesen [70, 71].

In einer prospektiven Kohortenstudie, der »Iowa Womens Health Study«, wurde über einen Verlauf von 11 Jahren gefunden, dass diejenigen Frauen, die die höchste Vitamin-D-Aufnahme über Nahrung und Supplemente hatten, das Risiko, eine rheumatoide Arthritis zu entwickeln, um bis zu 24 % senken konnten [72]. Bisher gibt es allerdings nur wenige epidemiologische Studien, die einen Zusammenhang zwischen rheumatoider Arthritis und Vitamin D belegen können.

Alle Zellen für die angeborene und adaptive Immunantwort, einschließlich Makrophagen, dentritische Zellen, T- und B-Zellen, besitzen Vitamin-D-Rezeptoren, die Calcidiol zu Calcitriol konvertieren und auf dessen hormonelle Antwort reagieren können. Epidemiologische Daten wei-

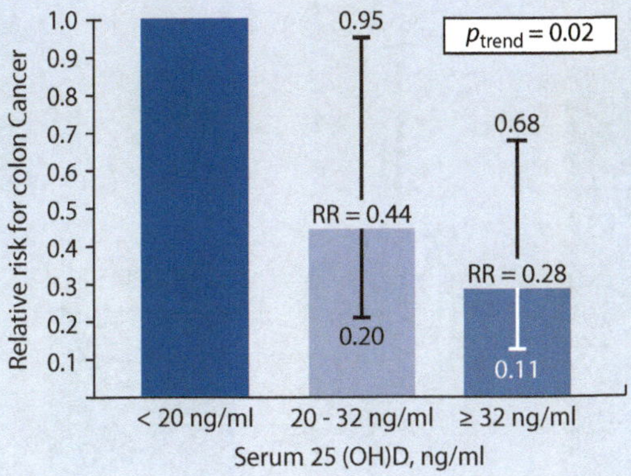

Abb. 5.19 Relatives Risiko für Kolonkarzinommortalität in Relation zum Serumspiegel von 25 (OH) D in Perzentilen [94]

sen darauf hin, dass Vitamin-D-Mangel das Risiko für autoimmunologische Erkrankungen erhöhen kann, z. B. für rheumatoide Arthritis, Osteoarthritis, systemischen Lupus erythematodes (SLE) oder entzündliche Darmerkrankungen [73–75]. Auch die Prostata besitzt Vitamin-D-Rezeptoren, und es gibt Hinweise dafür, dass VDR-Antagonisten (Elocalcitol) bei der benignen Prostatahyperplasie zur Behandlung effektiv sein können [76].

5.4.8 Neurologische Erkrankungen

Ähnliche geographische Prävalenzen wie für den Blutdruck oder Krebsleiden scheint es auch für die multiple Sklerose zu geben [77–79, 91]. Ebenso scheint eine Vitamin-D-reiche Ernährung präventiv zu wirken (z. B. Eskimos). Ein Vitamin-D-Mangel scheint auch die vaskuläre oder altersbedingte Hirnleistungsschwäche einschließlich der Alzheimer-Erkrankung zu begünstigen. Bei vielen solcher Patienten wurden erniedrigte Vitamin-D-Spiegel gefunden. Das Gleiche gilt auch für die Schizophrenie [80–82].

5.4.9 Organkrebserkrankungen

1915 wurde beobachtet, dass bei der US-Marine diejenigen, die unter Deck arbeiteten, ein 8-fach höheres Risiko hatten, an Organkrebserkrankungen zu sterben, als die auf Deck Arbeitenden [83]. 1941 berichtete Apperly darüber, dass die Menschen, die im Nordosten der Vereinigten Staaten leben, häufiger an Krebs leiden und versterben als diejenigen, die in den südlichen Staaten wie Texas und Georgia leben [84]. In den 1980er-Jahren beobachteten dann die Gebrüder Garland, dass die Menschen, die in höheren Breitengraden leben, ein erhöhtes Risiko für die Entwicklung und das Versterben an Dickdarmkrebs, Mammakarzinom und Ovarialkarzinom haben (Abb. 5.19) [85, 86, 94].

Diese Beobachtungen führten zu Studien über den Vitamin-D-Status. So konnte abgeschätzt werden, dass die Einnahme von 1000 IE Cholecalciferol pro Tag das Risiko, an Dickdarmkarzinom zu erkranken, um bis zu 50 % senken kann [86, 90]. Eine Untersuchung an US-amerikanischen Krankenschwestern zeigte, dass diejenigen, die die höchste Vitamin-D-Aufnahme und im Mittel einen Blutspiegel von Calcidiol um 48 ng/ml hatten, das Risiko, einen Brustkrebs zu entwickeln, um 50 % senken konnten [87]. Dies deckt sich mit Beobachtungen, dass Frauen, die während ihrer Jungmädchenzeit und als junge Erwachsene sich sehr häufig in der Sonne aufgehalten haben, ebenfalls ein bis zu 70 % reduziertes Risiko haben, in ihrem späteren Lebensalter Brustkrebs zu entwickeln [88]. Das legte die Vermutung nah, dass der Mangel an adäquater Sonnenexposition das Risiko für Brustkrebs in Europa um bis zu 25 % ansteigen lässt (Abb. 5.20) [89, 94]. Frauen in der Menopause, die pro Tag 1100 IE Cholecalciferol zusammen mit 1500 mg Kalzium für 4 Jahre zu sich nahmen, konnten ihr Krebsrisiko um bis zu 66 % reduzieren [90].

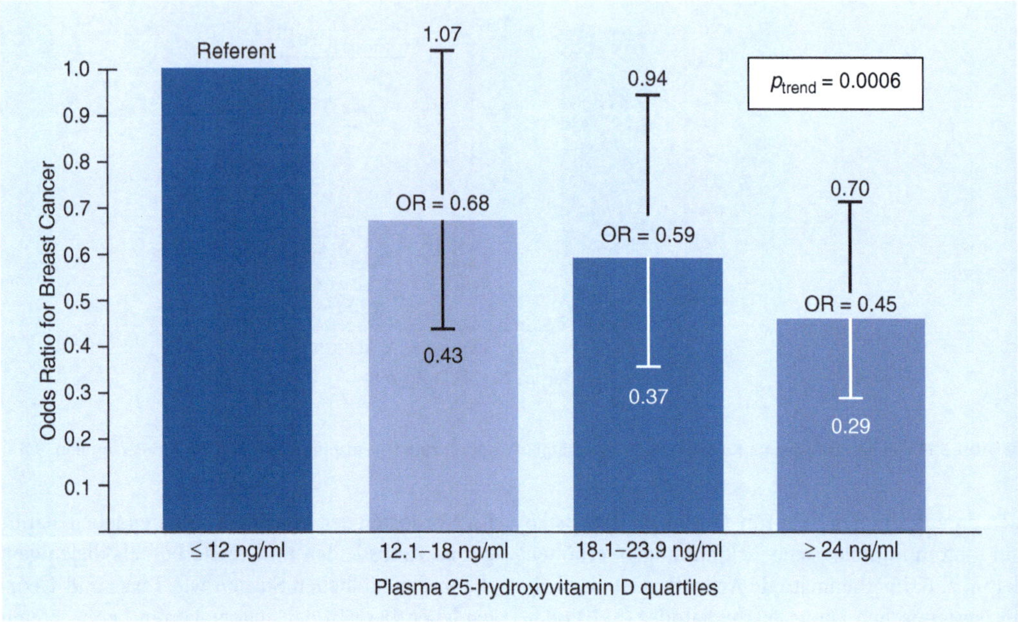

Abb. 5.20 Multivariant adjustierte Odds-Ratio für prämenopausalen Brustkrebs bezogen auf Quartilen der 25(OH)D-Plasmakonzentration [94]

So wie die normale Prostatazellen Vitamin-D-Rezeptoren besitzen, behalten auch die Prostatakarzinomzellen die Fähigkeit, Vitamin-D-Rezeptoren zu exprimieren, sie verlieren jedoch die Fähigkeit, ausreichend 1-α-Hydroxylase zu bilden. Aus diesem Grund muss beim Prostatakazinom, im Gegensatz zu den zuvor genannten Organkrebsarten, direkt mit Calcitriol oder Analoga behandelt werden. Allerdings wird dadurch auch das Risiko einer Hyperkalzämie, die wiederum prostatakarzinomfördernd ist, erhöht [92, 93].

Es ist wichtig zu bemerken, dass die Empfehlungen für die Vitamin-D-Aufnahme, um einen normalen Blutspiegel von 25(OH)D von 30 ng/ml zu erreichen, für die Krebsprävention möglicherweise noch zu niedrig liegen. Entsprechend den Daten von Garland [95] ist für eine 50%ige Reduktion des Dickdarmkrebsrisikos eine tägliche Aufnahme von 2000 IE Cholecalciferol notwendig. Um eine 50%ige Reduktion der Brustkrebsrate zu erreichen, ist eine Dosis von 3500 IE Cholecalciferol pro Tag zu empfehlen. Nach dem jetzigen Kenntnisstand sind keine entscheidenden Nebenwirkungen oder Intoxikationserscheinungen bei Vitamin-D-Dosierungen bis zu 10.000 IE Cholecalciferol pro Tag zu erwarten [96].

In einer metaanalytischen Literaturrecherche konnten Krause et al. [97] zusammenfassen, dass die kumulative Dosis von Sonnen- bzw. UV-Exposition negativ korreliert mit der Organkrebsrate. Dies fand sich besonders ausgeprägt für die Brustkrebsinzidenz, die bei Frauen aus ländlicher Umgebung deutlich geringer zu sein scheint.

5.4.10 Antioxidatives System

UV-Strahlung beeinflusst sowohl über das kürzerwellige und energiereichere UV-B als auch über das längerwellige, energieärmere UV-A die Sauerstoffradikale (»reactive oxygen species«, ROS) und damit das antioxidative System. Dies spielt sich einerseits im Hautkompartment ab, es finden sich jedoch auch Veränderungen von Mediatoren des antioxidativen Systems im intravasalen und im intraerythrozytären Kompartment.

Bei Studien unserer Berliner Heliotherapie-Arbeitsgruppe konnte gezeigt werden, dass im plasmatischen Kompartment z. B. Glutathion auf UV-B und UV-A reagierte, während die Superoxiddismutase (SOD) im intraerythrozytären Kompartment nur auf UV-B reagierte [98]. Auch die anti-

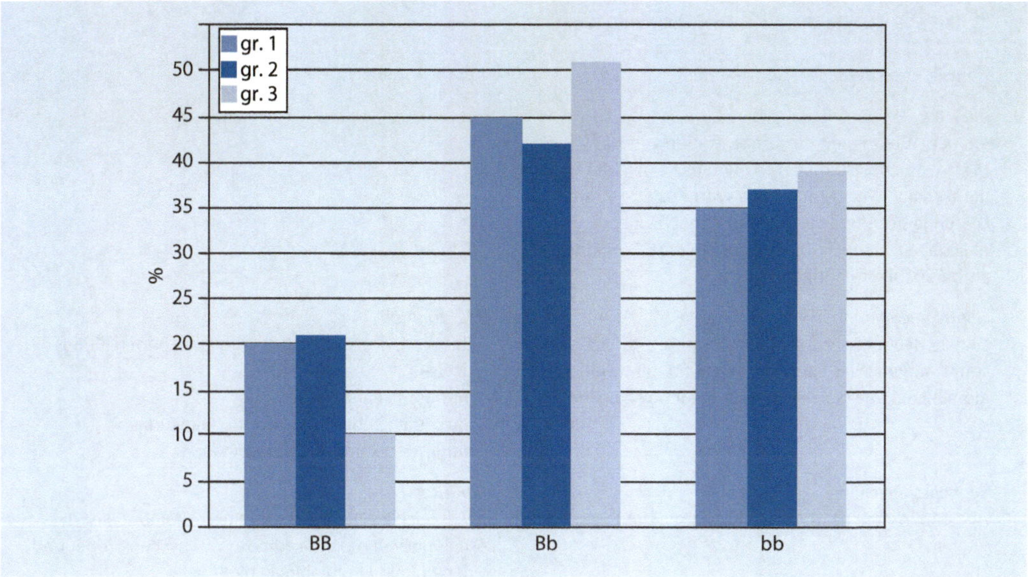

Abb. 5.21 Verteilung der Genotypen des VDR-B-Polymorphismus bei Hypertonikern (Gr. 1), Dialysepatienten (Gr. 2) und Normotensiven (Gr. 3)

oxidative Gesamtkapazität im wässrigen Milieu [99, 100] wird durch serielle UV-Expositionen aktiviert, wobei ein besonderer Einfluss der Harnsäure und seiner antioxidativen Kapazität zu zukommen scheint. Die Vitamin-C- und die Vitamin-E-Blutspiegel veränderten sich dagegen unter der UV-Exposition nicht [101].

5.4.11 Vitamin-D-Rezeptor-Polymorphismus

Neben den saisonalen Effekten beeinflussen auch die VDR-Polymorphismen die individuelle Reagibilität auf Sonnen- bzw. UV-Exposition. So bestehen Abhängigkeiten zwischen den 25(OH)Vitamin-D-Spiegeln und den verschiedenen »single nucleotide polymorphismens« (SNP), die sich sowohl auf das Bindungsverhalten an das Vitamin-D-bindende Protein (DBP) als auch an den Vitamin-D-Rezeptor (VDR) und die 1-α-Hydroxylase (CYP27B1) beziehen. Dies scheint für das Ansprechen des Einzelnen auf den Vitamin-D-Metabolismus sowohl bei der renalen als auch bei der extrarenalen Konversion zu Calcitriol eine wichtige Rolle zu spielen [102, 103]. Erstmals wurde es für die (postmenopausale) Osteoporose beschrieben [104], hat aber wohl auch für das Ansprechen von Krebszellen eine Bedeutung, insbesondere für das Kolon- und das Prostatakarzinom [97]. Auch bei essenziellen Hypertonikern und hypertensiven Dialysepatienten konnte eine unterschiedliche Sensitivität der Blutdruckregulation im Zusammenhang mit dem Vitamin-D-Status und dem B-Polymorphismus gezeigt werden (Abb. 5.21) [105].

5.4.12 Zusammenfassung

Die systemischen oder pleiotropen Wirkungen von Heliotherapie und UV-Strahlung werden überwiegend durch das kurzwellige UV-B und dessen kutane Aktivierung des Vitamin-D-Metabolismus bewirkt. Ein normaler Vitamin-D-Status, gemessen am Calcidiol-Blutspiegel, scheint eine wichtige Voraussetzung für viele protektive Wirkungen zu sein. Nachweise dafür gibt es aus klinischen und epidemiologischen Daten, z. B. für Herz-Kreislauf-Erkrankungen, Hypertonie, Diabetes mellitus Typ 1 und Typ 2, für (auto-)immunologische, rheumatische und neurologische Erkrankungen sowie für verschiedene Organkrebsformen. Die antiinfektiöse Kapazität der Sonnenexposition konnte inzwischen auch molekularbiologisch nachgewiesen

Tab. 5.15 Risikofaktoren für den Vitamin-D-Mangel

Hauteigene Vitamin-D-Produktion[a]	Andere Ursachen
Alter Mit dem Alter nimmt die Konzentration von 7-DHC (7-Dehydrocholesterol bzw. Provitamin D3) in der Haut deutlich ab, so ist die natürlich synthetisierte Vitamin-D-Menge bei Älteren (62–80 Jahre) nach einer vergleichbaren UV-B-Exposition um bis zu 78 % niedriger als bei 20- bis 30-Jährigen	
Hautpigmentierung Dunkle Hautfarbe enthält mehr Melanin und braucht somit längere UV-B-Exposition als Haut mit weniger Pigment, um die gleiche Vitamin-D-Menge zu bilden	*Malabsorption* – Chronisch entzündliche Darmerkrankungen (Colitis ulcerosa) – chronische Pankreatitis – chronische Leber- und Nierenerkrankungen – einige Medikamente (Säurebinder)
Sonnenschutzcreme Ab Sonnenschutzfaktor 8 produziert die Haut weniger Vitamin D	*Adipositas* Im Vergleich zu Normalgewichtigen (BMI 18–25) ist das Verteilungsvolumen bei adipösen Menschen größer und so der Vitamin-D-Blutspiegel niedriger
Sonnenmangel – Jahreszeit (Sonnenzenitwinkel, UV-Index): keine natürliche Vitamin-D-Synthese zwischen Oktober und April z. B. in Berlin (52,5° nördliche Breite) möglich – Kleidung – Pflegeheimbewohner	

[a] Jeder Prozess, der den UV-B-Eintritt in die Haut verhindert, beeinflusst die Vitamin-D-Synthese

werden. Auch für das antioxidative Abwehrsystem scheinen UV-A und UV-B bedeutsam zu sein. Ebenso sind die VDR-Polymorphismen an der individuellen systemischen Reaktion beteiligt. Die wichtigsten Risikofaktoren für Vitamin-D-Mangel sind in Tab. 5.15 zusammengefasst.

Indikationen für regelmäßige Kontrollen des Vitamin-D-Status (25(OH)D-Blutspiegel) [1]

- Rachitis
- Osteomalazie
- Osteoporose
- chronische Niereninsuffizienz
- Leberversagen
- Malabsorptionssyndrome:
  - zystische Fibrose
  - entzündliche Darmerkrankungen
  - Morbus Crohn
  - bariatrische Operationen
  - Strahlenenteritis
- Hyperparathyreoidismus
- Medikamente:
  - Antikonvulsiva
  - Glukokortikoide
  - AIDS-Therapeutika
  - Antimykotika, z. B.Ketoconazol
  - Cholestyramin
- Kinder und Erwachsene afroamerikanischer und hispanischer Herkunft
- Schwangere und stillende Frauen
- ältere Erwachsene mit Sturzanamnese
- ältere Erwachsene mit nicht traumatischen Frakturen
- Übergewichtige Kinder und Erwachsene (BMI>30 kg/m^2)
- granulomatöse Erkrankungen:
  - Sarkoidose
  - Tuberkulose
  - Histoplasmose
  - Coccidiomykose
  - Berylliose
- Verschiedene Lymphome

5.5 Thalasso- und Klimatherapie

Angela Schuh

Thalasso- und Klimatherapie gehören zu den Naturheilverfahren. Klimatherapie beschäftigt sich mit den gesundheitsfördernden Auswirkungen des Wetters und des Klimas auf den Menschen sowie mit dem Einsatz und Nutzen zur Prävention, Therapie und Rehabilitation. Bei der Thalassotherapie kommen die Anwendungen des Meeres hinzu. In der Thalasso- und Klimatherapie stellt die Heliotherapie, d. h. die therapeutische Anwendung der Sonnenstrahlung, ein besonders effektives Verfahren mit zahlreichen nachfolgend beschriebenen positiven Wirkungen dar.

In diesem Beitrag lesen Sie über:

- die Definitionen der Klima- und Thalassotherapie
- die verschiedenen Arten der Klimaexposition, insbesondere die Heliotherapie
- den UV-B-Anteil der Sonnenstrahlung und Empfehlungen für seine Dosierung während der Heliotherapie
- die Besonderheiten von Hochgebirgsklima und dem Klima an Nord- und Ostsee sowie am Toten Meer für die Klima- und Thalassotherapie
- die Indikationen der Heliotherapie im Rahmen der Klima- und Thalassotherapie
- die Evidenz der therapeutischen Akut- und Langzeiteffekte der Heliotherapie

5.5.1 Einleitung

In den heilklimatischen Kurorten im subalpinen Bereich, im Hochgebirge und in den Mittelgebirgen wird Klimatherapie stationär und als ambulante indikationsbezogene Kurorttherapie vorgenommen. Dabei werden die Klimaexpositionsverfahren Terraintherapie (kurmäßig dosiertes Gehen auf ansteigenden Wegen), Frischluftliegetherapie (leichte Kälteexposition während ruhigem Liegen) und Heliotherapie sich gegenseitig unterstützend kombiniert und ggf. durch thalassotherapeutische, sporttherapeutische, balneologische und weitere physikalisch-therapeutische Maßnahmen ergänzt. An Nord- und Ostsee wird Klima- und Thalassotherapie vor allem als Rehabilitationsmaßnahme bei chronischen Erkrankungen und in Form von Mutter-Kind-Kuren in Fachkliniken durchgeführt.

Die medizinische Thalassotherapie besteht aus einer Kombination von Klimatherapie im Meeresklima, warmen und kalten Meerwasserbädern und Anwendungen mit den Elementen des Meeres wie Algen und Schlick. Zur Abgrenzung der medizinischen Thalassotherapie von eher wellnessorientierten Angeboten hat sich in Europa die Bezeichnung »original Thalassotherapie« etabliert (vgl. www.thalasso-verband.de, Verband Deutscher Thalassozentren e.V.). Für die originale Thalassotherapie ist neben kompetenter ärztlicher Betreuung insbesondere die Lage des Thalassozentrums direkt am Meer von Bedeutung, da sonst der wichtige Teil der Klimaexposition im Meeresklima nicht erfolgen kann. Da das Meerwasser nicht nur Salz enthält, muss entsprechend auch das angewendete Wasser frisches Meerwasser und nicht nur mit Meersalz angereichertes Leitungswasser sein. Thalassotherapie wird auch an der französichen Atlantik- und Kanalküste sowie am Toten Meer angeboten.

Insbesondere chronische Erkrankungen von Haut und Atemwegen, auch Atopien, stellen eine Domäne der Klimatherapie dar [44]. Sie wird auch bei einer Vielzahl weiterer, klar umrissener Krankheitsbilder und Beschwerden wie Osteoporose, Herz-Kreislauf-Erkrankungen, Trainingsmangel des ganzen Körpers, jahreszeitlich abhängigen Verstimmungen und saisonaler Depression sowie zur Rekonvaleszenz nach schweren Erkrankungen eingesetzt. Die Indikationen der Thalassotherapie entsprechen zunächst weitgehend denen der Klimatherapie an der See mit ihren gesicherten Effekten und den nachgewiesenen längerfristigen Erfolgen. Sie werden von den Indikationen der Inhalationstherapie und von Erkrankungen aus dem Indikationsbereich des Solebades sowie der Peloide ergänzt.

Thalasso- und Klimatherapie haben auch einen besonderen Stellenwert in der Sekundärprävention und allgemeinen Gesundheitsförderung.

Die wichtigsten Einflussfaktoren der Thalasso- und Klimatherapie sind die biopositiven Wetter- und Klimaelemente. In unseren Breiten rufen vor allem kühle Luft und Wind günstige Adaptationen im Körper hervor. Ein Klima, das sich durch hohe

Luftreinheit und die Absenz bzw. Reduktion von Pollen und sonstigen Allergenen auszeichnet, ist ein wesentliches Element der Klimatherapie und hilft, Krankheiten zu vermeiden oder bereits bestehende, vor allem chronische Erkrankungen, zu lindern. Die Sonnenstrahlung, insbesondere der UV-B-Anteil, stellt ebenfalls einen elementaren Faktor dar und weist zahlreiche gesundheitsfördernde Auswirkungen auf. Auch die sichtbare Strahlung und damit das Tageslicht haben eine große Bedeutung für die Gesundheit.

Die Heliotherapie wurde schon sehr früh zur Behandlung von Knochentuberkulose und Rachitis eingesetzt. Auch bei der heutigen Heliotherapie werden der ganze Körper oder erkrankte Teile der Haut der Sonne exponiert. Wichtig für die Erzielung der gesundheitsfördernden Effekte sowie für die Vermeidung eines Risikos ist die richtige Dosierung der Sonnenstrahlung (▶ Abschn. 5.1).

5.5.2 Sonnenstrahlung als einer der wichtigsten thalasso- und klimatherapeutischen Faktoren

Ultraviolettanteil

Die biopositiven Effekte der Sonnenstrahlung werden zu einem großen Teil durch den UV-B-Anteil hervorgerufen. Die 2 relevanten Wellenlängenbereiche der UV-Strahlung, UV-A und UV-B, weisen eine unterschiedliche Eindringtiefe in die Haut auf: Das kurzwellige UV-B (280–320 nm) verbleibt größtenteils im Stratum corneum, nur 16 % der UV-B-Strahlung erreichen das Stratum granulosum. Der »langwelligere« Anteil der UV-Strahlung, das UV-A im Bereich von 320–400 nm, dringt deutlich tiefer in die menschliche Haut ein. Somit stellt das UV-A den Strahlungsanteil dar, der am tiefsten in die Haut eindringt, das UV-B bleibt fast nur an der obersten Schicht (▶ Abschn. 5.2, ▶ Kap. 2) [44].

Obwohl die UV-B-Strahlung nicht tief in die Haut eindringen kann, besitzen die kurzwelligsten Anteile der UV-B-Strahlung dennoch die höchste Erythemwirksamkeit, d. h. sie sind überwiegend für den Sonnenbrand verantwortlich. Die höchste Sonnenbrandgefahr besteht bei einem Sonnenstand in Zenitnähe.

In Norddeutschland erreicht die Sonne im Sommer eine maximale Höhe von 58° und in Süddeutschland von 65°, im Winter nur eine maximale Höhe von 12–19°. Deshalb ist im Winterhalbjahr in Deutschland auch keine UV-B-Strahlung in der Sonnenstrahlung enthalten.

Die zusätzliche therapeutische Anwendung des Meerwassers während der Thalassotherapie verstärkt die Eindringtiefe des UV-Lichts in die Haut. Dies liegt daran, dass es während des Bades im Meer zu einer verstärkten Auswaschung von Urocaninsäure aus der Haut kommt, die als Abbauprodukt des Histidins u. a. im menschlichen Schweiß enthalten ist [49]. Da sie photoprotektive Eigenschaften hat, ist der Verlust an Urocaninsäure mit erhöhter Photosensibilität verbunden. Dies dürfte eine der wesentlichen Ursachen dafür sein, dass das UV-Erythem direkt nach Sole- oder Meerwasserbädern verstärkt auftritt. Zusätzlich steigt der Salzgehalt der Haut während See- oder Meerwasserbädern auf bis zu 5,5 % (alle Meere maximal 3,6 %, außer Totes Meer 30 % Salzgehalt). Durch Wassereinlagerung kommt es zu einer Aufquellung des Corneums und damit beispielsweise zur Lösung der krankhaft verhornten und sich stark schuppenden psoriatischen Haut.

Nach Abwägung der gesundheitsfördernden und -belastenden Auswirkungen der UV-Strahlung muss die wohldosierte Nutzung der Sonne bei vernünftigem Sonnenverhalten eindeutig befürwortet werden. Nach dem heutigen wissenschaftlichen Kennnisstand muss davon ausgegangen werden, dass bei einer maßvollen, nicht intensiven Sonnenlichteinstrahlung die protektiven Effekte gegenüber den mutagenen Effekten des Sonnenlichts überwiegen [58]. Dabei muss als Karzinomprävention ein Sonnenbrand ausnahmslos vermieden werden.

Sichtbares Sonnenspektrum

Das Tageslicht hat zahlreiche biopositive Effekte, nicht nur im Sinne einer Beeinflussung des Tagesrhythmus, sondern vor allem auch auf die Stimmung. Der Wirkmechanismus verläuft über die Augen und nicht, wie die UV-Effekte, über die Haut. So wirkt ein einstündiger Spaziergang morgens ähnlich wie eine Lichttherapie mit hoher Luxstärke (▶ Abschn. 4.2). Hohe Luxstärken sind auch bei der Heliotherapie vorhanden, vor allem auch deshalb, weil diese in Gegenden mit hoher Sonnenstrahlung bzw. vielen Sonnenstunden (s. unten) stattfindet. Zu beachten ist dabei allerdings, dass der stimmungsaufhellende Effekt nur durch die Helligkeit zustande kommt und dass die Augen jedoch gleichzeitig vor zu intensiver UV-Exposition geschützt werden müssen.

Photochemische Reaktionen können unter intensiver UV-Strahlenbelastung zu einer Entzündung der Hornhaut und der Bindehaut mit Latenzzeiten von 6–12 h führen. Durch chronische UV-Exposition kann die Entwicklung von Augenerkrankungen wie einer altersbedingten Linsentrübung, des grauen Stars, wesentlich beeinflusst werden [38]. Somit müssen während der Heliotherapie im Liegen die Augen geschlossen sein. Beim sonstigen Aufenthalt im Freien bei Sonnenschein sollte – im Hochgebirge ganzjährig, im Flachland nur im Sommer (s. unten) – unbedingt eine Sonnenbrille mit UV-Schutz getragen werden.

Grundlage der Heliotherapie ist der richtig dosierte Einsatz des UV-B-Anteils der Sonnenstrahlung. Die Kombination von Heliotherapie und Meerwasserbädern bei der Thalassotherapie ist besonders wirksam.

5.5.3 Dosierung der Heliotherapie

Heliotherapie wird in Badebekleidung oder unbekleidet im Liegen vorgenommen. Auch während Bewegung, z. B. am Strand, ist man der Sonne, insbesondere der Streustrahlung aus Horizontnähe (s. unten), ausgesetzt. Das Dosierungskriterium stellt der erythemwirksame ultraviolette Anteil der Sonnenstrahlung, das UV-B, dar.

Heliotherapie wird ohne kosmetischen Sonnenschutz durchgeführt, um die biopositiven Effekte des UV-B nicht einzuschränken. Die individuelle UV-Empfindlichkeit kann durch Ermittlung der minimalen Erythemdosis, d. h. der Zeitdauer, bei der bei gegebener Bestrahlungsstärke gerade ein Erythem auftritt, festgelegt werden. Die minimale Erythemdosis (MED) ist der Zeitpunkt, ab dem sich die Haut rötet. Sie ist individuell verschieden und wird durch den Grad der Adaptation und den jeweiligen Hauttyp vorgegeben. Der Hauttyp bestimmt auch die Eigenschutzzeit, die ebenfalls ein wichtiges Dosierungsmaß darstellt.

Generell sollte die UV-Bestrahlung jeweils pro Anwendung nicht über 1 MED liegen, grundsätzlich sollten kein deutliches Erythem und keinesfalls ein Sonnenbrand auftreten. Die einzelnen Bestrahlungen sollten einen ausreichenden zeitlichen Abstand von mindestens 24 h haben. Zwischen Serien von Sonnenexposition – sei es im Urlaub oder bei der Heliotherapie – müssen je nach Indikation auch längere Pausen von Wochen oder Monaten eingehalten werden, damit sich die körpereigenen Photo-Repair-Mechanismen entwickeln können [60].

Der Umgang mit der Sonne muss sich in Anhängigkeit von der individuellen Hautempfindlichkeit an den wechselnden Sonnenbestrahlungsstärken orientieren. Die globale Sonnenbestrahlungsstärke wird zusätzlich zum Sonnenstand und der Ausrichtung des Menschen in Richtung Sonne durch Trübung, Bewölkung, Verbauung, Höhenlage und Luftfeuchtigkeit beeinflusst. Bei senkrecht stehender Sonne ist der Weg der direkten Sonnenstrahlung durch die Atmosphäre am kürzesten und die Strahlungsstärke am höchsten, die bestrahlte Oberfläche des aufrechten Menschen jedoch am geringsten. Bei tiefstehender Sonne erhält der stehende bzw. gehende Mensch mehr Strahlung auf die Körperoberfläche, die Intensität ist allerdings wesentlich geringer. Durch die Gegenläufigkeit beider Effekte ergibt sich von Frühjahr bis Herbst ein maximaler Strahlungsgenuss des aufrechten Menschen bei einem Sonnenstand von 30° [26]. Ein liegender Mensch erhält die meiste direkte Sonnenstrahlung bei Sonnenhöchststand. In den gemäßigten Breiten kann als Faustregel angesetzt werden, dass 50 % der UV-B-Strahlung in den Mittagsstunden zwischen 11 und 13 Uhr einwirken [31].

Idealerweise sollte die UV-Empfindlichkeit vor Beginn jeder Art von Heliotherapie mit einer sog. Lichttreppe ausgetestet werden. Für das Nord- und Ostseegebiet wurden mit der Erarbeitung von Diagrammen, auf denen sich für jeden Tag des Sommerhalbjahres die Expositionsdauer des ersten Sonnenbads in Abhängigkeit von der Tageszeit und dem Hauttyp feststellen lässt [55], Ansätze für eine Dosierungshilfe geschaffen. Hilfreich ist auch die bereits in einigen Seebädern und Seeheilbädern bzw. Kliniken an Nord- und Ostsee vorgenommene Einrichtung eines sog. »Biomonitors«, der vor Ort selbst oder im Internet abgefragt werden kann (www.kurwetter.de).

Für das Hochgebirge können die Strahlungsdaten aus dem Weltstrahlungszentrum Davos herangezogen werden (www.pmodwrc.ch). Beim Bundesamt für Strahlenschutz kann für viele Gebiete in Deutschland der UV-Index, auch als Prognose für die folgenden Tage, abgefragt werden [8, 9]. Der UV-Index ist abhängig vom Sonnenstand, ändert sich mit den Jahreszeiten und der geographischen Breite und stellt den Tagesspitzenwert der sonnenbrandwirksamen UV-Strahlung dar. Dieser Richtwert ist jedoch nur ein Mittelwert für die jeweiligen Gebiete.

Der UV-Index (UVI) ist ein Maß für die höchste sonnenbrandwirksame Bestrahlungsstärke, die von der Sonne während des Tages auf einer horizontalen Fläche hervorgerufen wird. Er kann nur die ganzzahligen dimensionslosen Werte 0–12 annehmen. Im Sommer können z. B. in Berlin Werte bis 7 und in Bayern Werte bis zu 8 Einheiten auftreten. In Höhenlagen der Alpen mit Schneereflexion können noch höhere Einheiten erreicht werden, denn Neuschnee reflektiert bis zu 100 %. Die weltweiten Maximalwerte (UVI = 12) werden im Äquatorgebiet, z. B. in Singapore (Sept., Okt.), Nairobi (Sept. – Nov.), Darwin (Nov.), Rio de Janeiro (Nov., Dez.) gemessen. Auf der Nordhalbkugel weisen Tokyo (Juni), Heraklion (Griechenland, Juli) und Los Angeles (Juni, Juli) die höchsten Werte von 10 auf, auf der Südhalbkugel liegen in Sydney, Kapstadt und Buenos Aires maximal jeweils 10 Einheiten im Dezember vor [9].

Nach Ablauf der individuellen Expositionszeit (festgestellt durch Lichttreppe, Eigenschutzzeit nach Hauttyp und individueller Empfindlichkeit oder mittels UV-Index) sollte man weitere Sonnenexposition möglichst vermeiden, sich entsprechend bekleiden oder sich im Schatten aufhalten und die unbedeckten Hautstellen mit Sonnenschutzcreme schützen.

Einen sicheren UV-Schutz bietet Kleidung, wobei der Schutz von der Dichte des Gewebes und der Farbe abhängt (Tab. 5.16). Durch ein helles Baumwoll-T-Shirt gelangen noch 10–20 % der UV-Strahlung direkt auf die Haut, die Durchlässigkeit erhöht sich im feuchten Zustand sogar um 50 % oder mehr [31]. Auch eine Kopfbedeckung mit breitem Rand ist sinnvoll. Beim Aufenthalt im Schatten kann man allein durch die Himmelstrahlung (s. unten) einer meist unterschätzten relativ großen UV-B-Strahlendosis ausgesetzt sein, sodass auch unter einem Sonnenschirm noch ein Sonnenbrand entstehen kann.

Tab. 5.16 Lichtschutzfaktor verschiedener Lichtschutzmaßnahmen [6]

Sonnenschutzmaßnahmen	Lichtschutzfaktor
Dichte Baumwollkleidung	ca. 40
Leichte Baumwollkleidung	ca. 10
Schatten unter einem Baum	ca. 5–15
Schatten unter einem Sonnenschrim	ca. 5
Sonnenhut mit breitem Rand	ca. 10

Sonnenschutz gibt es in Form von chemischen oder mineralischen UV-Filtern. Mineralische Filter schützen durch Reflexion und Streuung, chemische durch Absorption der ultravioletten Strahlung. Für den Sonnenschutz mittels topischer Applikation wird vom Bundesamt für Strahlenschutz eine Größenordnung von mindestens dem doppelten UV-Index empfohlen [9]. Somit sollten für die deutschen Breitengrade Lichtschutzfaktoren um 20 ausreichen. Für Kinder werden höhere Faktoren empfohlen [3, 29]. In Hinblick auf die gesundheitsfördernden Effekte der Sonnenstrahlung ist jedoch zu bedenken, dass bereits ab Lichtschutzfaktor 8 die Vitamin-D-Synthese in der Haut vollkommen unterdrückt wird [32]. Sonnenschutz sollte in erster Linie durch Vermeiden übermäßiger Sonnenexposition (Einhaltung der Eigenschutzzeit), in zweiter Linie durch schützende Kleidung und erst in dritter Linie durch die Anwendung UV-filterhaltiger Lichtschutzmittel praktiziert werden.

Heliotherapie wird ohne Sonnnenschutz mit maximal 1 MED (minimale Erythemdosis) pro Sonnenexposition durchgeführt. Ein Sonnenbrand muss dabei unbedingt vermieden werden.

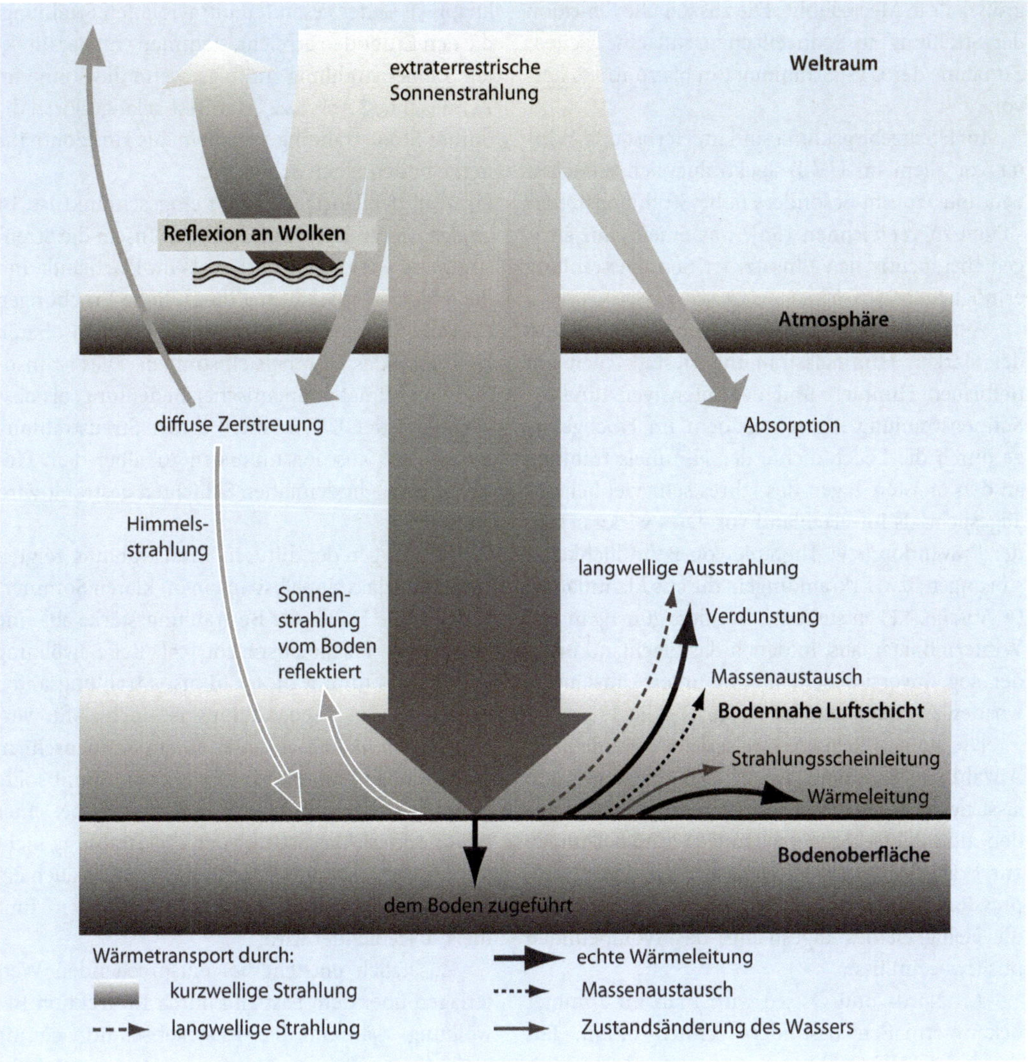

Abb. 5.22 Schwächung des UV-B-Anteils der Sonnenstrahlung bei Durchgang durch die Atmosphäre [44]

5.5.4 Günstige Klimazonen

Im Rahmen der Thalasso- und Klimatherapie sind 2 Klimazonen für die Heliotherapie besonders geeignet. Dies sind vor allem das Hochgebirgsklima und das Meeresklima.

Auf ihrem Weg durch die Atmosphäre wird die Sonnenstrahlung an Ozonmolekülen gestreut, vom Wasserdampf absorbiert und an Wolken reflektiert (Abb. 5.22). Die Schwächung der direkten Sonnenstrahlung ist in Bodennähe am stärksten ausgeprägt, die Strahlungsintensität nimmt deshalb mit der Höhenlage zu.

So nimmt im subalpinen, aber insbesondere im *Hochgebirgsklima* mit der Höhe die direkte Sonnenstrahlung und damit vor allem die UV-Strahlung zu. Der Wasserdampfgehalt der Luft verringert sich dagegen. Das klimatherapeutisch wichtige UV-B verstärkt sich dabei in den untersten Atmosphärenschichten bis 3000 m über dem Meeresspiegel um etwa 30 % pro 1000 m Höhendifferenz, über 3000 m wesentlich weniger. So ist die UV-B-Intensität in einer Höhenlage von ca. 2000 m um 60 %

größer als in Meereshöhe. Die zusätzliche Reflexion der Strahlung an Schneeflächen ruft eine weitere Zunahme der UV-SStrahlung um bis zu 100 % hervor.

Im Hochgebirgsklima sind im Herbst und Winter vor allem im UV-B-Spektralbereich zwischen 290 und 320 nm besonders hohe Strahlungsintensitäten zu verzeichnen [60], was einen ganzjährigen therapeutischen Einsatz der Sonnenstrahlung ermöglicht.

Aufgrund der geringen Trübung der Luft, der starken Himmelsstrahlung (festzustellen am tiefblauen Himmel) und der intensiven direkten Sonnenstrahlung herrscht zudem im Hochgebirge durch die Leuchtdichte der Himmelsstrahlung an den meisten Tagen des Jahres sehr viel helleres Tageslicht als im Flachland vor. Dies wirkt sich in der Prävention bzw. Therapie von Befindlichkeitsstörungen bzw. Erkrankungen, die aus Lichtmangel (► Abschn. 4.2) entstehen, besonders günstig in den Wintermonaten aus, in denen das Flachland unter der sog. Inversionsschicht mit unter Umständen wochenlang anhaltendem Hochnebel liegt.

Die alpinen Regionen weisen zudem eine hohe Anzahl von Sonnentagen auf. Das intensive Licht lässt negative Stimmungslagen schnell verschwinden und bietet hervorragende Voraussetzungen zur Prävention bzw. Therapie der saisonalen Depression. Somit wird im Hochgebirgsklima durch die Helligkeit des Tageslichtes das Wohlbefinden positiv beeinflusst.

An Nord- und Ostsee wird man im Sommer bekanntermaßen besonders schnell braun. Für den hohen UV-Strahlungsgenuss ist jedoch weniger als allgemein angenommen die Reflexion der Strahlung an Meeresoberfläche, Sand und Watt verantwortlich, da diese die Strahlungsdosis lediglich um rund 30 % steigert. Den Großteil zu dieser Reflexionsstrahlung trägt dabei der weiße Sand bei, die Reflexion der Meeresoberfläche ist dagegen verhältnismäßig gering und wird meist weit überschätzt.

Für die intensive UV-B-Strahlung an der See im Sommer ist neben der direkten aber vor allem die indirekte Sonnenstrahlung verantwortlich. Sie wird diffus aus dem blauen Himmel gestreut (»Himmelsstrahlung«) und enthält einen sehr großen Anteil der hautwirksamen UV-Strahlung: Nur knapp 50 % der gesamten ultravioletten Strahlung, die den Erdboden erreicht, stammen von der direkten Sonnenstrahlung (mittags, wenn die Sonne im Zenit steht, ◘ Abb. 5.22), der Rest gelangt durch die diffuse Streustrahlung vor allem aus Horizontnähe in die bodennahen Schichten.

Weil der Horizont kaum eingeschränkt ist, ist an den Meeresküsten und auf den Inseln die Streustrahlung wesentlich stärker als im Flachland, und die fehlende Abschattung durch hohe Erhebungen lässt die Strahlung aus fast dem gesamten oberen Halbraum des Himmels einstrahlen. Dies ist insofern von klimatherapeutischer Bedeutung, als dass vor allem der UV-B-Anteil dieser Streustrahlung größtenteils aus den untersten 30° über dem Horizont in die bodennahen Schichten gestrahlt wird [34].

Messungen der diffusen Streustrahlung zeigten eindeutig, dass sie selbst an einem klaren Sommertag etwa die Hälfte der Bestrahlungsstärke auf eine horizontale Fläche ausmacht [55]. Bei Bewölkung oder Dunst nimmt dieser diffuse Strahlungsanteil relativ zu. Die Streustrahlung ist auch dafür verantwortlich, dass man unter einem Sonnenschirm einen Sonnenbrand bekommen kann. Somit sollte besonders darauf geachtet werden, dass bei einer gewünschten Abschattung der UV-Strahlung nicht nur die direkte Sonnenstrahlung, sondern auch ein mehr oder weniger großer Anteil des blauen Himmels ausgeblendet wird.

Zusätzlich entsteht bei entsprechenden Wetterlagen über dem Festland durch Konvektion Bewölkung, während die Küstenabschnitte sonnig bleiben. So gibt es an Nord- und Ostsee eine hohe Anzahl von Sonnenstunden. Beispielsweise werden auf Hiddensee oder Usedom sowie auf Borkum über 2000 Sonnenstunden pro Jahr gemessen. Dies und die lange Tagesdauer in den Sommermonaten (Mittsommer), die Himmelsstrahlung und die Reflexion von weißem Sand führen zu hohen Lichtstärken und zu einem positiven Einfluss auf die Stimmung. Allerdings trifft dies bei Nord- und Ostsee nur in den Sommermonaten zu, während im Winterhalbjahr häufiger Nebel und damit geringe Lichtstärken zu Stimmungseintrübungen führen können.

Auch die hohen Strahlungsstärken im ultravioletten Bereich sind an der See nur im Sommer vorhanden, da die Sonnenstrahlung auf der Nordhalbkugel im Winterhalbjahr aufgrund ihres tiefen Standes einen langen Weg durch die Atmosphäre zurücklegen muss, wodurch die hautrelevante kurzwellige UV-Strahlung stark geschwächt wird und fast nur noch sichtbares Licht und Infrarotstrahlung die erdnahen Schichten erreichen. Zur Therapie einsetzbare UV-Strahlungsstärken sind deshalb an den deutschen Küstenstränden nur von April bis September vorhanden.

Das Tote Meer hat sich in den letzten Jahrzehnten zu einem bekannten Zentrum der Thalasso- und Klimatherapie entwickelt. Es weist außergewöhnliche Bedingungen auf, die klima- und thalassotherapeutisch genutzt werden. Aufgrund seiner Lage am tiefsten Punkt der Erdoberfläche in 400 m unter dem Meeresspiegel sind die klimatischen Bedingungen in spezieller Weise verändert. Da eine größere Luftmasse vorhanden ist, herrscht über dem Toten Meer ein höherer Luftdruck als in Meereshöhe. Entsprechend ist auch der Sauerstoffgehalt der Luft größer.

Aufgrund des längeren Weges, den die Sonnenstrahlung durch die Atmosphäre zurücklegen muss, wird die UV-Strahlung vermehrt gestreut. Da kurzwelliges Licht stärker gestreut wird als längerwelliges, ist die Schwächung der UV-B-Strahlung stärker als die des UV-A. Zusätzlich absorbiert eine permanente Dunstschicht, die aufgrund des verdunstenden Wassers über dem Meer liegt, UV-B-Strahlung. Die Intensität beider Strahlungsanteile ist somit am Toten Meer zwar im Vergleich zur Umgebung abgeschwächt, dies bedeutet aufgrund der geographischen Lage aber keineswegs, dass man sich länger der Sonne aussetzen könnte und die Gefahr eines Sonnenbrands reduziert wäre.

Die hohe Sonnenscheindauer und das heiße, trockene Wüstenklima erlauben zusätzlich ganzjährige Sonnenexposition und das Baden im Meer. Das Wasser des Toten Meeres enthält 300–340 g/l (30 %) Salz. Somit ist das Tote Meer das salzreichste der Welt; der Salzgehalt beträgt das Zehnfache der Ozeane. Zusätzlich besitzt das Salz des Toten Meeres eine spezielle mineralische Zusammensetzung. Diese besonderen Bedingungen des Toten Meeres werden seit Jahrzehnten zur Thalasso- und Klimatherapie verschiedenster, insbesondere dermatologischer und rheumatologischer Indikationen genutzt.

Im Hochgebirge und am Toten Meer sind ganzjährig therapeutisch relevante UV-B-Dosen der Sonnenstrahlung vorhanden, an Nord- und Ostsee reicht die ultraviolette Strahlung nur in den Sommermonaten aus. Während sommerlicher Sonnenexposition an der See erhält man dann aber zusätzlich zu der direkten Sonnenstrahlung aus den horizontnahen freien Teilen des Himmels einen weiteren erheblichen Anteil UV-Strahlung, sodass insgesamt die Bestrahlungsstärken sehr hoch sind.

5.5.5 Indikationen der Heliotherapie

Wie in ► Abschn. 5.1 bereits ausführlich dargestellt, liegt Evidenz dafür vor, dass Vitamin D_3 (zu 90 % vom UV-B in der Haut gebildet, größter Effekt 295–296 nm) der wesentliche Vermittler für die biopositiven Effekte der Heliotherapie und für zahlreiche Krankheitsbilder relevant ist.

Indikationen der Heliotherapie aufgrund UV-B-Wirkung

- Psoriasis [14, 27]
- Neurodermitis (immunmodulierende Eigenschaften von Vitamin D [58])
- Osteoporose [15, 45]
- »funktionelle« Herz-Kreislauf-Erkrankungen [48]
- Niereninsuffizienz [29]
- essenzielle Hypertonie [12]
- Muskelschwäche: Gang- und Standunsicherheit, Stürze bei alten Menschen [25, 40]
- Muskel- und Knochenschmerzen [21]
- Diabetes mellitus Typ 1
  - Manifestation kann durch in der Norm liegenden Vitamin-D_3-Spiegel zumindest hinausgezögert werden [23, 4]
  - Inzidenz wird gesenkt [23]
- Autoimmunerkrankungen [42]
- Karzinomprävention [16]
- Influenza [1, 11]
- Demenz, Alzheimer: kognitive Fähigkeiten [7, 41]

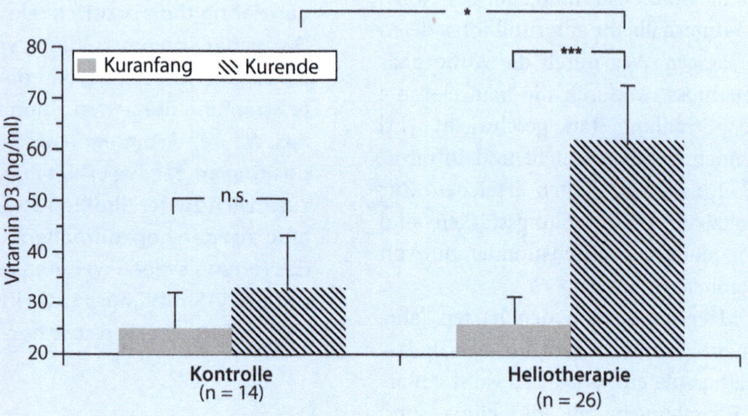

Abb. 5.23 Serumspiegel von Vitamin D_3 vor und nach 3-wöchiger Klimatherapie im Hochgebirge. Patienten mit suberythematöser Heliotherapie und nicht sonnende Kontrolle [47]

Indikation der Heliotherapie aufgrund sichtbarer Strahlung

- Saisonale Depressionen/Wohlbefinden (▶ Abschn. 4.2)

Die Zunahme des Vitamin-D3-Spiegels aufgrund einer 3-wöchigen Klimatherapie in Davos zeigt eine eigene Studie. 40 Patienten erhielten wärend ihrer Rehabilitation eine suberythematöse Helioherapie mit insgesamt 41 kummulativen MED. Eine nicht sonnende Kontrolle erhielt im selben Zeitraum 6 MED. Die UV-B-Strahlungsdaten wurden vom Weltstrahlungszentrum Davos zur Verfügung gestellt. Anfangs und nach 3 Wochen wurde das 25-OH-Vitamin D3 bestimmt (Abb. 5.23). Es zeigte sich eine hochsignifikante Zunahme bei der Heliotherapiegruppe [47].

Die meisten Daten liegen heute zu akuten und auch zu langfristigen Effekten der Heliotherapie im Rahmen der Klimatherapie im Hochgebirge und an der See vor, vor allem über eine Reduktion der Hautschuppung bei Psoriasis, die Verminderung der Hyperreagibilität der Haut beim atopischen Ekzem (Neurodermitis), ein Ansteigen der Ausdauerleistungsfähigkeit, eine Verbesserung des Knochenstoffwechsels sowie eine Steigerung des subjektiven Wohlbefindens [46].

Unter Einsatz der ganzjährig therapeutisch relevanten UV-B-Intensität im Hochgebirge gehört Heliotherapie auch heute noch zu den effektivsten Behandlungsarten der *Psoriasis*, gerade bei schweren Formen [36]. Als Immediateffekt einer 4-wöchigen Klimatherapie im Hochgebirge weisen 95 % der Patienten bei Entlassung Erscheinungsfreiheit bzw. eine wesentliche Besserung auf [61]. Bezüglich der längerfristigen Rezidivfreiheit brauchen zwei Drittel der Patienten bis zu 7 Monate nach Hochgebirgsklimatherapie keine Kortikosteroidmedikation mehr [13].

Für die Behandlung der Psoriasis vulgaris ist die Sonnenbestrahlung der mit Abstand wichtigste klimatherapeutische Bestandteil. Die Heliotherapie zeigt hervorragende Erfolge: Nach mehrwöchiger Heliotherapie in Davos weisen bei Entlassung 95 % der Patienten Erscheinungsfreiheit bzw. eine wesentliche Besserung des Krankheitsbilds auf [60]. Ein langfristiger Effekt konnte auch anhand von mehr als 20 % Einsparungen an Behandlungskosten im Folgejahr nach 4-wöchiger Heliotherapie finnischer Patienten auf den Kanarischen Inseln festgestellt werden [52].

Sonnenbestrahlung stellt an Nord- und Ostsee neben Meeresbad, Hautpflege, Schulung und Entspannung ebenfalls die Hauptkomponente der klimatherapeutischen Behandlung aller chronisch-rezidivierenden Hautkrankheiten dar und führt zur deutlichen Verbesserung des Hautzustands. Nach der klimatherapeutischen Behandlung älterer Kinder (ab ca. 10 Jahren) mit Psoriasis und jugendlicher Akne, die an Nord- und Ostsee nur in den Sommermonaten erfolgen sollte, ist mit einer relativ langen Rezidivfreiheit zu rechnen [34].

Bei norwegischen [37] und schwedischen Psoriasispatienten war der PASI-Score (Psoriasis Area Index Score) nach 3-wöchiger Heliotherapie auf den Kanaren um 73 % vermindert. Dabei nahm die Serumkonzentration des Vitamin D_3 hochsignifikant zu, bei gleichzeitiger Abnahme des Parathormons [39]. Ein langfristiger Effekt konnte nicht festgestellt werden [63]. Der PASI-Score von Norwegern mit arthritischer Psoriasis war 1 Woche und 2 Monate nach Thalasso- und Klimatherapie in der Türkei signifikant reduziert [35].

Am Toten Meer steht die Behandlung von Hauterkrankungen wie Psoriasis und Vitiligo im Vordergrund. Die wichtigsten Wirkfaktoren sind dabei die UV-Strahlung mit der gleichzeitigen Möglichkeit zur langen Sonnenexposition sowie der hohe Salzgehalt und die spezielle mineralische Zusammensetzung des Wassers. Den größten Anteil an den Effekten haben die intensive Sonnenstrahlung [17] mit einer spektralen Verschiebung im UV-B-Bereich und nachfolgender starker Vitamin-D_3-Synthese sowie das Meerwasser mit seinem extrem hohen Salzgehalt über 30 %, jeweils allein oder in Kombination. Allerdings sind Schäden durch die hohe UV-Bestrahlungsstärke nicht unumstitten.

Bei Psoriasis liegt aufgrund mehrerer kontrollierter Studien Evidenz vor [28]: Nach 4-wöchiger (Heliotherapie ohne/mit Meerbäder) waren 87 % von 2000 europäischen Patienten ganz oder fast (über ¾ der Haut) symptomfrei, gekoppelt mit einer deutlichen Verbesserung ihrer psychischen Verfassung. Sehr gute Immediateffekte bestätigen auch alle weiteren, gelisteten Arbeiten in ähnlicher Größenordnung. Die Remission betrug bei 74 % der Patienten bis zu 6 Monate, bei jeweils 10 % bis 24 und bei 3 % länger als 24 Monate [50]. In einer klinischen Studie mit 65 Psoriatikern wurden die Langzeiteffekte bestätigt [18]. 6 Monate nach einem nur 2-wöchigen Aufenthalt hatten 12 von 18 Kindern mit leichter Psoriasis noch keinen Rückfall erlitten [5]. Die Behandlungserfolge sind dabei mit denen anderer komplementärer Therapieverfahren der Psoriasis gleichzusetzen [51].

Nach 4- bis 6-wöchiger Thalasso- und Klimatherapie der Vitiligo zeigten 11 % eine totale, 82 % eine signifikante Repigmentierung [43]. Auch bei Mycosis fungoides wurde ein längerfristiger Erfolg (5 Monate) publiziert [22].

Der massive Einsatz der aufgrund der geographischen Lage intensiven Sonnenstrahlungsstärke am Toten Meer und die gleichzeitig erhöhte Hautdurchlässigkeit aufgrund der hochkonzentrierten Sole verlangt eine sorgfältige Abwägung von therapeutischem Nutzen und einem eventuellen Risiko. So liegt ein Vergleich zwischen der zur Verbesserung der Psoriasis benötigten UV-B-Strahlenbelastung während natürlicher Heliotherapie im Hochgebirge und künstlicher Phototherapie vor: Die Patienten, die sich einer 4-wöchigen Thalasso- und Klimatherapie am Toten Meer unterziehen, nehmen je nach Hauttyp die bis zu 3-fache UV-B-Dosis [30] einer gleichlangen Klimatherapie im Hochgebirge [61] auf.

Zur Abheilung der Schuppenflechte wird während 6-wöchiger Heliotherapie in Davos nur ein 30stel derjenigen Dosis, welche die Patienten in der Regel am Wohnort mit künstlicher UV-B-Bestrahlung erhalten, benötigt [62]. In Davos erhalten Psoriasispatienten in einem Behandlungszeitraum von 6 Wochen bei einer 2-stündigen Ganzkörpersonnenexposition täglich durchschnittlich eine therapeutische Gesamtdosis von 1,042 J/cm² an natürlicher UV-B-Strahlung. Im Vergleich dazu lag die Dosis bei künstlicher Bestrahlung mit 0,7 J/cm² pro Bestrahlung [33], die bei täglicher Behandlung über 6 Wochen 29,4 J/cm² ergeben würde, deutlich höher.

Eine Studie zeigt darüber hinaus im Cross-over, dass natürliche Heliotherapie mit einer wesentlich geringeren Strahlendosis effektiver als künstliche UV-B-Bestrahlung war [57]: Nach 4-wöchiger Heliotherapie auf den Kanarischen Inseln mit einer Gesamtdosis von 46 MED lag die Abheilrate der Psoriasis bei 94 %, während bei denselben Personen eingesetzte künstliche UV-B-Bestrahlung mit einer kumulativen Dosis von 112 MED 86 % Besserung – gemessen am »Psoriasis Severity Index« (PSI) – erbrachte.

Hauterkrankungen wie Neurodermitis, Psoriasis und Ichthyosis sind die zweitwichtigste Indikationengruppe der Thalassotherapie. Hierbei ist vor allem die Psoriasis von besonderer Bedeutung, da die Effekte einer Kombination von Heliotherapie und Seebad besonders intensiv sind (vgl. oben). Auch in den Wintermonaten ist eine Thalassotherapie für Psoriatiker günstig, wobei dann allerdings die Sonnenexposition an Nord- und Ostsee durch künstliche UV-Bestrahlung und die kalten Seebäder durch warme Bäder in Meerwasser-Hallenbädern oder Badewannen ersetzt werden müssen.

Neben weiteren wichtigen Einflüssen auf den Verlauf der Erkrankung (multidisziplinäres Therapieregime in spezialisierten Rehabilitationskliniken, psychosoziale Faktoren) [54], basiert die klimatherapeutische Strategie bei Neurodermitis, Asthma bronchiale und Rhinitis allergica auf Allergenvermeidung, hoher Luftreinheit, geringer Luftfeuchtigkeit und hoher UV-Bestrahlungsstärke. Sie führt zu evidenzbasierten, therapeutischen Effekten [46].

So kommt es durch die in der Höhe verstärkte UV-Strahlung insgesamt zu einer schnelleren Abheilung des Ekzems bei Neurodermitis. Die Sonnenstrahlung wirkt antibakterizid, hat einen antientzündlichen und immunmodulierenden Effekt [58]. Die Sonnenstrahlung wirkt in der Behandlung der Neurodermitis nicht nur krankheitsspezifisch, sondern auch als ein nicht spezifischer immunologischer Stimulus. Diese unspezifische klimatische Stimulation geht häufig mit einer initialen Irritation und Verschlechterung des Hautzustands einher, wobei sich im Lauf des Höhenaufenthalts eine zunehmende Toleranz gegenüber klimatischen Reizen entwickelt [60]. Zusätzlich konnten positive Effekte der verstärkten Strahlung in der Höhe auf die subjektive Befindlichkeit von Neurodermitikern gefunden werden [46]. Durch die Sonnenstrahlung wird zusätzlich die Leistungsfähigkeit gestärkt, es kommt zu einer allgemeinen Kräftigung der Patienten.

Die Erfolge einer thalassotherapeutischen Behandlung bei Neurodermitikern (Klimatherapie und Meerwasserbäder, Heliotherapie) zeigt eine mulizentrische Studie an Nord- und Ostsee, wobei eine objektivierte Besserung des Hautzustands zwischen Anfang und Ende der Heilmaßnahme bei mehr als 90 % der Patienten gefunden wurde [20].

Thalasso- bzw. Klimatherapie auf den Kanarischen Inseln (randomisiert, kontrolliert) führte bei norwegischen atopischen Kindern [10] und Erwachsenen [59] zu signifikanten initialen Verbesserungen. Ein Langzeiteffekt von 3 Monaten wurde bei finnischen Jugendlichen mit schwerer atopischer Dermatitis festgestellt [2]. Eine retrospektive Studie mit 1700 deutschen Neurodermitispatienten bestätigt die ganzjährigen therapeutischen Erfolge [19]: Nach 4 Wochen wurde eine Clearance in mehr als 95 % der Fälle gefunden. Für die Zeitdauer der Remission werden im Durchschnitt 8 Monate angegeben.

Bei Osteoporose bilden das Sonnendefizit und der Mangel an Körperaktivität die thalasso- und klimatherapeutischen Ansatzpunkte [57]. In kontrollierten Studien kam es nach 3-wöchiger sommerlicher Sonnenexposition in einer Höhenlage von 800 m über NN von kumulativ 40 MED zu einem signifikanten Anstieg des Vitamin-D_3-Spiegels, verbunden mit einer gleichzeitigen Abnahme des Kalziumspiegels im Serum von Osteoporosepatienten [45]. Auch nach einer 4-wöchigen Heliotherapie in 1600 m Höhe wurde ein im Vergleich zur Kontrolle (6 MED) signifikant größerer Anstieg von Vitamin D_3 in therapeutisch relevanter Größenordnung, gekoppelt mit entsprechender Veränderung des Kalziumspiegels im Blut, nachgewiesen [47].

Besonders wertvoll sind die Voraussetzungen für die Osteoporoseprävention und -rehabilitation vor allem während der im Unterland strahlungsarmen Zeit Frühjahr, Herbst und Winter, in der das Flachland häufig unter einer Nebel- oder Hochnebeldecke liegt. Zu dieser Zeit scheint in den Bergen häufig die Sonne, wobei die Reflexion des Schnees die ganzjährig hohe UV-B-Strahlungsintensität noch verstärkt.

Auch an Nord- und Ostsee herrschen im Sommer günstige Bestrahlungsstärken um eine knochensubstanzfördernde Heliotherapie zu ermöglichen. Zudem bieten die landschaftlichen Gegebenheiten wie Strand, Dünen, Deiche und Hinterland ideale Voraussetzungen für maßvolle Bewegung in Form von Wandern, Spazierengehen oder Radfahren. Bei ruhiger See ist auch Schwimmen sinnvoll. So können auch durch Thalassotherapie, vor allem bestehend aus Heliotherapie, Bewegung im warmen Meerwasser in Kombination mit leichten Strandwanderungen sowie zusätzlichen Schulungsmaßnahmen, Erfolge erzielt werden. Die klimatherapeutische Behandlung der Osteoporose kann an Nord- und Ostsee allerdings nur während der

Sommermonate von April bis September erfolgen, da außerhalb dieser Zeiten die Intensität der therapeutisch relevanten UV-B-Strahlung zu gering ist.

Die intensivere UV-Strahlung im Hochgebirge und an der See führt über eine Zunahme der Vitamin-D_3-Synthese zu einem Anwachsen der Ausdauerleistungsfähigkeit [48]. Eine 3-wöchige Klimatherapie in Höhen zwischen 700 und 3000 m über dem Meeresspiegel erbrachte eine signifikante Verbesserung des Krankheitsbilds des Trainingsmangels [44]. Die positiven Enflüsse der Abkühlreize auf die körperliche Leistungsfähigkeit sind evidenzbasiert [46]. Auch bei Patienten, die sich einer 3-wöchigen Klimatherapie auf Sylt unterzogen, verbesserte sich die Ausdauerleistungsfähigkeit signifikant [56].

Für die Klima- und Thalassotherapie an der See ist ein großer Erfahrungsschatz (»Sommerfrische«) vorhanden, und sie stellt heute einen großen wirtschaftlichen Faktor dar. Außer den oben aufgeführten, liegen aber keine den heutigen wissenschaftlichen Anforderungen entsprechenden Daten vor. Es besteht großer Bedarf an kontrollierten Studien zur Evidenz von Immediateffekten und längerfristigen Wirkungen.

Auch am Atlantik ist die hohe Sonnenscheindauer von über 2000 h im Jahr heliotherapeutisch ideal. An der französischen Atlantikküste wurde die Thalassotherapie »erfunden«, als 1865 Kaiser Napoleon III und seine Frau das Fischerdorf Biarritz an der Côte Basque als ihren Badeort wählten. Heute bestehen in der Region der Atlantikküste von Aquitanien mehrere Thalassozentren, in denen Klimatherapie am Strand miteinbezogen wird. Die dort angesiedelten bekannten Thalassozentren setzen in etwa dieselben meeresspezifischen Anwendungen wie diejenigen an Nord- und Ostsee ein.

An der Mittelmeerküste wird ebenfalls in Frankreich, Tunesien, Spanien und der Türkei Thalassotherapie durchgeführt, wobei Tunesien neben Frankreich der zweitgrößte Anbieter von Thalassotherapien mit über einem Dutzend Zentren an der Mittelmeerküste und auf Djerba ist. Am Mittelmeer ist die Klimaexposition im Sommer allerdings aufgrund der thermischen Bedingungen (Hitze und Schwüle) limitiert. Die Thalassotherapie am Mittelmeer zielt überwiegend auf Wellness oder Indikationen den Bewegungsapparat betreffend ab und ist zur Behandlung von klimatherapeutischen Indikationen nicht geeignet.

Die wichtigsten Indikationen der Heliotherapie, die im Rahmen der Thalasso- und Klimatherapie vorgenommen wird, sind die Psoriasis und die Neurodermitis. Aber auch alle weiteren Indikationen, die über Vitamin-D_3 beeinflusst werden, einschließlich der Primärprävention und der Sekundärprävention, z. B. der Osteoporose, sind für die Heliotherapie hervorragend geeignet.

5.5.6 Zusammenfassung

Thalasso- und Klimatherapie basieren auf jahrhundertealten Erfahrungen und sind in modernisierter Form heute für die Rehabilitation von chronisch Kranken, aber auch im Sinne der Sekundärprävention und allgemeinen Gesundheitsförderung geeignet. Insbesondere der wohldosierte Einsatz des UV-B-Anteils der Sonnenstrahlung, die Heliotherapie, spielt dabei eine wesentliche Rolle. Die Effekte werden überweigend über die Vitamin-D_3-Synthese mittels UV-B-Strahlung auf die Haut erzielt.

Heliotherapie wird ganzjährig im Hochgebirge, am Totem Meer und in den Sommermonaten am Atlantik sowie an Nord- und Ostsee erfolgreich durchgeführt. Dabei liegen die meisten evidenzbasierten Daten zur akuten und langfristig erfolgreichen Hochgebirgsklimatherapie bei Psoriasis und atopischen Erkrankungen sowie für die Thalassotherapie der Psoriasis am Toten Meer vor. Nur ansatzweise sind Ergebnisse für die Behandlung von Psoriasis und Neurodermitis an Nord- und Ostsee vorhanden, hier sind noch Studien nach den heute anerkannten wissenschaftlichen Kriterien nötig.

Literatur

Literatur zu Abschnitt 5.1

1 Holick MF, Holick SA, Guillard RL(1982) On the origin and metabolism of Vitamin D in the sea. In: Oguro C, Pang PKT, eds. Proceedings of a Satellite Symposium of the IX International Symposium on Comparative Endocri-

nology, Urawa, Saitama, Japan, December 1981. Tokyo, Japan: Japan Scientific Societies Press 85-91
2 Holick MF (2003) Vitamin D: A millennium perspective. J Cell Biochem 88: 296–307
3 Holick MF (2006) Resurrection of Vitamin D deficiency and rickets. J Clin Invest 116(8): 2062–2072
4 Sniadecki J (1939) On the cure of rickets. (1840) Cited by W. Mozolowski. Nature 1939; 143: 121–124
5 Palm TA (1890) The geographical distribution and aetiology of rickets. The Practitioner XLV[4]: 270–279, 321–342
6 Huldschinsky K (1919) Heilung von Rachitis durch Kunstliche Hohensonne. Deutsche Med Wochenschr 45: 712–713
7 Hess AF, Unger LJ (1921) The cure of infantile rickets by sunlight. JAMA 77: 39–41
8 Hess AF, Weinstock M (1924) Antirachitic properties imparted to inert fluids and to green vegetables by ultraviolet irradiation. J Biol Chem 62: 301–313
9 Steenbock H, Black A (1924) The reduction of growth-promoting and calcifying properties in a ration by exposure to ultraviolet light. J Biol Chem 61: 408–422
10 Steenbock H (1924) The induction of growth-prompting and calcifying properties in a ration exposed to light. Science 60: 224–225
11 Holick MF, MacLaughlin JA, Clark MB, Holick SA, Potts JT Jr, Anderson RR, Blank IH, Parrish JA, Elias P (1980) Photosynthesis of preVitamin D_3 in human skin and the physiologic consequences. Science 210: 203–205
12 Holick MF, Tian XQ, Allen M (1995) Evolutionary importance for the membrane enhancement of the production of Vitamin D_3 in the skin of poikilothermic animals. Proc Natl Acad Sci 92: 3124–3126
13 Loomis WF (1967) Skin-pigmented regulation of Vitamin D biosynthesis in man. Science 157: 501–506
14 Holick MF, MacLaughlin, JA, Dobbelt SH (1981) Regulation of cutaneous preVitamin D_3 photosynthesis in man: Skin pigment is not an essential regulator. Science 211: 590–593
15 Clemens TL, Henderson SL, Adams JS, Holick MF (1982) Increased skin pigment reduces the capacity of skin to synthesis Vitamin D_3. Lancet 1(8263): 74–76
16 Holick MF, Chen TC, Sauter ER (2007) Vitamin D and Skin Physiology: A D-Lightful Story. J Bone Miner Res 22(S2): V28–V33
17 Holick MF, Biancuzzo RM, Chen TC, Klein EK, Young A, Bibuld D, Reitz R, Salameh W, Ameri A, Tannenbaum AD (2008) Vitamin D_2 is as effective as Vitamin D_3 in maintaining circulating concentrations of 25-hydroxyVitamin D. J Clin Endocrinol Metab 93(3): 677–681
18 Gordon CM, Williams AL, Feldman HA, May J, Sinclair L, Vasquez A, Cox JE (2008) Treatment of hypovitaminosis D in infants and toddlers. J Clin Endocrinol Metab 93(7): 2716–21
19 Tang HM, Cole DEC, Rubin LA, Pierratos A, Siu S, Vieth R (1998) Evidence that Vitamin D_3 increases serum 25-hydroxyVitamin D more efficiently than does Vitamin D_2. Am J Clin Nutr 68: 854–858
20 Heaney RP, Recker RR, Grote J, Horst RL, Armas LAG (2011) Vitamin D_3 is more potent than Vitamin D_2 in humans. J Clin Endocrinol Metab 152(2): 741
21 Holick MF (2007) Vitamin D Deficiency. N Eng J Med 357: 266–281
22 Haddad JG, Matsuoka LY, Hollis BW, Hu YZ, Wortsman J (1993) Human plasma transport of Vitamin D after its endogenous synthesis. J Clin Invest 91: 2552–2555
23 Holick MF, Binkley NC, Bischoff-Ferrari H et al. (2011) Evaluation, Treatment, and Prevention of Vitamin D Deficiency: an Endocrine Society Clinical Practice Guideline. J Clin Endocrinol Metabol 96(7): 1911–1930
24 Malabanan A, Veronikis IE, Holick MF (1998) Redefining Vitamin D insufficiency. Lancet 351: 805–806
25 Priemel M, von Domarus C, Klatte TO et al. (2010) Bone Mineralization Defects and Vitamin D Deficiency: Histomorphometric Analysis of Iliac Crest Bone Biopsies and Circulating 25-HydroxyVitamin D in 675 Patients. J Bone Miner Res 25(2): 305–312
26 Heaney RP, Davies KM, Chen TC, Holick MF, Barger-Lux MJ (2003) Human serum 25-hydroxycholecalciferol response to extended oral dosing with cholecalciferol. Am J Clin Nutr 77: 204–210
27 Holick MF (2010) Vitamin D. Physiology, Molecular Biology, and Clinical Applications (Nutrition and Health). Humana Press
28 Chen TC (1999) Photobiology of Vitamin D. In: Vitamin D-Physiology, Molecular Biology, and Clinical Applications (1st Ed.) Totowa Humana Press, pp. 17–37

Literatur zu Abschnitt 5.2

Abeck D, Schmidt T, Fesq H (2000) Long-term efficacy of medium dose UVA-1 phototherapy in atopic dermatitis. J Am Acad Dermatol 42: 254–257
Asawanonda P, Nateetongrungsak Y (2006) Methotrexate plus narrowband UVB phototherapy versus narrowband UVB phototherapy alone in the treatment of plaque-type psoriasis: a randomized, placebo-controlled study. J Am Acad Dermatol 54: 1013–1018
Aschan J (1994) Treatment of moderate to severe acute graft-versus-host-disease: a retrospective analysis. Bone Marrow Transplant 14: 601–607
Atherton DJ, Carabott F, Glover MT, Hawk JM (1988) The role of psoralen photochemotherapy (PUVA) in the treatment of severe atopic eczema in adolescents. Br J Dermatol 118: 791–795
Aubin F, Brion A, Deconinck, Plouvier E, Herve P, Humbert P, Cahn JY (1995) Phototherapy in the treatment of cutanous graft-versus-host disease. Transplant 59: 151–155
Beer JZ, Olvey KM, Lee W, Zmuzka BZ (1994) Reassessment of differential effects of ultraviolet and ionizing radiation on HIV promotor: The use of cell survival as the basis for comparisions. Photochem Photobiol 59: 643–649

Berneburg M, Brod C, Benedix F, Röcken M (2005) Neue und etablierte Indikationen der UV-B-311-nm-Phototherapie. JDDG 3: 874–882
Bilsland D, George SA, Gibbs NK, Aitchison T, Johnson BE, Ferguson J (1993) A comparison of narrowband phototherapy (TL-01) and photochemotherapy (PUVA) in the management of polymorphic light eruption. Br J Dermatol 129: 708–712
Bohlen von F, Kallusky J, Woll R (1994) Die UV-A1-Kaltlicht-Behandlung der atopischen Dermatitis. Allergologie 17: 382–384
Coven TR, Burack LH, Gilleaudeau R, Keogh M, Ozawa M, Krueger JG (1997) Narrowband UV-B produces superior clinical and histopathological resolution of moderate-to-severe psoriasis in patients compared with broadband UVB. Arch Dermatol 133: 1514–1522
Cox NH, Jones SK, Downey DJ et al. (1987) Cutaneous and ocular side-effects of oral photochemotherapy; results of an 8-year-follow-up study. Br J Dermatol 116: 145–152
Dawe RS (2003) Ultraviolet A1 phototherapy. Br J Dermatol 148: 626–637
De Rie MA, Enomoto DN, de Vries HJ, Bos JD (2003) Evaluation of medium-dose UVA1 phototherapy in localized scleroderma with the cutometer and fast Fourier transform method. Dermatology 207: 298–301
Der-Petrossian M, Seeber A, Hönigsmann H, Tanew A (2000) Half-side comparision study on the efficacy of 8-methoxypsoralen bath-PUVA versus narrowband ultraviolet B phototherapy in patients with severe chronic atopic dermatitis. Br J Dermatol 142: 39–43
Dittmar HC, Pflieger D, Schöpf E, Simon JC (2001) UV-A1-Phototherapie: Pilotstudie zur Dosisfindung bei der akut exazerbierten atopischen Dermatitis. Hautarzt 52: 423–427
Dummer R, Ivanova K, Scheidegger EP, Burg G (2003) Clinical and therapeutic aspects of polymorphous light eruption. Dermatology 207: 93–5
Duthie MS, Kiber I, Norval M (1999) The effects of ultraviolet radiation on the human immune system. Br J Dermatol 140: 995–1009
Edelson RL, Berger C, Gasparro F et al. (1987) Treatment of cutaneous T-cell-lymphoma by extracorporeal photochemotherapy. N Engl J Med 316: 297–303
El-Mofty AME (1948) A preliminary clinical report on the treatment of leucoderma with Ammi majus Linn. J Royal Egypt MA 31: 651–655
Finsen NR, Forchhammer H (1904) Resultate der Lichtbehandlung bei unseren ersten 800 Fällen von Lupus vulgaris. Mitt Fins med Lichtinst 5/6: 1–48
Fischer T, Alsis J (1976) Treatment of psoriasis with methoxypsoralen bath and dysprosium lamps. Acta Derm Venereol (Stockh.) 56: 383–390
Fitzpatrick TB (1988) The validity and practicability of sun-reactive skin types I throug VI. Arch Dermatol 124: 869–871
Flindt-Hansen H, McFadden N, Eeg-Larsen T, Thune P (1991) Effect of a new narrow-band UV lamp on photocarcinogenesis in mice. Acta Derm Venereol (Stockh.) 71: 245–248
Fotiades J, Soter NA, Sanchez MR, Moy JA (1995) A three-year follow-up evaluation on 28 HIV-positive patients treated with ultraviolet B (UVB) phototherapy. J Invest Dermatol 104: 660a
Gathers RC, Scherschun L, Malick F, Fivenson DP, Lim HW (2002) Narrowband UVB phototherapy for early-stage mycosis fungoides. J Am Acad Dermatol 47: 191–197
George SA, Bilsland DJ, Johnson BE, Fergusson J (1993) Narrow-band (TL 01) UVB air-conditioned phototherapy of chronic severe adult atopic dermatitis. Br J Dermatol 128: 49–56
Gerber W, Arheilger B, Ha TA, Hermann J, Ockenfels HM (2003) Ultraviolet B 308-nm excimer laser treatment of psoriasis a new phototherapeutic approach. Br J Dermatol 149: 1250–1258
Ghoreschi K, Thomas P, Breit S, Dugas M et al. (2003) Interleukin-4 therapy of psoriasis induces Th2 responses and improves human autoimmune disease. Nat Med 9: 40–46
Gibbs NK, Traynor NJ, McKie RM, Cambell I, Johnson BE, Ferguson J (1995) The phototumourigenic potential of broad-band (270–350 nm) and narrow-band (311–313 nm) phototherapy sources can not be predicted by the edematogenic potential in hairless mouse skin. J Invest Dermatol 104: 359–363
Gilchrest BA, Parrish JA, Tanenbaum L, Haynes HA, Fitzpatrick TB (1976) Oral methoxsalen photochemotherapy of mycosis fungoides. Cancer 38: 683–689
Gilchrest BA, Rowe JW, Brown RS, Steinman TI, Arndt KA (1977) Relief of uremic pruritus with ultraviolet phototherapy. N Engl J Med 297: 136–138
Gobello T, Mazzanti C, Sordi D et al. (2003) Medium-versus high-dose ultraviolet A1 therapy for urticaria pigmentosa: a pilot study. J Am Dermatol 49: 679–684
Godar DE (1999) UVA1 radiation mediates singlet-oxygen and superoxide-anion production which trigger two different final apoptotic pathways: the S and P site of mitochondria. J Invest Dermatol 112: 3–12
Goeckerman WH (1925) The treatment of psoriasis. Northwest Med 24: 229–231
Grabbe J, Welker P, Humke S, Grewe M, Schöpf E, Henz BM, Krutmann J (1996) High-dose ultraviolet A1 (UVA1), but not UVA/UVB therapy, decreases IgE-binding cells in lesional skin of patients with atopic eczema. J Invest Dermatol 107: 419–422
Graefe T, Konrad H, Barta U, Wollina U, Elsner P (2001) Successful ultraviolet A1 treatment of cutaneous sarcoidosis. Br J Dermatol 145: 354–355
Grundmann-Kollmann M, Behrens S, Gruss C, Gottlober P, Peter RU, Kerscher M (2000) Chronic sclerodermic graft-versus-host disease refractory to immunosuppressive treatment responds to UVA1 phototherapy. J Am Acad Dermatol 42: 134–136.

Grundmann-Kollmann M, Martin H, Ludwig R, Klein S, Boehncke WH, Hoelzer D, Kaufmann R, Podda M (2002) Narrowband UV-B phototherapy in the treatment of cutaneous graft versus host disease. Transplantation 74: 1631–1634
Gruss C, Reed JA, Altmeyer P, McNutt NS, Kerscher M (1997a) Induction of interstitial collagenase (MMP-1) by UVA1 phototherapy in morphea fibroblasts. Lancet 350: 1295–1296
Gruss C, Stucker M, Kobyletzki G, Schreiber D, Altmeyer P, Kerscher M (1997b) Low dose UVA1 phototherapy in disabling pansclerotic morphea of childhood. Br J Dermatol 136: 293–294
Gruss CJ, von Kobyletzki G, Behrens-Williams SC, Lininger J, Reuther T, Kerscher M, Altmeyer P (2001) Effects of low dose ultraviolet A-1 phototherapy on morphea. Photodermatol Photoimmunol Photomed 17: 149–155
Hannuksela-Svahn A, Pukkala E, Koulu L, Jansen CT, Karvonen J (1999a) Cancer incidence among finish psoriasis patients treated with 8-methoxypsoralen bath PUVA. J Am Acad Dermatol 40: 694–696
Hannuksela-Svahn A, Sigurgeirsson B, Pukkala E, Lindelöf B, Berne B, Hannuksela M, Poikolainen K, Karvonen J (1999b) Trioxsalen bath PUVA did not increase the risk of squamous cell skin carcinoma and cutaneous malignant melanoma in a joint analysis of 944 Swedish and Finnish patients with psoriasis. Br J Dermatol 141: 497–501
Hearn RM, Kerr AC, Rahim KF, Ferguson J, Dawe RS (2008) Incidence of skin cancers in 3.867 patients treated with narrow-band ultraviolet B phototherapy. Br J Dermatol 159: 931–935
Henseler T, Christophers E, Hönigsmann H, Wolff K (1987) Skin tumors in the European PUVA study: eight year follow-up of 1643 patients treated with PUVA for psoriasis. J Am Acad Dermatol 16: 108–116
Herbst RA, Vogelbruch M, Ehnis A, Kiehl P, Kapp A, Weiss J (2000) Combined ultraviolet A1 radiation and acitretin therapy as a treatment option for pityriasis rubra pilaris. Br J Dermatol 142: 574–575
Herzinger T, Degitz K, Plewig G, Röcken M (2005) Treatment of small plaque parapsoriasis with narrowband (311 nm) ultraviolet B: a retrospective study. Clin Exp Dermatol 30: 379–381
Hofmann C, Plewig G, Braun-Falco O (1977) Ungewöhnliche Nebenwirkungen bei oraler Photochemotherapie (PUVA-Therapie) der Psoriasis. Hautarzt: 28: 583–588
Hölzle E (2005) Physikalische Therapie: Licht, Kälte, Wärme. In: Braun-Falco O, Plewig G, Wolff HH, Burgdorf WHC, Landthaler M (Hrsg.) Dermatologie und Venerologie, 5. Aufl., Springer, Heidelberg, S. 1481–1492
Hölzle E, Hönigsmann H, Röcken M, Ghoreschi K, Lehmann P (2003) Empfehlungen zur Phototherapie und Photochemotherapie. JDDG 1: 985–1000
Hönigsmann H, Konrad K, Gschnait F, Wolff K (1976) Photochemotherapy of mycosis fungoides. VIIth International Congress of Photobiology, Rome, book of abstracts 222
Hsu MM, Yang CC (2003) Uraemic pruritus responsive to broadband ultraviolet (UV) B therapy does not readily respond to narrowband UVB therapy. Br J Dermatol 149: 888–889
Hudson-Peacock MJ, Diffey BL, Farr PM (1996) Narrowband UVB phototherapy for severe atopic dermatitis. Br J Dermatol 135: 332
Hymes SR, Morison WL, Farmer ER, Walters LL, Tutschka PJ, Santos (1985) Methoxypsoralen and ultraviolet A radiation in treatment of chronic cutaneous graft-versus-host-reaction. J Am Acad Dermatol 12: 30–37
Ibbotson SH, Bilsland D, Cox NH et al. (2004) An up-date and guidance on narrowband ultraviolet B phototherapy: a British Photodermatogy Group Workshop Report. Br J Dermatol 151: 283–297
Ingram JT (1953) The apprach to psoriasis. Br Med J II: 591–594
Kerscher M, Dirschka T, Volkenandt M (1995) Treatment of localized scleroderma by UVA1 phototherapy. Lancet 346: 1166
Kerscher M, Volkenandt M, Gruss C, Reuther T, von Kobyletzki G, Freitag M, Dirschka T, Altmeyer P (1998) Low-dose UVA1 phototherapy for treatment of localized scleroderma. J Am Acad Dermatol 38: 21–26
Kerscher M, Volkenandt M, Meurer M, Lehmann P, Plewig G, Röcken M (1994) Treatment of localised scleroderma with PUVA bath photochemotherapy. Lancet 343: 1233
Kimmig J, Wiskemann A (1959) Lichtbiologie und Lichttherapie. In: Marchionini A (Hrsg.) Handbuch der Haut- und Geschlechtskrankheiten (Ergänzungswerk), Bd 5 (2). Springer, Heidelberg, S. 1021–1122
Knobler R (2009) Extracorporeal photoimmunochemotherapy. In: Krutmann J, Hönigsmann H, Elmets CA (eds.) Dermatological Phototherapy and Photodiagnostic Methods, 2. ed. Springer, Heidelberg, pp. 282–294
Kobyletzki von G, Dirschka T, Freitag M, Hoffmann K, Altmeyer P (1999) Ultraviolet-A1 phototherapy improves the status of the skin in cutaneous T-cell lymphoma. Br J Dermatol 140: 768–769
Kobyletzki von G, Kreuter JA, Nordmeier R, Stucker M, Altmeyer P (2000) Treatment of idiopathic mucinosis follicularis with UVA1 cold light phototherapy. Dermatology 201: 76–77
Kobyletzki von G, Pieck C, Hoffmann K, Freitag M, Altmeyer P (1999) Medium-dose UVA1 cold-light phototherapy in the treatment of severe atopic dermatitis. J Am Acad Dermatol 41: 931–937
Kobyletzki von G, Pieck C. Hoffmann K, Freitag M, Altmeyer P (1999) Medium-dose UVA-1 cold-light phototherapy in the treatment of severe atopic dermatitis. J Am Acad Dermatol 41: 931–937
Kobyletzki von G, Uhle A, Pieck C. Hoffmann K, Altmeyer P (2000) Acrosclerosis in patients with systemic sclerosis responds to low-dose UVA1 phototherapy. Arch Dermatol 136: 275–276

Kowalzick L (2001) UVA1 for atopic dermatitis: medium dose superior to low dose. J Am Acad Dermatol 44: 548
Kowalzick L, Hölig O, Waldmann T (1999) Versagen von Mitteldosis- und Hochdosis-UV-A1 bei zwei Fällen von Urticaria pigmentosa. Akt Dermatol 25: 389–391
Kowalzick L, Kleinheinz A, Weichenthal M, Neuberg H, Köhler I, Grosch J (1995) Low dose versus medium dose UVA1 treatment in severe atopic eczema. Acta Derm Venereol (Stockh.) 75: 43–45
Kowalzick L, Pönnighaus JM, Suckow M, Waldmann T (1997) Responder und Nonresponder bei der UV-A1-Therapie des akut exazerbierten atopischen Ekzems. Hautarzt 48: 645–647
Kowalzick L, Suckow MTW, Pönnighaus JM (1999) Mitteldosis-UV-A1 versus UV-B-Therapie bei Psoriasis. Z Dermatol 185: 92–94
Kowalzick L, Waldmann T, Suckow M, Pönninghaus JM (1998) Dauer des Therapieerfolges bei UV-A1-Therapie des schweren atopischen Ekzems. Derm Praktische Dermatologie 4: 139–143
Kreuter A, Gambichler T, Avermaete A, Happe M, Bacharach-Buhles M, Hoffmann K, Jansen T, Altmeyer P, von Kobyletzki G (2002) Low-dose ultraviolet A1 phototherapy for extragenital lichen sclerosus: results of preliminary study. J Am Acad Dermatol 46: 251–255
Krutmann J, Czech W, Diepgen T, Niedner R, Kapp A, Schöpf E (1992) High-dose UVA1 therapy in the treatment of patients with atopic dermatitis. J Am Acad Dermatol 26: 225–230
Krutmann J, Diepgen TL, Luger TA, Grabbe S, Meffert H, Sönnichsen N, Czech W, Kapp A, Stege H, Grewe M, Schöpf E (1998) High-dose UVA1 therapy for atopic dermatitis: results of a multicenter trial. J Am Acad Dermatol 38: 589–593
Kuhn A, Sonntag M, Richter-Hintz D, Oslislo C, Megahed M, Ruzicka T, Lehmann P (2001) Phototesting in lupus erythematosus: a 15-year experience. J Am Acad Dermatol 45: 86–95
Lange-Wantzin G, Thomsen K (1982) PUVA-treatment of lymphomatoid papulosis. Br J Dermatol 107: 687–690
Larkö O, Swanbeck G (1982) Is UVB tretment of psoriasis safe? A study od extensively UVB-treated psoriasis patients compared with a matched control group. Acta Derm Venereol 62: 507–12
Legat FJ, Hofer A, Brabek E, Quehenberger F, Kerl H, Wolf P (2003) Narrowband UV-B vs medium-dose UV-A1 phototherapy in chronic atopic dermatitis. Arch Dermatol 139: 223–224
Mahnke N, Medve-Koenigs K, Megahed M, Neumann NJ (2003) Medium-dose-UV-A1-Phototherapie. Erfolgreiche Behandlung einer kutanen Sarkoidose. Hautarzt 54: 364–366
Mahrle G (1987) Phototherapie in Kombination mit Cignolin, Teer und Retinoiden. In: Braun-Falco O, Schill WB (Hrsg.) Fortschritte der praktischen Dermatologie und Venerologie, Bd 11. Springer, Heidelberg, S. 454
Malanos D, Stern RS (2007) Psoralen plus ultraviolet A does not increase the risk of cataract: A 25-year prospective study. J Am Acad Dermatol 57: 231–237
Marcil I, Stern RS (2001) Squamous-cell cancer of the skin in patients given PUVA and ciclosporin: nested cohort crossover study. Lancet 358: 1042–5
McGrath H (1994) UV-A1-radiation decreases clinical disease activity and autoanti-bodies in patients with systemic lupus erythematosus. Clin Exp Dermatol 12: 129–135
McGrath H, Martinez-Osuna P, Lee FA (1996) Ultraviolet-A1 (340–400 nm) irradiation therapy in systemic lupus erythematosus. Lupus 5: 269–274
Meffert H, Sönnichsen N, Herzog M, Hutschenreuther A (1992) UV-A1-Kaltlichttherapie des akut exazerbierten schweren atopischen Ekzems. Dermatol Monatsschr 178: 291–296
Meola T, Soter NA, Ostreicher R, Sanchez M, Moy JA (1993) The safety of UVB phototherapy in patients with HIV infection. J Am Acad Dermatol 29: 216–220
Morison WL, Parrish JA, Fitzpatrick TB (1978) Oral psoralen photochemotherapy of atopic eczema. Br J Dermatol 98: 25–30
Morita A, Kobayashi K, Isomura I, Tsuji T, Krutmann J (2000) Ultraviolet A1 (340–400 nm) phototherapy for scleroderma in systemic sclerosis. J Am Acad Dermatol 43: 670–674
Mortazawi SA, Oberste-Lehn H (1973) Photosensibilisatoren und ihre therapeutischen Möglichkeiten. 1. Bericht. Z Haut Geschlechtskr 48: 1–9
Muchenberger S, Schöpf E, Simon JC (1997) Phototherapy with UVA1 for generalized granuloma anulare. Arch Dermatol 133: 1605
Mutzhas MF, Hölzle E, Hofmann C, Plewig G (1981) A new apparatus with high radiation energy between 320–460 nm: physical description and dermatological applications. J Invest Dermatol 76: 42–47
Njoo MD, Bos JD, Westerhof W (2000) Treatment of generalized vitiligo in children with narrow-band (TL-01) UVB radiation. J Am Acad Dermatol 42: 245–253
Okamoto H, Fukada A, Mizuno K, Matsuyoshi N, Fujii K, Imamura S (1994) Reactivation of phototoxicity test for psoralens plus ultraviolet A by low–dose methotrexate. Photoderm Photoimmunol Photomed 10: 134–6
Ortel B, Tanew A, Wolff K, Hönigsmann H (1986) Polymorphous light eruption: action spectrum and photoprotection. J Am Dermatol 14: 748–753
Ortonne JP, Thivolet J, Sannwald C (1978) Oral photochemotherapy in the treatment of lichen planus (LP). Clincal results, histological and ultrastructural observations. Br J Dermatol 99: 77–88
Parrish JA, Fitzpatrick TB, Tanenbaum L, Pathak MA (1974) Photochemotherapy of psoriasis with oral methoxsalen and longwave ultraviolet light. N Eng J Med 291: 1207–1211
Parrish JA, Jaenicke KF (1981) Action spectrum for phototherapy of psoriasis. J Invest Dermatol 76: 359–362

Pasic A, Ceovic R, Lipozencic J, Husar K, Susic SM, Skerlev M, Hrsan D (2003) Phototherapy in pediatric patients. Pediatr Dermatol 20: 71–77
Patel RV, Clark LN, Lebwohl N, Weinberg JM (2009) Treatments for psoriasis and the risk of malignancy. J Am Acad Dermatol 60: 1001–17
Petering H, Breuer C, Herbst R, Kapp A, Werfel T (2004) Comparison of localized high-dose UVA1 irradiation versus topical cream psoralen-UVA for treatment of chronic vesicular dyshidrotic eczema. J Am Acad Dermatol 50: 68–72
Pinton PC, Capezzera R, Zane C, de Panfilis G (2002) Medium-dose ultraviolet A1 therapy for pityriasis lichenoides et varioliformis acuta and pityriasis lichenoides chronica. J Am Acad Dermatol 47: 410–414
Pirkhammer D, Seeber A, Hönigsmann H, Tanew A (2000) Narrow-band ultraviolet B (TL-01) phototherapy is an effective and save treatment option for patients with severe seborrhoeic dermatitis. Br J Dermatol 143: 964–8
Plettenberg H, Stege H, Megahed M, Ruzicka T, Hosakawa Y, Tsuji T, Morita A, Krutmann J (1999) Ultraviolet A1 (340–400 nm) phototherapy for cutaneous T-cell lymphoma. J Am Acad Dermatol 41: 47–50
Polderman MC, Govaert JC, Le Cessie S, Pavel S (2003) A double-blind placebo-controlled trial of UVA-1 in the treatment of dyshidrotic eczema. Clin Exp Dermatol 28: 584–587
Polderman MC, Huizinga TW, Le Cessie S, Pavel S (2001) UVA1 cold light treatment of SLE: a double blind, placebo controlled crossover trial. Ann Rheum Dis 60: 112–115
Reinauer S, Lehmann P, Plewig G, Heyll A, Söhngen D, Hölzle E (1993) Photochemotherapie (PUVA) der akuten Graft-versus-Host-Erkankung. Hautarzt 44: 708–712
Reynolds NJ, Franklin V, Gray JC, Diffey BL, Farr PM (2001) Narrowband ultraviolet B and broad-band ultraviolet A phototherapy in adult atopic eczema: a randomised controlled trial. Lancer 357: 2012–2016
Rosenbaum MM, Roenigk HH, Caro WA, Esker A (1985) Photochemotherapy in cutaneous T-cell lymphoma and parapsoriasis on plaques. Long-term-follow-up in fortythree patients. J Am Acad Dermatol 13: 613–622
Rosenthal E, Diamond G, Benderly A, Etzioni A (1994) Cholestatic pruritus: effect of phototherapy on pruritus and excretion of bile acids in urine. Acta Paediatr 83: 888–891
Scharffetter-Kochanek K, Goldermann R, Lehmann P, Hölzle E, Goerz G (1995) PUVA therapy in disabling pansclerotic morphea of children. Br J Dermatol 132: 830–831
Schempp CP, Effinger T, Czech W, Krutmann J, Simon JC, Schöpf E (1997) Charakterisierung von Non-Respondern bei der hochdosierten UV-A1-Therapie der akut exazerbierten atopischen Dermatitis. Hautarzt 48: 94–99
Scherschun L, Kim JJ, Lim HW (2001) Narrowband ultraviolet B is a useful and well-tolerated treatment for vitiligo. J Am Acad Dermatol 44: 999–1003
Schmidt T, Abeck D, Boeck K, Mepel M, Ring J (1998) UVA1 iradiation is effective in treatment of chronic vesicular dyshidrotic hand eczema. Acta Derm Venereol (Stockh) 78: 318–319
Schröpl F (1977) Zum heutigen Stand der technischen Entwicklung der selektiven Phototherapie. Dtsch Dermatol 25: 499–504
Schwarz T, Rütter A, Hawk J (2001) Phototherapy and photochemotherapy: less common indications for its use. In: Krutmann J, Hönigsmann H, Elmets CA, Bergstresser PR (eds.) Dermatological phototherapy and photodiagnostic methods. Springer, Heidelberg, pp. 179–197
Setlow RB, Grist E, Thompson K, Woodhead AD (1993) Wavelengths effective in induction of malignant melanoma. Proc Natl Acad Sci USA 90: 6666–6670
Ständer H, Schiller M, Schwarz T (2002) UVA1 therapy for sclerodermic graft-versus-host disease of the skin. J Am Acad Dermatol 46: 799–800
Ständer M, Niederauer HH, Schröpf F (2002) 25 Jahre Balneophototherapie der Psoriasis. Erfahrungen an über 66.000 Patienten. Akt Dermatol 28: 437–442
Stege H, Berneburg M, Humke S, Lammer M, Grewe M, Grether-Beck S, Dierks K, Hoerz G, Ruzicka T, Krutmann J (1997) High-dose ultraviolet A1 (UVA1) radiation therapy for localized scleroderma. J Am Dermatol 36: 938-943
Stege H, Schöpf E, Ruzicka T, Krutmann J (1996) High-dose UVA1 for urticaria pigmentosa. Lancet 347: 64
Sterenborg H JCM, van Weelden H, van der Leun JC (1988) The dose-response relationship for tumourigenesis by UV radiation in the region 311–312 nm. Photochem Photobiol (B Biology) 2: 179–194
Sterenborg HCJM, van der Leun JC (1990) Tumorigenesis by a long wavelength UV-A source. Photochem Photobiol 51: 325–330
Stern RS, Laird N (1994) The carcinogenic risk of treatments for severe psoriasis. Cancer 73: 2759–2764
Stern RS, Liebman EJ, Vakeva L (1998) Oral psoralen and ultraviolet-A light (PUVA) treatment of psoriasis and persistent risk of nonmelanoma skin cancer. PUVA follow-up study. J Natl Cancer Inst 90: 1278–84
Stern RS, Lunder EJ (1998) Risk of squamous cell carcinoma and methoxsalen (psoralen) and UV-A radiation (PUVA). A meta-analysis. Arch Dermatol 134: 1582–1585
Stern RS, Nichols KT, Vakeva LH (1997) Malignant melanoma in patients treated for psoriasis with methoxsalen (psoralen) and ultraviolet A radiation (PUVA). N Engl J Med 336: 1041–1045
Storbeck H, Hölzle E, Schürer N, Lehmann P, Plewig G (1993) Narrow-band UVB (311nm) versus conventional broad-band UVB with and without dithranol in phototherapy for psoriasis. J Am Acad Dermatol 28: 227–231
Tanew A, Radkovic-Fijan S, Schemper H, Hönigsmann H (1999) Narrowband UV-B phototherapy vs photochemotherapy in the treatment of chronic plaque-type psoriasis: a paired comparison study. Arch Dermatol 135: 519–524

Trehan M, Taylor CR (2002) Medium-dose 308-nm excimer laser for the treatment of psoriasis. J Am Acad Dermatol 47: 701–708

Tzaneva S, Seeber A, Schwaiger M, Hönigsmann H, Tanew A (2001) High-dose versus medium-dose UVA1 phototherapy for patients with severe generalized atopic dermatitis. J Am Acad Dermatol 45: 503–7

Van de Kerkhof PCM, De Rooij MJM (1997) Multiple squamous cell carcinomas in a psoriatic patient following high-dose photochemotherapy and cyclosporin treatment: response to long-term acitretin maintenance. Br J Dermatol 136: 275–8

Van Weelden H, de La Faille HB, Young E, van der Leun JC (1988) A new development in UVB phototherapy of psoriasis. Br J Dermatol 119: 11–19

Wallenfang K, Stadler R (2001) Assoziation zwischen UVA1 bzw. Bade-PUVA-Bestrahlung und Melanomentwicklung. Hautarzt 52: 705–707

Wang SQ, Setlow R, Berwick M et al. (2001) Ultraviolet A and melanoma: a review. J Am Acad Dermatol 44: 837–846

Weischer M, Blum A, Eberhard F, Röcken M, Berneburg M (2004) No evidence for increased skin cancer risk in psoriasis patients treated with broadband or narrowband UVB phototherapy: a first retrospective study. Acta Derm Venereol (Stockh.) 84: 370–374

Wiskemann A (1978) UVB-Phototherapie der Psoriasis mit einer für die PUVA-Therapie entwickelten Stehbox. Z Hautkr 53: 633–636

Wlascheck M, Heinen G, Poswig A, Schwarz A, Krieg T, Scharffetter-Kochanek K (1994) UVA-induced autocrine stimulation of fibroblasts derived collagenase/MMP1 by interrelated loops of interleukin-1 and interleukin-6. Photochem Photobiol 59: 550–556

Wolf K, Hönigsmann H, Gschnait F, Konrad K (1975) Photochemotherapie der Psoriasis: Klinische Erfahrung mit 152 Patienten. Dtsch Med Wochenschr 100: 2471–2477

Yoo EK, Rook AH, Elenitas R, Gasparro FP, Vowels BR (1996) Apoptosis induction by ultraviolet light A and photochemotherapy in cutaneous T-cell lymphoma: Relevance to mechanism of therapeutic action. J Invest Dermatol 107: 235–242

Zane C, Leali C, Airo P, De Panfilis G, Pinton PC (2001) »High-dose« UVA1 therapy of widespread plaque-type, nodular, and erythrodermic mycosis fungoides. J Am Acad Dermatol 44: 629–633

Literatur zu Abschnitt 5.3

1 Spyri J (2011) Heidis Lehr- und Wanderjahre. Carl Ueberreuter, Wien

2 Spyri J (2011) Heidi kann brauchen, was es gelernt hat. Carl Ueberreuter, Wien

3 http://literatur.geschichte-schweiz.ch/johanna-spyri-heidi.html. Zugriff am 15.04.2011

4 Larsen ER, Mosekilde L, Foldspang A (2005) Vitamin D and calcium supplementation prevents severe falls in elderly community-dwelling women: a pragmatic population-based 3-year intervention study. Aging Clin Exp Res 17: 125-132

5 Jackson RD, LaCroix AZ, Gass M et al. (2006) Calcium plus Vitamin D supplementation and the risk of fractures. N Engl J Med 354: 669-683

6 DVO (2009) Leitlinie zur Prophylaxe, Diagnostik und Therapie der Osteoporose bei Erwachsenen. Langfassung. www.dv-osteologie.org/dvo_leitlinien/dvo-leitlinie-2009

7 Avenell A, Gillespie WL, Gillespie LD, O'Connell DL (2005) Vitamin D and Vitamin D analogues for preventing fractures associated with involutional and postemenopausal osteoporosis. The Cochrane Database of Systematic Reviews Issue 5. Art.No: CD000227 pub2 DOI:

8 Pfeifer M, Minne HW (2006) Editorial: Prävention von Stürzen und Frakturen bei älteren Menschen. Dtsch Ärztebl 103: A116-A117

9 Chapuy MC, Arlot ME, Duboeuf F et al. (1992) Vitamin D3 and calcium to prevent hip fractures in elderly women. N Engl J Med 327: 1637-1642

10 Dawson-Hughes B, Harris SS, Krall EA, Dallal GE (1997) Effect of calicium and Vitamin D supplementation on bone density in elderly men and women. N Engl J Med 337: 670-676

11 Pfeifer M, Begerow B, Minne HW et al. (2000) Effects of a short-term Vitamin D and calcium supplementation on body sway and secondary hyperparathyroidism in elderly women. J Bone Miner Res 15: 1113-1118

12 Bischoff HA, Stähelin HB, Dick W et al. (2003) Effects of Vitamin D and calcium supplementation on falls: a randomized trial. J Bone Miner Res 18: 343-351

13 Larsen ER, Mosekilde L, Foldspang A (2004) Vitamin D and calcium supplementation prevents osteoporotic fractures in elderly community dwelling residents: a pragmatic population-based 3-year intervention study. J Bone Miner Res 19: 370-378

14 Grant AM, Avenell A, Campbell MK et al. (2005) Oral Vitamin D3 and calcium for secondary prevention of low-trauma fractures in elderly people (Randomised evaluation of calcium or Vitamin D, RECORD): a randomized placebo-controlled trial. Lancet 365: 1621-1628

15 Porthouse J, Cockayne S, King C et al. (2005) Randomised controlled trial of calcium and supplementation with cholecalciferol (Vitamin D3) for prevention of fractures in primary care. Br Med J 330: 1003-1009

16 Bischoff-Ferrari HA, Dawson-Hughes B, Willett WC et al. (2004) Effect of Vitamin D on falls. A meta-analysis. J Am Med Assoc 291: 1999-2006

17 Pfeifer M, Begerow B, Minne HW, Suppan K, Fahrleitner-Pammer A, Dobnig H (2009) Effects of long-term Vitamin D and calcium supplementation on falls and parameters of muscle function in community-dwelling older individuals. Osteoporosis Int 20: 315-322

18 Pfeifer M, Begerow B, Minne HW (2002) Vitamin D and muscle function. Osteoporos Int 13: 187-194

19 Holick MF (1995) Non-calcemic actions of dihydroxyVitamin D3 and clinical applications. Bone 17: S107-S111

20 Walters MR (1992) Newly identified actions of the Vitamin D endocrine system. Endocr Rev 13: 719-764
21 Morrison N (1997) Vitamin D receptor gene variants and osteoporosis: a contributor to the polygenetic control of bone density. In: Feldman B, Glorieux FH, Pike JW (eds.) Vitamin D. San Diego: Academic Press, p. 713-731
22 Geusens P, Vandevyver C, Vonhoof J et al. (1997) Quadriceps and grip strength are related to Vitamin D receptor genotype in elderly non-obese women. J Bone Miner Res 12: 2082-2088
23 Norman AW, Nemere I, Zhou LX et al. (1992) 1,25-DihydroxyVitamin D: a steroid hormone that produces biologic effects via both genetic and nongenetic pathways. J Steroid Biochem Mol Biol 41: 231-240
24 Peacock M, Selby PJ, Francis RM et al. (1985) Sixth Workshop on Vitamin D. Berlin: de Gruyter, p. 569-570
25 Prineas W, Stuart-Mason A, Henson RA (1965) Myopathy and neuropathy associated with osteomalacia. Br Med J I: 1034-1036
26 Schott GD, Wills MR (1976) Muscle weakness in osteomalacia. Lancet I: 626-629
27 Chalmers J, Conacher WDH, Gardner DL, Scott PJ (1967) Osteomalacia – a common disease in elderly women. J Bone Joint Surg Br 49: 403-423
28 Gloth FM, Lindsay JM, Zelesnick LB, Greenough WB (1991) Can Vitamin D deficiency produce an unusual pain syndrome? Arch Intern Med 151: 1662-1664
29 Skaria J, Katiyar BC, Srivastava TP, Dube B (1975) Myopathy and neuropathy associated with osteomalacia. Acta Neurol Scand 51: 37-58
30 Ronin DI, Wu Y, Sahgal V, MacLean IC (1991) Intractable muscle pain syndrome, osteomalacia, and axonopathy in long-term use of phenytoin. Arch Phys Med Rehabil 72: 755-758
31 Mallette LE, Patten BM, Engel WK (1975) Neuromuscular disease in secondary hyperparathyroidism. Ann Intern Med 82: 474-483
32 Yoshikawa S, Nakamura T, Tanabe H, Imamura T (1979) Osteomalacic myopathy. Endocrinol Jpn 26: 65-72
33 Jones DA, Round JM (1992) Skeletal muscle in health and disease. Manchester: Manchester University Press, S. 52-60
34 McConas AJ (1996) Skeletal muscle: form and function. Champaign: Human Kinetics, p. 62-65
35 Pfeifer M, Minne HW (1999) Vitamin D and hip fracture. Trends Endocrinol Metab 10: 417-420
36 Stein MS, Wark JD, Scherer SC et al. (1999) Falls relate to Vitamin D and parathyroid hormone in an Australian nursing home and hostel. J Am Geriatr Soc 47: 1195-1201
37 Dhesi JK, Bearne LM, Moniz C et al. (2002) Neuromuscular and psychomotor function in elderly people who fall and the relationship with Vitamin D status. J Bone Miner Res 17: 891-897
38 Bischoff-Ferrari HA, Borchers M, Gudat F, Dürmüller U, Stähelin HB, Dick W (2004) Vitamin D receptor expression in human muscle tissue decreases with age. J Bone Miner Res 19: 265–9
39 Curry OB, Basten JF, Francis MJ, Smith R (1974) Calcium uptake by sarcoplasmatic reticulum of muscle from Vitamin D deficient rabbits. Nature 249: 83-84
40 Birge SJ, Haddad JG (1975) 25-Hydroxycholecalciferol stimulation of muscle metabolism. J Clin Invest 56: 1100-1107
41 Boland R (1986) Role of Vitamin D in skeletal muscle function. Endocr Rev 7: 434-448
42 Boland R, deBoland AR, Ritz E, Hasselbach W (1983) Effect of 1,25-dihydroxycholecalciferol on sarcoplasmatic reticulum calcium transport in strontium fed rats. Calcif Tiss Int 35: 190-194
43 Pointon JJ, Francis MJ, Smith R (1979) Effect of Vitamin D deficiency on sarcoplasmatic reticulum function and troponin C concentration of rabbit skeletal muscle. Clin Sci 57: 257-263
44 Pleasure D, Wyszynski B, Summer A et al. (1979) Skeletal muscle calcium metabolism and contractile force in Vitamin D-deficient chicks. J Clin Invest 64: 1157- 1167
45 Simpson R, Thomas G, Arnold A (1985) Identification of 1,25-dihydroxyVitamin D3 receptors and activities in muscle. J Biol Chem 260: 8882-8891
46 Boonen S, Lips P, Bouillon R, Bischoff-Ferrari HA, Vanderschueren D, Haentjens P (2007) Need for additional calcium to reduce the risk of hip fracture with Vitamin D supplementation: evidence from a comparative meta-anlysis of randomized controlled trials. J Clin Endocrinol Metab 92: 1415-1423
47 Bischof-Ferrari HA (2007) How to select the doses of Vitamin D in the management of osteoporosis. Osteoporos Int 18: 401–7
48 Bolland MJ, Barber PA, Doughty RN et al. (2008) Vascular events in healthy older women receiving calcium supplementation: randomised controlled trial. Br Med J 314: c3691. doi: 10.1136/bmjc3691
49 Bischoff-Ferrari HA, Orav EJ, Dawson-Hughes B (2006) Effect of cholecalciferol plus calcium on falling in ambulatory older men and women: a 3-year randomized controlled trial. Arch Intern Med 166: 424-430
50 Dawson-Hughes B, Heaney RP, Holick MF, Lips P, Meunier PJ, Vieth R (2005) Estimates of optimal Vitamin D status. Osteoporos Int 16: 713-716
51 Resch H, Walliser J, Phillips S et al. (2007) Physician and patient perceptions on the use of Vitamin D and calcium in osteoporosis treatment: a European and Latin American perspective. Curr Med Res Opin 23: 1227-1237
52 Roux C, Bischoff-Ferrari HA, Papapoulos SE, de Papp AE, West JA, Bouillon R (2008) New insights into the role of Vitamin D and calcium in osteoporosis management: an expert roundtable discussion. Curr Med Res Opin 24: 1363-1370

Literatur zu Abschnitt 5.4

1 Holick MF, Binkley NC, Bischoff-Ferrari HA, Gordon CM, Hanley DA, Heaney RP, Murad MH, Weaver CM (2011) Evaluation, Treatment, and Prevention of Vitamin D

Deficiency: an Endocrine Society Clinical Practice Guideline. J Clin Endocrinol Metab 96(7): 1911–1930
2 Hintzpeter B, Mensink GB, Thierfelder W, Müller MJ, Scheidt-Nave C (2008) Vitamin D status and health correlates among German adults. Eur J Clin Nutr 62(9): 1079–89
3 Hintzpeter B, Scheidt-Nave C, Müller MJ, Schenk L, Mensink GB (2008) Higher prevalence of Vitamin D deficiency is associated with immigrant background among children and adolescents in Germany. J Nutr 38(8): 1482–90
4 Zittermann A, von Helden R, Grant W, Kipshoven C, Ringe JD (2009) An estimate of the survival benefit of improving Vitamin D status in the adult german population. Dermato-Endocrinol 1(6): 300-6
5 Fraser DR, Kodicek E (1970) Unique biosynthesis by kidney of a biological active Vitamin D metabolite. Nature 228(5273): 764–6
6 Weisman Y, Harell A, Edelstein S, David M, Spirer Z, Golander A (1979) 1 alpha, 25-DihydroxyVitamin D3 and 24,25-dihydroxyVitamin D3 in vitro synthesis by human decidua and placenta. Nature 281(5729): 317–9
7 Gray TK, Lester GE, Lorenc RS (1979) Evidence for extrarenal 1 alpha-hydroxylation of 25-hydroxyVitamin D3 in pregnancy. Science 204(4399): 1311–3
8 Reeve L, Tanaka Y, DeLuca HF (1983) Studies on the site of 1,25-dihydroxyVitamin D3 synthesis in vivo. J Biol Chem 258(6): 3615–7
9 Shultz TD, Fox J, Heath H 3rd, Kumar R (1983) Do tissues other than the kidney produce 1,25 dihydroxyVitamin D3 in vivo? A reexamination. Proc Natl Acad Sci USA 80(6): 1746–50
10 Lambert PW, Stern PH, Avioli RC, Brackett NC, Turner RT, Greene A, Fu IY, Bell NH (1982) Evidence for extrarenal production of 1 alpha,25-dihydroxyVitamin D in man. J Clin Invest 69(3): 722–5
11 Dusso A, Lopez-Hilker S, Rapp N, Slatopolsky E (1988) Extra-renal production of calcitriol in chronic renal failure. Kidney Int 34(3): 368–75
12 Turner RT, Puzas JE, Forte MD, Lester GE, Gray TK, Howard GA, Baylink DJ (1980) In vitro synthesis of 1 alpha,25-dihydroxycholecalciferol and 24,25-dihydroxycholecalciferol by isolated calvarial cells. Proc Natl Acad Sci USA 77(10): 5720–4
13 Frankel TL, Mason RS, Hersey P, Murray E, Posen S (1983) The synthesis of Vitamin D metabolites by human melanoma cells. J Clin Endocrinol Metab 57(3): 627–31
14 Adams JS, Gacad MA (1985) Characterization of 1 alphahydroxylation of Vitamin D3 sterols by cultured alveolar macrophages from patients with sarcoidosis. J Exp Med 161(4): 755–65
15 Bikle DD, Nemanic MK, Whitney JO, Elias PW (1986) Neonatal human foreskin keratinocytes produce 1,25-dihydroxyVitamin D3. Biochemistry 25(7): 1545–8
16 Bikle DD (2010) Extrarenal Synthesis of 1,25-Dihydroxyvitamin D and Its Health Implications. In: Holick MF (ed.) Vitamin D – Physiology, Molecular Biology, and Clinical Application. New York, Humana Press, pp. 277–295
17 Liu PT, Hewison M, Adams JS (2010) Vitamin D and Innate Imunity. In: Holick MF (ed.) Vitamin D – Physiology, Molecular Biology, and Clinical Application. New York, Humana Press, pp. 297–310
18 Duso AS, Tokumoto M (2010) Biological and Molecular effects of Vitamin D on the kidney. In: Holick MF (ed) Vitamin D – Physiology, Molecular Biology, and Clinical Application. Humana Press, New York, pp. 211–234
19 Halloran BP, Schaefer P, Lifschitz M, Levens M, Goldsmith RS (1984) Plasma Vitamin D metabolite concentrations in chronic renal failure: effect of oral administration of 25-hydroxyVitamin D3. J Clin Endocrinol Metab 59(6): 1063–9
20 Al-Badr W, Martin KJ (2008) Vitamin D and kidney disease. Clin J Am Soc Nephrol 3(5): 1555–60
21 Armas LA, Hollis BW, Heaney RP (2004) Vitamin D2 is much less effective than Vitamin D3 in humans. J Clin Endocrinol Metab 89(11): 5387–91
22 KDIGO (eds.) (2009) Clinical Practice Guideline for the Diagnosis, Evaluation, Prevention, and Treatment of Chronic Kidney Disease-Mineral and Bone Disorder (CKD-MBD). Kidney Int 76(Suppl.113): Sv–S130
23 Schober-Halstenberg HJ (2010) Vitamin D-Status und Mortalität bei Hämodialysepatienten. Dissertation. Charité Berlin
24 Krause R (2010) Role of Vitamin D and ultraviolet radiation in chronic kidney disease. In: Holick MF (ed.) Vitamin D – Physiology, Molecular Biology, and Clinical Application. New York, Humana Press, pp 967–983
25 Herold G et al. (2011) Innere Medizin. Köln, Gerd Herold, pp. 223–223
26 WHO (2011) WHO-Report 2008. Gefunden am 17.06.2011 unter http: //www.who.int/mediacentre/factsheets/fs317/en/index.html
27 Yusuf S, Hawken S, Ounpuu S, Dans T, Avezum A, Lanas F, McQueen M, Budaj A, Pais P, Varigos J, Lisheng L; INTERHEART Study Investigators (2004) Effect of potentially modifiable risk factors associated with myocardial infarction in 52 countries (the INTERHEART study): case-control study. Lancet 364(9438): 937–52
28 Artaza JN, Mehrotra R, Norris KC (2009) Vitamin D and the cardiovascular system. Clin J Am Soc Nephrol 4(9): 1515–22
29 Dobnig H, Pilz S, Scharnagl H, Renner W, Seelhorst U, Wellnitz B et al. (2008) Independent association of low serum 25-hydroxyVitamin D and 1,25-dihydroxyVitamin D levels with all-cause and cardiovascular mortality. Arch Intern Med 168: 1340–1349
30 Melamed ML, Michos ED, Post W, Astor B (2008) 25-hydroxyVitamin D levels and the risk of mortality in the general population. Arch Intern Med 168: 1629–1637
31 Schuh A, Kneist W, Schmidt HJ (1993) Steigerung der Ausdauerleistungsfähigkeit von durchschnittlich trainierten Personen durch natürliche Sonnenstrahlung (Heliotherapie). Phys Rehab Kur Med 3: 95–99

32 Bühring M (1986) Kreislauf- und metabolische Effeklte serieller UV-Expositionen. Z Phys Med Baln Med Klein 15: 170–172
33 Bühring M, Britzke K, Krause R, Boldt F, Klamroth R, Bocoinek P, Kühn G (1996) Seriell UV-Exposition mit einem natürlichen Strahlenspektrum (UVA und UVB) verbessert die Kreislaufregulation und die aerobe Kapazität (Laktatstoffwechsel) bei Patienten mit koronarer Herzerkrankung. Phys Rehab Kur Med 6: 16–18
34 Krause R, Bennhold I, Britzke K et al. (1995) Reduction of cardiac risk factors in coronary and hemodialysis patients after UVB therapy. In: Holick MF, Jung EG (eds.) Biologic Effects of Light 1995. Berlin, de Gruyter, pp. 70–72
35 Souberbielle JC, Body JJ, Lappe JM et al. (2010) Vitamin D and musculoskeletal health, cardiovascular disease, autoimmunity and cancer: Recommendations for clinical practice. Autoimmun Rev 9(11): 709–15
36 Judd SE, Nanes MS, Ziegler TR, Wilson PW, Tangpricha V (2008) Optimal Vitamin D status attenuates the age-associated increase in systolic blood pressure in white Americans: results from the third National Health and Nutrition Examination Survey. Am J Clin Nutr 87(1): 136–41
37 Giovannucci E, Liu Y, Hollis BW, Rimm EB (2008) 25-hydroxyVitamin D and risk of myocardial infarction in men: a prospective study. Arch Intern Med 168(11): 1174–80
38 Wang TJ, Pencina MJ, Booth SL, Jacques PF, Ingelsson E, Lanier K, Benjamin EJ, D'Agostino RB, Wolf M, Vasan RS (2008) Vitamin D deficiency and risk of cardiovascular disease. Circulation 117(4): 503–11
39 Rose G (1961) Seasonal variation in blood pressure in man. Nature 189: 235
40 Brennan PJ, Greenberg G, Miall WE, Thompson SG (1982) Seasonal variation in arterial blood pressure. Br Med J 285(6364): 919–23
41 Rostand SG (1997) Ultraviolet light may contribute to geographic and racial blood pressure differences. Hypertension 30(2 Pt 1): 150–6
42 Krause R, Bühring M, Hopfenmüller W, Holick MF, Sharma AM (1998) Ultraviolet B and blood pressure. Lancet 352(9129): 709–10
43 Krause R, Dobberke J, Hopfenmüller W (2000) Is the blood pressure lowering of UV-B independent from Vitamin D? J Hypertens 18(Suppl 4): 7
44 Dobberke J (2009) Vergleichende Untersuchungen zur Wirkung von serieller UV-Bestrahlung und oraler Substituion von Cholecalciferol bei leichter essentieller Hypertonie. Dissertation. Charité, Berlin
45 Pilz S, Tomaschitz A, Ritz E, Pieber TR (2009) Vitamin D status and arterial hypertension: a systematic review. Nat Rev Cardiol 6(10): 621–30
46 Li YC (2010) Vitamin D, renin, and blood pressure. In: Holick MF (ed.) Vitamin D – Physiology, Molecular Biology, and Clinical Application. Heidelberg, Springer, pp. 937–54
47 Yuan W, Pan W, Kong J, Zheng W, Szeto FL, Wong KE, Cohen R, Klopot A, Zhang Z, Li YC (2007) 1,25-dihydroxy-Vitamin D3 suppresses renin gene transcription by blocking the activity of the cyclic AMP response element in the renin gene promoter. J Biol Chem 282(41): 29821–30
48 Rostand SG, Drüeke TB (1999) Parathyroid hormone, Vitamin D, and cardiovascular disease in chronic renal failure. Kidney Int 56(2): 383–92
49 Farahnak P, Ring M, Caidahl K, Farnebo LO, Eriksson MJ, Nilsson IL (2010) Cardiac function in mild primary hyperparathyroidism and the outcome after parathyroidectomy. Eur J Endocrinol 163(3): 461–7
50 Andress DL (2006) Vitamin D in chronic kidney disease: a systemic role for selective Vitamin D receptor activation. Kidney Int 69(1): 33–43
51 Talmor Y, Bernheim J, Klein O, Green J, Rashid G (2008) Calcitriol blunts pro-atherosclerotic parameters through NFkappaB and p38 in vitro. Eur J Clin Invest 38(8): 548–54
52 Talmor Y, Golan E, Benchetrit S, Bernheim J, Klein O, Green J, Rashid G (2008) Calcitriol blunts the deleterious impact of advanced glycation end products on endothelial cells. Am J Physiol Renal Physiol 294(5): F1059–64
53 Mathieu C, Laureys J, Sobis H, Vandeputte M, Waer M, Bouillon R (1992) 1,25-DihydroxyVitamin D3 prevents insulitis in NOD mice. Diabetes 41(11): 1491–5
54 Mathieu C, Waer M, Laureys J, Rutgeerts O, Bouillon R (1994) Prevention of autoimmune diabetes in NOD mice by 1,25 dihydroxyVitamin D3. Diabetologia 37(6): 552–8
55 Lévy-Marchal C, Patterson C, Green A (1995) Variation by age group and seasonality at diagnosis of childhood IDDM in Europe. The EURODIAB ACE Study Group. Diabetologia 38(7): 823–30
56 Eliades M, Pittas AG (2010) Vitamin D and Type 2 Diabetes. In: Holick MF (ed.) Vitamin D – Physiology, Molecular Biology, and Clinical Application. New York, Humana Press, pp. 895–920
57 Hyppönen E, Läärä E, Reunanen A, Järvelin MR, Virtanen SM (2001) Intake of Vitamin D and risk of type 1 diabetes: a birth-cohort study. Lancet 358(9292): 1500–3
58 Scragg R, Sowers M, Bell C; Third National Health and Nutrition Examination Survey (2004) Serum 25-hydroxy-Vitamin D, diabetes, and ethnicity in the Third National Health and Nutrition Examination Survey. Diabetes Care 27(12): 2813–8
59 Liu PT, Stenger S, Li H et al. (2006) Toll-like receptor triggering of a Vitamin D-mediated human antimicrobial response. Science 311(5768): 1770–3
60 Sabetta JR, DePetrillo P, Cipriani RJ, Smardin J, Burns LA, Landry ML (2010) Serum 25-hydroxyVitamin d and the incidence of acute viral respiratory tract infections in healthy adults. PLoS One 5(6): e11088
61 Urashima M, Segawa T, Okazaki M, Kurihara M, Wada Y, Ida H (2010) Randomized trial of Vitamin D supplementation to prevent seasonal influenza A in schoolchildren. Am J Clin Nutr 91(5): 1255–60

62 Black PN, Scragg R (2005) Relationship between serum 25-hydroxyVitamin d and pulmonary function in the third national health and nutrition examination survey. Chest 128(6): 3792–8
63 Ginde AA, Mansbach JM, Camargo CA Jr (2009) Association between serum 25-hydroxyVitamin D level and upper respiratory tract infection in the Third National Health and Nutrition Examination Survey. Arch Intern Med 169(4): 384–90
64 Sampson HA, Muñoz-Furlong A, Campbell RL ret al. (2006) Second symposium on the definition and management of anaphylaxis: summary report--second National Institute of Allergy and Infectious Disease/ Food Allergy and Anaphylaxis Network symposium. Ann Emerg Med 47(4): 373–80
65 Hahn EL, Bacharier LB (2005) The atopic march: the pattern of allergic disease development in childhood. Immunol Allergy Clin North Am 25(2): 231–46
66 Rothschild BM, Woods RJ, Rothschild C, Sebes JI (1992) Geographic distribution of rheumatoid arthritis in ancient North America: implications for pathogenesis. Semin Arthritis Rheum 22(3): 181–7
67 Baer GJ (1941) Fractures in Chronic Arthritis. Ann Rheum Dis 2(4): 269–73
68 Addis HS, Currie RD (1950) Hypercalcaemia during Vitamin D treatment of rheumatoid arthritis. Br Med J 1(4658): 877–9
69 Manolagas SC, Werntz DA, Tsoukas CD, Provvedini DM, Vaughan JH (1986) 1,25-DihydroxyVitamin D3 receptors in lymphocytes from patients with rheumatoid arthritis. J Lab Clin Med 108(6): 596–600
70 Provvedini DM, Rulot CM, Sobol RE, Tsoukas CD, Manolagas SC (1987) 1 alpha,25-DihydroxyVitamin D3 receptors in human thymic and tonsillar lymphocytes. J Bone Miner Res 2(3): 239–47
71 Bhalla AK, Amento EP, Serog B, Glimcher LH (1984) 1,25-DihydroxyVitamin D3 inhibits antigen-induced T cell activation. J Immunol 133(4): 1748–54
72 Merlino LA, Curtis J, Mikuls TR, Cerhan JR, Criswell LA, Saag KG; Iowa Women's Health Study (2004) Vitamin D intake is inversely associated with rheumatoid arthritis: results from the Iowa Women's Health Study. Arthritis Rheum 50(1): 72–7
73 Grant WB (2006) Epidemiology of disease risks in relation to Vitamin D insufficiency. Prog Biophys Mol Biol 92(1): 65–79. Review
74 Ruiz-Irastorza G, Egurbide MV, Olivares N, Martinez-Berriotxoa A, Aguirre C (2008) Vitamin D deficiency in systemic lupus erythematosus: prevalence, predictors and clinical consequences. Rheumatology (Oxford) 47(6): 920–3
75 Pappa HM, Grand RJ, Gordon CM (2006) Report on the Vitamin D status of adult and pediatric patients with inflammatory bowel disease and its significance for bone health and disease. Inflamm Bowel Dis 12(12): 1162–74
76 Adorini L, Penna G, Amuchastegui S, Cossetti C, Aquilano F, Mariani R, Fibbi B, Morelli A, Uskokovic M, Colli E, Maggi M (2007) Inhibition of prostate growth and inflammation by the Vitamin D receptor agonist BXL-628 (elocalcitol). J Steroid Biochem Mol Biol 103(3–5): 689–93
77 Hernán MA, Olek MJ, Ascherio A (1999) Geographic variation of MS incidence in two prospective studies of US women. Neurology 53(8): 1711–8
78 Munger KL, Zhang SM, O'Reilly E, Hernán MA, Olek MJ, Willett WC, Ascherio A (2004) Vitamin D intake and incidence of multiple sclerosis. Neurology 62(1): 60–5
79 Munger KL, Levin LI, Hollis BW, Howard NS, Ascherio A (2006) Serum 25-hydroxyVitamin D levels and risk of multiple sclerosis. JAMA 296(23): 2832–8
80 Colenda CC, Cohen W, McCall WV, Rosenquist PB (1997) Phototherapy for patients with Alzheimer disease with disturbed sleep patterns: results of a community-based pilot study. Alzheimer Dis Assoc Disord 11(3): 175–8
81 Eyles DW, Smith S, Kinobe R, Hewison M, McGrath JJ (2005) Distribution of the Vitamin D receptor and 1 alpha-hydroxylase in human brain. J Chem Neuroanat 29(1): 21–30
82 Kendell RE, Adams W (2002) Exposure to sunlight, Vitamin D and schizophrenia. Schizophr Res 54(3): 193–8
83 Spina CS, Tangpricha V, Uskokovic M, Adorinic L, Maehr H, Holick MF (2006) Vitamin D and cancer. Anticancer Res 26(4A): 2515–24
84 Apperly FL (1941) The relation of solar radiation to cancer mortality in North America. Cancer Research 1: 191–195
85 Garland CF, Comstock GW, Garland FC, Helsing KJ, Shaw EK, Gorham ED (1989) Serum 25-hydroxyVitamin D and colon cancer: eight-year prospective study. Lancet 2(8673): 1176–8
86 Gorham ED, Garland CF, Garland FC, Grant WB, Mohr SB, Lipkin M, Newmark HL, Giovannucci E, Wei M, Holick MF (2007) Optimal Vitamin D status for colorectal cancer prevention: a quantitative meta analysis. Am J Prev Med 32(3): 210–6
87 Garland CF, Garland FC, Gorham ED, Lipkin M, Newmark H, Mohr SB, Holick MF (2006) The role of Vitamin D in cancer prevention. Am J Public Health 96(2): 252–61. Review
88 Knight JA, Lesosky M, Barnett H, Raboud JM, Vieth R (2007) Vitamin D and reduced risk of breast cancer: a population-based case-control study. Cancer Epidemiol Biomarkers Prev 16(3): 422–9
89 Grant WB (2002) An estimate of premature cancer mortality in the U.S. due to inadequate doses of solar ultraviolet-B radiation. Cancer 94(6): 1867–75
90 Lappe JM, Travers-Gustafson D, Davies KM, Recker RR, Heaney RP (2007) Vitamin D and calcium supplementation reduces cancer risk: results of a randomized trial. Am J Clin Nutr 85(6): 1586–91. Erratum in: Am J Clin Nutr 2008; 87(3): 794
91 Ponsonby AL, Lucas RM, van der Mei IA (2005) UVR, Vitamin D and three autoimmune diseases – multiple sclerosis, type 1 diabetes, rheumatoid arthritis. Photochem Photobiol 81(6): 1267–75. Review

92 Chen TC, Schwartz GG, Burnstein KL, Lokeshwar BL, Holick MF (2000) The in vitro evaluation of 25-hydroxy-Vitamin D3 and 19-nor-1alpha,25-dihydroxyVitamin D2 as therapeutic agents for prostate cancer. Clin Cancer Res 6(3): 901–8

93 Skinner HG, Schwartz GG (2008) Serum calcium and incident and fatal prostate cancer in the National Health and Nutrition Examination Survey. Cancer Epidemiol Biomarkers Prev 17(9): 2302–5

94 Gorham ED, Mohn SB, Garland FC, Garland CF (2010) Vitamin D for cancer prevention and survival. In: Holick MF (ed.) Vitamin D – Physiology, Molecular Biology, and Clinical Application. New York, Humana Press, pp. 813–840

95 Garland CF, Grant WB, Mohr SB, Gorham ED, Garland FC (2007) What is the dose-response relationship between Vitamin D and cancer risk? Nutr Rev 65(8 Pt 2): S91–5. Review

96 Hathcock JN, Shao A, Vieth R, Heaney R (2007) Risk assessment for Vitamin D. Am J Clin Nutr 85(1): 6–18

97 Krause R, Matulla-Nolte B, Essers M, Brown A, Hopfenmüller W (2006) UV radiation and cancer prevention: what is the evidence? Anticancer Res 26(4A): 2723–7

98 Roeckl T, Huttler M, Beneke R, Boning D, Schnaufer H, Kratz B, Krause R, Buehring M (1999) UV-irradiation affects antioxidants in the intravascular compartment. In: Holick MF, Jung EG (eds.) Biologic Effects of Light 1998. Boston, Kluwer Academic Publishers, pp. 53–55

99 Popov I, Lewin G, Matthes G et al. (1988) Zur Bedeutung der antioxidativen Kapazität des Blutplasmas. Z Klein Med 43: 1663–1666

100 Lewin G, Popov I (1994) The antioxidant system of the organism. Theoretical basis and practical consequences. Med Hypotheses 42(4): 269–75

101 Howest S (2008) Verhalten der antioxidativen Eigenschaften des Blutplasmas nach UV Ganzkörperbestrahlung. Dissertation. Charité, Berlin

102 Rojas-Rivera J, De La Piedra C, Ramos A, Ortiz A, Egido J (2010) The expanding spectrum of biological actions of Vitamin D. Nephrol Dial Transplant 25(9): 2850–65

103 McGrath JJ, Saha S, Burne TH, Eyles DW (2010) A systematic review of the association between common single nucleotide polymorphisms and 25-hydroxyVitamin D concentrations. J Steroid Biochem Mol Biol 121(1–2): 471–7

104 Morrison NA, Qi JC, Tokita A, Kelly PJ, Crofts L, Nguyen TV, Sambrook PN, Eisman JA (1994) Prediction of bone density from Vitamin D receptor alleles. Nature 367(6460): 284–7

105 Krause R, Müller E, Roots I, Felsenberg D, Neumayer HH, Stange R, Hopfenmüller W (2008) Vitamin D receptor (VDR) gene polymorphism and blood pressure. Poster PS08/MON/16 – World Congress Hypertension

106 Bischoff-Ferrari HA, Stähelin HB (2009) Vitamin D im Alter: Die Wirkung hängt von der Dosis ab. Ars Medici Dossier 7–8: 26–24

107 Tsiaras WG, Weinstock MA (2011) Factors influencing Vitamin D status. Acta Derm Venereol 91(2): 115–24

Literatur zu Abschnitt 5.5

1 Aloia JF, Li-Ng M (2007) Epidemic influenza and Vitamin D. Epidemiol Infect 135: 1095–1096

2 Autio P, Komulainen P, Larni HM (2002) Heliotheray in atopic dermatitis: A prospective study on climatotherapy using the SCORAD index. Act Derm Venerol 82: 436–444

3 Bastuji-Garin S, Diepgen TL (2002) Cutaneous malignant melanoma, sun exposure, and sunscreen use: epidemiological evidence. Brit J Dermatol 146(Suppl. 61): 24–30

4 Baz-Hecht M, Goldfine AB (2010) The impact of Vitamin D deficiency on diabetes and cardiovascular risk. Curr Opin Endocrinol Diabetes Obes 17: 113–119

5 Ben-Amitai D, David M (2009) Climatotherapy at the Dead Sea for pediatric-onset psoriasis vulgaris. Ped Dermatol 26: 103–104

6 Blum A, Volkenandt M (2002) Hautkrebs. Dtsch Med Wschr 127: 1679–1681

7 Buell JS, Dawson-Hughes MD, Scott TM (2010) 25-HydroxyVitamin D, dementia and cerebrovascular pathology in elders receiving home services. Neurolx 74: 18–26

8 Bundesamt für Strahlenschutz (2011) UVI 3-Tages-Prognose. www.bfs.de/de/uv/uv2/uv_messnetz/uvi/prognose.html

9 Bundesamt für Strahlenschutz (2011) Was genau ist der UV-Index? www.bfs.de/de/uv/uv2/uv_messnetz/uvi/erlaeuterungen_uv.html

10 Byremo G, Rod G, Carlsen KH (2006) Effect of climatic change in children with atopic eczema. Allergy 61: 1403–1410

11 Cannell JJ, Vieth R, Umhau JC et al. (2006) Epidemic influenca and Vitamin D. Epidemiol Infect 134: 1129–1140

12 Dobberke J, Krause R, Hopfenmüler W et al. (2001) Longg term blood pressure reduction after UVB irradiation. Photoderm Photoimmunol Photomed 17: 141

13 Drzimalla K, Wagner SA, Disch R (1999) Langzeitergebnisse der Hochgebirgsklimatherapie in Davos. Allergol 22: 29–35

14 Engst R, Vocks E (2000) Hochgebirgsklimatherapie bei Dermatosen und Allergien – Wirkmechanismen, Ergebnisse und Einflüsse auf immunologische Parameter. Rehabilitation 39: 215–222

15 Falkenbach A, Sedlmeyer A, Unkelbach U et al. (1994) Knochenstoffwechsel vor und nach einer seriellen UV-Bestrahlung postmenopausaler Osteoporosepatientinnen. Phys Rehab Kur Med 4: 135

16 Grant WB, Mohr SB (2009) Ecological studies of ultraviolett B, Viatmin D and cancer since 2000. AEP 19: 446–454

17 Halverstam CP, Lebwohl M (2008) Nonstandard and off-label therapies for psoriasis. Clin Dermatol 26: 546–553

18 Harari M, Novack L, Barth J et al. (2007) The percentage of patients achieving PASI 75 after 1 month and remission time after climatotherapy at the Dead Sea. Int J Derm 46: 1087–1091

19 Harari M, Shani J, Seidl V et al. (2000) Climatotherapy and atopic dermatitis at the Dead Sea: demographic evaluation and cost-effectiveness. Int J Dermatol 39: 59–69
20 Harms V, Buhles N, Fölster-Holst R et al. (2002) Die Behandlung der Neurodermitis an Nord- und Ostsee: verwendete Therapien und Quantifizierung der Befundverbesserung. Eine multizentrische Studie. Phys Med Rehab Kuror 12: 89–94
21 Heath KM, Elovic EP (2008) Vitamin-D-Mangel und seine Folgen für die Rehabilitation. Phys Med Rehab Kuror 18: 35–41
22 Hodak E, Gottlieb AB, Segal T et al. (2004) An open trial of climatotherapy at the Dead sea for patch-stage mycosis fungoides. J Am Acad Derm 51: 33–38
23 Holick MF (2007) Vitamin D deficiency. NEJM 357: 266–281
24 Hypponen E, Laara E, Reunanen A et al. (2001) Intake of Vitamin D and risk of type 1 diabetes: a birth-cohort study. Lancet 358: 1500–1503
25 Janssen HC, Samson MM, Verhaar HJ (2002) Vitamin D deficiency, muscle function, and falls in ederly people. Am J Clin Nutr 75: 611–615
26 Jendritzky G (1986) Klimatherapie. In: Schimmel KC (Hrsg.) Lehrbuch der Naturheilverfahren, Bd. I. Hippokrates, Stuttgart, S. 255–294
27 Lebwohl M, Ting PT, Koo JYM (2005) Psoriasis treatment: traditional therapy. Ann Rheum Dis 64 (Suppl. II): ii83–ii86
28 Kazandjieva J, Grozdev I, Darlnski R et al. (2008) Climatotherapy of psoriasis. Clin in Dermatol 26: 477–485
29 Krause RD, Matulla-Nolte B, Dobberke J et al. (2003) UV irradiation is superior to Vitamin D supplementation due to extrarenal synthesis of calcitriol. Nephrol Dial Transpl 18: S4
30 Kushelevsky AP, Harari M, Kudish AI et al. (1998) Safety of solar phototherapy at the Dead Sea. J Am Acad Dermatol 38: 447–52
31 Mang R, Krutmann J (2003) Sonnenschutz im Urlaub. Der Hautarzt 54: 498–505
32 Matsuoka LY, Die L, Wortsman JA et al. (1987) Sunscreens suppress cutaneous Vitamin D3 Synthesis. J Clin Endocrinol Metab 64: 1165–1168
33 Meffert H, Scherf HP, Bäumler H et al. (1990) Phototherapie geht auch unter die Haut. Systemische Effekte der Ultraviolett-, sichtbaren bzw. Infrarotstrahlung bei seriellen Ganzkörperbestrahlungen. Dt Derm 38: 1383–1386
34 Menger W (1997) Klimatherapie an Nord- und Ostsee. Fischer, Jena
35 Mork C, Ozek M, Wahl AK (2004) Treatment or leisure? Climate therapy patients with psoriasis and psoriasis arthritis. Tidsskrift Norske Laegeforening 12: 60–62
36 Naldi L, Rzany B (2009) Psoriasis (chronic plaque). Clin Evid 01:1706
37 Nielsen TN, Soyland E, Krogstad AL (2009) Estimated ultraviolet doses to psoriasis patients during climate therapy. Photodermatol Photoimmunol Photomed 25: 202–208
38 Norval M, Lucas RM, Cullen AP et al. (2011) The human health effects of ozone depletion and interactions with climate change. Photochem Photobiol Sci 10(2): 199–225
39 Osmancevic A, Nilsen LT, Landin-Wilhelmsen K et al. (2009) Effect of climate therapy at Gran Canaria on Vitamin D production, blood glucose and lipids in patients with psoriasis. J Eur Acad Dermatol Venereol 23: 1133–1140
40 Pfeifer M, Begerow B, Minne HW (2002) Vitamin D and muscle function. Osteoporos Int 13: 187–194
41 Pogge E (2010) Vitamin D and Alzheimer's disease. Is there a link? Consult Pharm 25: 440–50
42 Ponsonby AL, McMichael A, van der Mei I (2002) Ultraviolett radiadion and autoimmune disease: insights from epidemiological research. Toxicol 181: 71–78
43 Schallreuter KU, Moore J, Behrens-Williams S et al. (2002) Rapid initiation of repigmentation in Vitiligo with Dead Sea climatotherapy in combination with pseudocatalase (PC-KUS). Int J Dermatol 41: 482–487
44 Schuh A (2004) Klima- und Thalassotherapie. Hippokrates, Stuttgart
45 Schuh A (1995) Vitamin-D3-Spiegel und weitere Knochenstoffwechselparameter im Serum von Patienten mit beginnender Osteoporose nach Heliotherapie (Sonnenbestrahlung) und künstlicher UVB-Strahlung. Phys Rehab Kur Med 5: 109–114
46 Schuh A, Nowak D (2011) Klimatherapie im Hochgebirge und im Meeresklima. Evidente Akut- und Langzeiteffekte – ein qualitativer Review. Dt Med Wochenschr 136: 135–139
47 Schuh A, Kneist W, Philipona R (1995) Heliotherapie im Hochgebirge mit einer quantifizierten Strahlendosis: Einfluss auf den Vitamin-D-Spiegel von Psoriasispatienten. Phys Rehab Kur Med 5: 21–24
48 Schuh A, Kneist W, Schmitt HJ (1993) Steigerung der Ausdauerleistungsfähigkeit von durchschnittlich trainierten Personen durch natürliche Sonnenstrahlung (Heliotherapie). Phys Rehab Kur Med 3: 95–99
49 Schmidt KL (1989) Natrium-Chlorid und Solewässer. In: Schmidt KL (Hrsg.) Kompendium der Balneologie. Steinkopff, Darmstadt, S. 185–194
50 Shani J, Harari M, Hristakieva E et al. (1999) Dead Sea climatotherapy versus other modalities of treatment for psoriasis: comparative cost-effectiveness. Int J Dermatol 38: 252–262
51 Smith N, Weymann BA, Tausk FA et al. (2009) Complemantary and alternative medicine for psoriasis: A qualitative review of the clinical trail literature. J Am Acad Dermatol 61: 841–856
52 Snellman E, Maljanen T, Aromaa A et al. (1998) Effect of heliotherapy on the cost of psoriasis. Br J Dermatol 138: 288–292.
53 Snellman E (1992) Comparison of the antipsoriatic efficiancy of heliotherapy and ultraviolet B: a cross over-study. Photodermatol Photoimmunol Photomed 9: 83–85

54 Steiner C (2009) Neurodermitis und Psoriasis: Was bringt die stationäre Therapie im Hochgebirgsklima mehr? Praxis 98: 1373–1376
55 Stick C, Harms V, Pielke L (1997) Auf den Menschen beziehbare Messungen der ultravioletten Sonnenstrahlung. Phys Rehab Kur Med 7: 55–59
56 Stick C, Gretz M (1996) Physische Aktivität und Verbesserung der Ausdauerleistungsfähigkeit während einer Rehabilitationsmaßnahme an der Nordsee. Phys Rehab Kur Med 6: 98–104
57 Tomczak H, Hawryluk D (2007) The role of spa treatment in the management of osteoporosis. Fam Med Prim Care Review 9: 877–879
58 Tremezaygues L, Reichrath J (2010) Zur Bedeutung des Vitamin-D-Stoffwechsels in der humanen Haut. Hautarzt 61: 478–486
59 Vähävihu K, Ylianttila L, Salmelin R, Lamberg-Allardt C, Viljakainen H, Tuohimaa P (2008) Heliotherapy improves Vitamin D balance and atopic dermatitis. Brit J Dermatol 158: 1323–1328
60 Vocks E (2006) Climatotherapy in atopic eczema. In Ring J. et al. Handbook of atopic eczema, 2. Aufl. Springer, Heidelberg
61 Vocks E, Engst R, Karl S (1995) Dermatologic climate therapy – definition, indications and public health neccessity. Rehabilitation 34: 148–153
62 Vocks E, Seifert B, Hahn H et al. (1989) Quantitative Erfassung der Heliotherapie bei Psoriasis vulgaris im Hochgebirgsklima. Z Hautkrh 64: 466–472
63 Wahl AK, Mork C, Cooper BA et al. (2005) No long-term changes in psoriasis severity and quality of life following climate therapy. J Am Acad Derm 52: 699–701

Stichwortverzeichnis

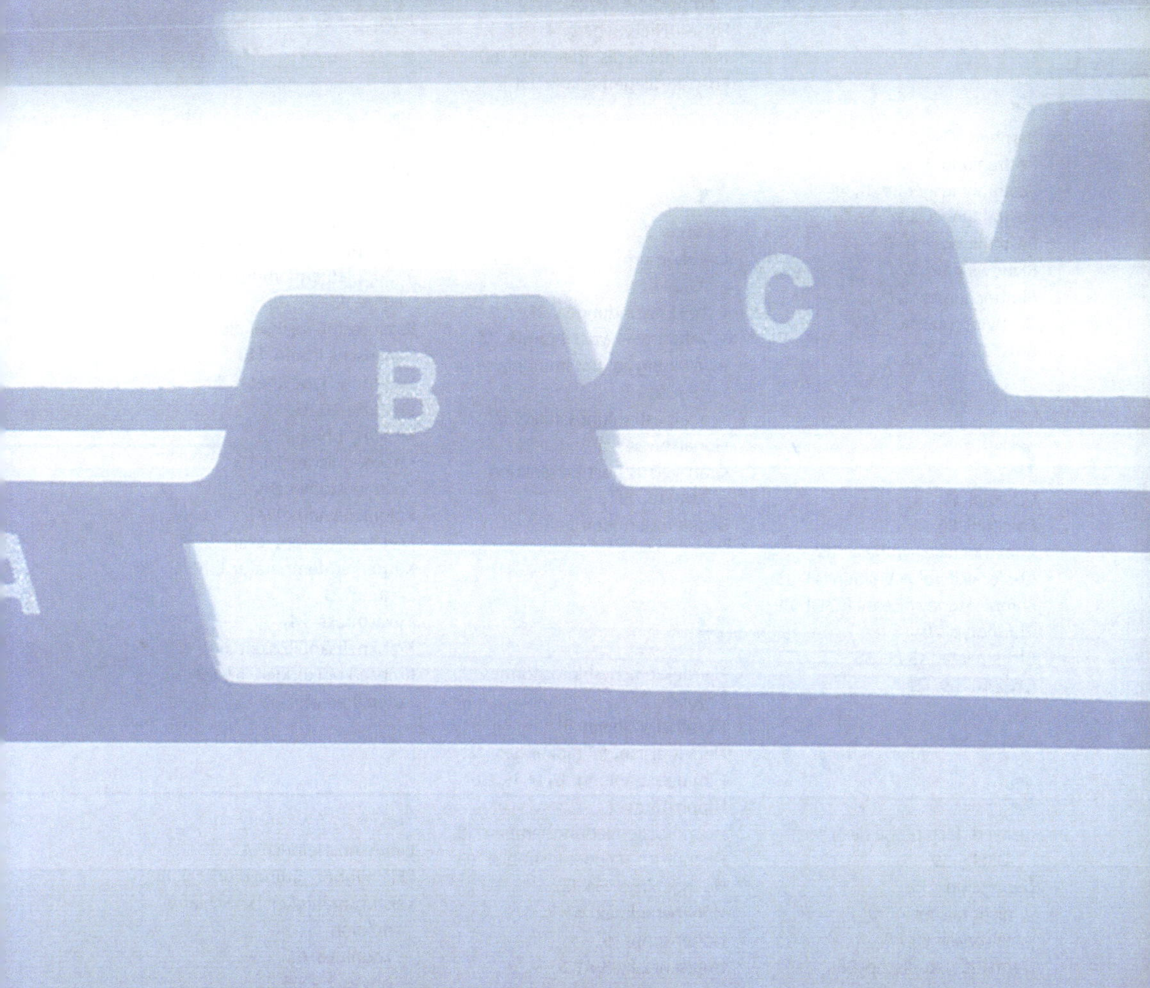

A

B

C

D

E

F

G

H

I

J

K

L

GPSR Compliance

The European Union's (EU) General Product Safety Regulation (GPSR) is a set of rules that requires consumer products to be safe and our obligations to ensure this.

If you have any concerns about our products, you can contact us on ProductSafety@springernature.com

In case Publisher is established outside the EU, the EU authorized representative is:

Springer Nature Customer Service Center GmbH
Europaplatz 3
69115 Heidelberg, Germany

Batch number: 10122583

Printed by Printforce, the Netherlands